中医住院医师规范化培训考试辅导丛书

中医住院医师规范化培训考试模拟试题
中医内科学专业

主 编 ◎ 刘 玥 黄 烨
主 审 ◎ 史大卓

中国中医药出版社
·北京·

图书在版编目（CIP）数据

中医住院医师规范化培训考试模拟试题．中医内科学专业/刘玥，黄烨主编．—北京：中国中医药出版社，2020.1

（中医住院医师规范化培训考试辅导丛书）

ISBN 978-7-5132-6098-5

Ⅰ.①中… Ⅱ.①刘… ②黄… Ⅲ.①中医内科学-岗位培训-习题集 Ⅳ.①R2-44

中国版本图书馆 CIP 数据核字（2020）第 007194 号

中国中医药出版社出版
北京经济技术开发区科创十三街 31 号院二区 8 号楼
邮政编码　100176
传真　010-64405750
山东百润本色印刷有限公司印刷
各地新华书店经销

开本 787×1092　1/16　印张 18.25　字数 362 千字
2020 年 1 月第 1 版　2020 年 1 月第 1 次印刷
书号　ISBN 978-7-5132-6098-5

定价　98.00 元
网址　www.cptcm.com

社 长 热 线　010-64405720
购 书 热 线　010-89535836
维 权 打 假　010-64405753

微信服务号　zgzyycbs
微商城网址　https://kdt.im/LIdUGr
官方微博　http://e.weibo.com/cptcm
天猫旗舰店网址　https://zgzyycbs.tmall.com

如有印装质量问题请与本社出版部联系（010-64405510）
版权专有　侵权必究

《中医住院医师规范化培训考试模拟试题·中医内科学专业》

编委会

主　　审　史大卓（中国中医科学院西苑医院）

主　　编　刘　玥（中国中医科学院西苑医院）

　　　　　　黄　烨（中国中医科学院西苑医院）

副 主 编　杜健鹏（中国中医科学院西苑医院）

　　　　　　王景尚（首都医科大学附属北京妇产医院）

编　　委（按姓氏拼音排序）

　　　　　　陈　　婷（中国中医科学院西苑医院）

　　　　　　韩　淑　花（中国中医科学院西苑医院）

　　　　　　李　青　穆（北京中医药大学第三附属医院）

　　　　　　刘　　振（北京市第一中西医结合医院）

　　　　　　柳　诗　意（中国中医科学院望京医院）

　　　　　　孟　　昊（首都医科大学附属北京中医医院）

　　　　　　王　　鑫（中国中医科学院西苑医院）

　　　　　　王曦秀郎（北京市丰台中西医结合医院）

　　　　　　闫　　璞（中国中医科学院望京医院）

　　　　　　远　　庚（中国中医科学院广安门医院）

　　　　　　郑　　丽（中国中医科学院西苑医院）

编写秘书　赵俊男　刘艳飞

编写说明

中医住院医师规范化培训是中医药大学本科或研究生毕业后接受临床医学教育的第一阶段，是当今中医临床医生成长的必由之路，不仅对提高中医医疗技术和服务水平具有重要作用，在提升基层医疗机构人员中医药综合服务能力，为基层培养好的中医医师方面也具有深远影响。报名进入中医规范化培训基地的学员根据所学专业的不同分别参加不同的培训，通过数年的临床科室轮转及跟师学习，最后需要通过由当地省级中医药主管部门组织的结业考核方能获取结业证书。结业考核分为两站，第一站为理论知识考核（笔试），通过传统试卷的方式集中闭卷答题，第二站为临床技能考核。第一站合格后方可参加第二站的临床技能考核。

近年来由于参加中医住院医师规范化培训的人数不断增多，理论考核（笔试）部分通过难度不断增加，有很多规培学员反映目前缺乏比较系统的理论考核（笔试）方面的辅导书籍，基于此我们组织长期工作在中医规范化培训一线的带教医生（大部分具有医学博士学位），围绕全国中医住院医师规范化培训理论考核的考试要求，特别以北京市中医住院医师规范化培训考试大纲为依据，围绕每个考点，同时参考历年真题，命制了20套模拟试题（中医内科学专业）。

每套模拟试题满分100分，分为两部分，第一部分是共用题（共60分），所有专业的中医住院医师规范化培训的考生均需要作答，第二部分是专科题（共40分），仅供中医内科学专业的学员作答。现将每一部分的题型说明如下。

第一部分（共用题，共60分，所有考生均需回答）

1. A2型题（病例摘要型最佳选择题）：每道试题由一个题干和五个备

选答案组成，有且仅有一个正确答案。

2. A3 型题（病例组型最佳选择题）：每个病例组包括一个病例摘要和三道单项选择题组成，每道单选题有且仅有一个正确答案。

3. A4 型题（病例串型最佳选择题）：每个病例串包括一个病例摘要和四道单项选择题组成，每道单选题有且仅有一个正确答案。

4. X 型题（多项选择题）：每道试题由一个题干和五个备选答案组成，至少有两个选项是正确的，多选或少选皆不得分。

第二部分（专科题，共 40 分，仅供中医内科专业考生回答）

1. A2 型题（病例摘要型最佳选择题）：每道试题由一个题干和五个备选答案组成，有且仅有一个正确答案。

2. X 型题（多项选择题）：每道试题由一个题干和五个备选答案组成，至少有两个选项是正确的，多选或少选皆不得分。

3. 简答题：一道叙述式简答题，围绕题干做要点式回答。

4. 病例分析题：由一个病例摘要和若干个问题组成，涉及中西医诊断、鉴别诊断、进一步检查内容、中医治法和方药、西医治疗方案等内容。

真诚希望本书的出版能够帮助学员顺利通过中医住院医师规范化培训理论知识考核，以考促学，考学结合，考试的目的是为了检验医学知识掌握程度以及灵活运用的能力。由于编者水平有限，本书内容难免有错漏之处，读者若发现错误之处，请发邮件至 liuyuecn@163.com 告知，以便再版时修改完善。

模拟试卷一	1
模拟试卷二	13
模拟试卷三	25
模拟试卷四	37
模拟试卷五	49
模拟试卷六	61
模拟试卷七	73
模拟试卷八	85
模拟试卷九	97
模拟试卷十	109
模拟试卷十一	121
模拟试卷十二	133
模拟试卷十三	145
模拟试卷十四	157
模拟试卷十五	169
模拟试卷十六	181
模拟试卷十七	193
模拟试卷十八	205
模拟试卷十九	217
模拟试卷二十	229

参 考 答 案

模拟试卷一参考答案	242
模拟试卷二参考答案	244

模拟试卷三参考答案 …………………………………… 246
模拟试卷四参考答案 …………………………………… 248
模拟试卷五参考答案 …………………………………… 250
模拟试卷六参考答案 …………………………………… 252
模拟试卷七参考答案 …………………………………… 254
模拟试卷八参考答案 …………………………………… 256
模拟试卷九参考答案 …………………………………… 258
模拟试卷十参考答案 …………………………………… 260
模拟试卷十一参考答案 ………………………………… 262
模拟试卷十二参考答案 ………………………………… 264
模拟试卷十三参考答案 ………………………………… 266
模拟试卷十四参考答案 ………………………………… 268
模拟试卷十五参考答案 ………………………………… 270
模拟试卷十六参考答案 ………………………………… 272
模拟试卷十七参考答案 ………………………………… 274
模拟试卷十八参考答案 ………………………………… 276
模拟试卷十九参考答案 ………………………………… 278
模拟试卷二十参考答案 ………………………………… 280

模拟试卷一

一、共用题，共60分，所有考生均需回答。

（一）A2型题（每题1分，共6分）

1. 患者，女性，45岁。烦渴多饮两月余，口干舌燥，尿频量多，舌边尖红，苔黄，脉洪数有力。治法宜用

  A. 滋养胃阴，生津止渴   B. 养阴润肺，生津止渴

  C. 清胃泻火，养阴保津   D. 滋阴固肾，生津止渴

  E. 清热润肺，生津止渴

2. 患者苏某，女性，55岁。因失眠多梦3周就诊，夜难入眠，兼头重如裹，胸脘满闷，心烦口苦，头晕目眩，痰多质黏，大便不爽，舌红苔黄腻，脉滑。其治法是

  A. 滋阴降火，交通心肾   B. 疏肝泻火，镇心安神

  C. 清化痰热，和中安神   D. 补益心脾，养血安神

  E. 化痰泄浊，宁心安神

3. 患者，男，28岁。上腹部灼痛1年，饥饿时加重，进食后可缓解，伴烧心、反酸。查体示上腹部稍偏右有压痛。应首先考虑的是

  A. 急性胰腺炎   B. 慢性胆囊炎

  C. 慢性胃炎   D. 十二指肠球部溃疡

  E. 胃癌

4. 患者女性，50岁。受凉后出现左肩关节疼痛，活动明显受限，甚则夜间痛醒，不能受压，欲行针灸治疗，以下哪个穴位不适合选用

  A. 肩髃   B. 肩前

C. 肩髎 D. 阿是穴
E. 足三里

5. 患者刘某，女，39岁。经行量少，色淡红，质黏，形体肥胖，带下量多，舌淡，苔白腻，脉滑。其辨证是

A. 肾虚证 B. 血虚证
C. 痰湿证 D. 脾虚证
E. 血瘀证

6. 患者高某，女，26岁。创伤后右髋疼痛、活动受限，右大腿后侧及右小腿后外侧麻木感。查体示右下肢短缩、屈曲、内旋、内收畸形。手法复位后畸形消失，活动恢复正常，但感觉麻木仍存在，小腿和足部肌力Ⅲ级。X线显示右髋臼后上缘有1cm×2cm骨块，无移位。最可能的诊断是

A. 髋关节前脱位并髋臼骨折
B. 髋关节后脱位并髋臼骨折
C. 髋关节中心性脱位
D. 髋关节后脱位并髋臼骨折及坐骨神经损伤
E. 以上都不是

(二) A3型题（每题1分，共16分）

(7~9题共用题干)

患者，男性，60岁。有高血压病史20余年，2小时前因情绪激动出现明显头痛、烦躁、眩晕、恶心、呕吐。查体示血压240/130mmHg，神志不清，心率120次/分钟。肝脾未及，病理征阳性。

7. 该患者最可能的诊断为

A. 甲亢 B. 急性左心衰竭
C. 脑梗死 D. 脑出血
E. 高血压危象

8. 该患者应立即采取的治疗措施是

A. 口服降压药 B. 硝普钠静脉给药
C. 甘露醇 D. 地塞米松
E. 吗啡

9. 患者巅顶部疼痛明显，其中医治疗应首选的方剂是

A. 吴茱萸汤 B. 芎芷石膏汤
C. 羌活胜湿汤 D. 加味四物汤
E. 半夏白术天麻汤

(10~11题共用题干)

患者,女性,18岁。发现患糖尿病2年,因肺部感染诱发酮症酸中毒。

10. 接诊时如出现以下症状,最特征性的是
    A. 严重口渴   B. 昏迷
    C. 呼吸深大   D. 皮肤干燥
    E. 呼气有烂苹果味

11. 抢救时胰岛素的最佳使用方法是
    A. 大剂量肌内注射   B. 大剂量静脉注射
    C. 大剂量皮下注射   D. 小剂量静脉滴注
    E. 小剂量静脉推注

(12~13题共用题干)

患者,女,36岁。间断腹痛、腹泻5年,大便3~5次/日,便中夹有黏液,无脓血,便后腹痛缓解,受凉或紧张后症状加重,无发热,抗生素治疗无效。粪便隐血试验阴性。

12. 为确定诊断,首先的检查是
    A. 电子结肠镜检查   B. 粪便细菌培养
    C. 腹部CT   D. 小肠X线钡餐造影
    E. 腹部彩色超声

13. 该患者最可能的诊断应为
    A. 溃疡性结肠炎   B. 克罗恩病
    C. 慢性细菌性痢疾   D. 肠结核
    E. 肠易激综合征

(14~16题共用题干)

患者李某,女性,20岁。1天前淋雨后出现恶寒,发热,流大量清涕,无汗,头痛,四肢酸痛,咳嗽,痰色白质稀,舌苔薄白,脉浮紧。

14. 此病诊断是
    A. 痹证   B. 咳嗽
    C. 感冒   D. 头痛
    E. 鼻渊

15. 中医辨证为
    A. 风寒束表   B. 风热上犯

C. 痰热内蕴 D. 肺阴不足
E. 脾肾亏虚

16. 其治疗应首选的方剂是
    A. 银翘散 B. 新加香薷饮
    C. 荆防败毒散 D. 桑白皮汤
    E. 参苏饮

(17~19题共用题干)

患儿，4个月。人工喂养，平时多汗，睡眠少，夜间易哭闹，面色萎黄，不欲饮食，睡卧露睛，出生后未服用鱼油及钙片，今晨患儿突然双眼凝视，手足搐搦，时作时止。查体示方颅，枕秃明显，枕后乒乓球感。

17. 患儿抽搐的最可能原因是
    A. 血糖降低 B. 血清钙降低
    C. 血清镁降低 D. 血清钠降低
    E. 颅内压增高

18. 其中医证型是
    A. 惊恐惊风 B. 阴虚风动
    C. 风热动风 D. 脾肾阳衰
    E. 脾虚阳亢

19. 最适当的治疗是
    A. 静脉补钙 B. 鼻罩给氧
    C. 补充镁剂 D. 肌注维生素
    E. 口服安定

(20~22题共用题干)

患者庞某，男性，21岁。左胫腓骨闭合性骨折行手法复位小夹板外固定1天后，出现患肢持续性剧烈疼痛，进行性加重。

20. 此时首先应采取的措施是
    A. 立即解除小夹板外固定 B. 予以确切有效的止痛药物
    C. 抬高患者肢体以减轻疼痛 D. 局部以硫酸镁湿敷
    E. 改用其他外固定方法

21. 若患肢由疼痛转为无痛，出现皮肤苍白，感觉异常，肌力减退，最可能的诊断是
    A. 骨筋膜室综合征 B. DIC

C. 下肢深静脉栓塞 D. 脂肪栓塞
E. 血栓闭塞性脉管炎

22. 下列哪种是本病首选的有效处理方法
    A. 活血化瘀药物的应用 B. 立即施行截肢术
    C. 立即切开筋膜 D. 立即给予神经阻滞剂或血管扩张剂
    E. 对症处理后继续观察

(三) A4题型（每题1分，共24分）

(23~26题共用题干)

患者刘某，男，30岁。1天前因家庭矛盾大怒，并面部感受风寒，随后自觉右侧面部不适，今日发现右侧面部刷牙露水、进食存食、右侧眼睑闭合不全、耳后疼痛等症状。

23. 若要与中枢性面瘫相鉴别，可以不考虑的鉴别点是
    A. 查额纹有无变浅或消失 B. 查病理征
    C. 查口角有无下垂 D. 查伸舌是否居中
    E. 查颅脑核磁或CT

24. 此时若行针刺治疗，正确的针刺操作描述是
    A. 面部腧穴宜深刺，手法宜重刺激 B. 面部腧穴宜浅刺，手法不宜过重
    C. 面部腧穴宜平刺，手法不宜过重 D. 面部腧穴宜斜刺，手法宜重刺激
    E. 面部腧穴宜直刺，手法宜重刺激

25. 发病第3天，患者发现右侧舌前2/3味觉减退，在前面针刺取穴的基础上宜配伍的腧穴是
    A. 翳风 B. 丝竹空
    C. 水沟 D. 迎香
    E. 廉泉

26. 若病程持续2周后，仍见口眼歪斜，且伴有乏力，在前期治疗的基础上，宜配伍的腧穴是
    A. 足三里 B. 风池
    C. 外关 D. 翳风
    E. 廉泉

(27~30题共用题干)

患者男，27岁。近1年反复晨起腰背疼痛，活动后减轻，严重时伴有颈部疼痛，转头受限，近期结膜炎发作2次。

27. 诊断应首先考虑
   A. 强直性脊柱炎			B. 痛风性关节炎
   C. 类风湿关节炎			D. 反应性关节炎
   E. 白塞病

28. 为进一步明确诊断，需进行
   A. 骶髂关节 MRI			B. 颈椎 MRI
   C. 腰椎 MRI			D. 骨盆正位片
   E. 髋关节 MRI

29. 若该患者病情控制不佳，不会出现下列哪种情况
   A. 跟腱炎			B. 驼背
   C. 腊肠趾（指）			D. 肺间质纤维化
   E. 口腔溃疡

30. 下列除了哪项以外，都可以作为本病的评定方法
   A. Schober 试验			B. 枕墙距
   C. 指地距			D. 颌柄距
   E. 骨摩擦音

(31～34 题共用题干)

李某，女，出差后出现尿频尿急尿痛，发热，腰痛，体温 38.6℃，血常规检查示白细胞 13×10^9/L，中性粒细胞 0.9，尿常规检查示白细胞 89 个/HP。口苦，呕恶，舌红苔黄腻，脉滑数。

31. 该患者可能的西医诊断是
   A. 急性肾盂肾炎			B. 慢性肾盂肾炎
   C. 膀胱炎			D. 肾周脓肿
   E. 肾结核

32. 该患者在应用抗生素前，最应进行哪项检查
   A. 尿常规			B. 感染两项
   C. 尿培养			D. 血培养
   E. 泌尿系超声

33. 该患者应选用的方剂是
   A. 八正散			B. 石韦散
   C. 小蓟饮子			D. 沉香散
   E. 无比山药丸

34. 若该病日久不愈，可由实转虚，形成哪种淋证

A. 热淋 B. 石淋
C. 血淋 D. 气淋
E. 劳淋

(35~38题共用题干)

患者马某，女，49岁，已婚，月经紊乱2年多，半个月~2个月一行。现停经半年多，头晕耳鸣，腰酸肢软，烘热汗出，五心烦热，失眠多梦，口燥咽干，皮肤干燥，舌红苔少，脉细数。妇科检查未发现异常。

35. 其中医诊断是
   A. 经期延长 B. 闭经
   C. 月经过少 D. 经断前后诸症
   E. 月经后期

36. 治疗应首选的方剂是
   A. 知柏地黄丸加减 B. 左归丸加减
   C. 养阴清热汤加减 D. 举元煎加减
   E. 固阴煎加减

37. 复诊时，出现心烦失眠，心悸易惊，时见情志失常，头晕健忘，腰酸乏力，舌红，苔少，脉细数。宜选
   A. 左归丸 B. 六味地黄丸
   C. 天王补心丹 D. 甘麦大枣汤
   E. 归脾汤

38. 若兼见头晕目眩，口苦咽干，心胸烦闷，口渴饮冷，便秘溲赤，舌红，苔黄，脉弦细，宜选
   A. 柴胡疏肝饮 B. 龙胆泻肝汤
   C. 温胆汤 D. 丹栀逍遥散
   E. 滋水清肝饮

(39~42题共用题干)

患者，女性，65岁。支气管哮喘病史15年，此次因持续性胸痛4小时入院，诊断为急性广泛前壁心肌梗死。

39. 在该患者的救治过程中，下列需随时监测的指标是
   A. 心电图 B. 血常规
   C. 血沉 D. 丙氨酸氨基转移酶
   E. 血小板

40. 发病早期（6小时内）最积极有效限制梗死面积的措施是
    A. 绝对卧床   B. 抗凝治疗
    C. 抗血小板治疗   D. 尽快开通梗死血管
    E. 静脉应用硝酸甘油

41. 假如患者入院第2天，发生晕厥2次。查体示心室率40次/分，律齐，心电图示Ⅲ度房室传导阻滞。此时首选的治疗措施是
    A. 麻黄素   B. 人工心脏起搏器
    C. 异丙肾上腺素   D. 阿托品
    E. 溴苯辛

42. 假如患者拒绝介入治疗，保守治疗后出现喘憋，咳泡沫痰，可侧卧入睡，夜间有阵发性呼吸困难，应首先考虑的诊断是
    A. 并发肺部感染   B. 并发急性心力衰竭
    C. 并发急性心包炎   D. 并发肺气肿
    E. 支气管哮喘复发

(43~46题共用题干)

患者张某，男，45岁。背重物时不慎跌倒，左膝着地，当即突感左髋疼痛，不能活动3小时而来就诊。体查：左髋部肿痛，左下肢内收、内旋畸形，较右侧缩短4cm。

43. 该病人急诊主要应做什么检查
    A. 血常规   B. 尿常规
    C. 骨盆摄片   D. 心电图
    E. 左膝摄片

44. 此病人最有可能的诊断为
    A. 左股骨颈骨折   B. 左转子间骨折
    C. 左髋臼骨折伴左髋关节中心性脱位   D. 左髋关节前脱位
    E. 左髋关节后脱位

45. 若X线检查显示为左髋后脱位，并排除骨折，此时最好的治疗措施是
    A. 持续皮肤牵引复位   B. 持续股骨髁上骨牵引复位
    C. 手法复位   D. 腰麻后手法复位
    E. 切开复位

46. 复位成功后，患肢采用何法固定
    A. 外展伸直位固定3~4周
    B. 外展屈曲90度固定3~4周
    C. 内收伸直位固定5~6周

D. 内收屈曲 90 度固定 3~4 周

E. 先外展伸直位固定 1 周，然后再内收固定 3 周

(四) X 型题（多选题，每题 2 分，共 14 分）

47. 刘某，男，70 岁，诉大便干结如羊屎状 10 年，伴头晕耳鸣，心烦失眠，潮热盗汗，腰膝酸软，两颧红赤，形体消瘦，舌红少苔，脉细数，其诊断、治疗正确的是

A. 方药选用润肠丸加减
B. 其证型为阴虚便秘
C. 其证型为血虚便秘
D. 方药选用增液汤加减
E. 治法为滋阴通便

48. 关于低钾血症的临床表现，正确的是

A. 肌无力为最早的临床表现
B. 均有典型的心电图改变
C. 常与镁缺乏同时存在
D. 严重时可发生多尿
E. 发生碱中毒时尿液呈酸性

49. 患者张某，女，40 岁，时年 8 月就诊，突然发病，壮热，有汗而热不解，身重倦怠，口渴，小便短赤，舌苔黄腻，脉濡数，其病因是

A. 风
B. 热
C. 湿
D. 燥
E. 暑

50. 关格以小便不通与呕吐并见为主症，多见于水肿、淋证、癃闭等疾病的晚期，其基本病理变化包括

A. 脾肾虚衰
B. 气化不利
C. 痰湿中阻
D. 肝阳上亢
E. 浊邪壅滞三焦

51. 下列哪些情况下更易发生洋地黄类药物中毒

A. 治疗剂量和中毒剂量接近
B. 高血钾
C. 心肌严重受损
D. 严重缺氧或肝肾功能不全
E. 老龄人群使用

52. 切开法的切口选择原则，正确的有

A. 以便于引流为原则，选择脓腔最低点或最薄弱处进刀，一般疮疡宜循经直切，免伤血络
B. 乳房部可以乳头为中心，放射状切开，免伤乳络
C. 关节附近的脓肿，切口可以越过关节
D. 手指胀肿应从侧方切开
E. 面部胀肿应尽量沿皮肤的自然纹理切开

53. 针灸治疗耳鸣耳聋实证首选的是
   A. 足少阳经穴
   B. 足太阴经穴
   C. 足阳明经穴
   D. 手阳明经穴
   E. 手少阳经穴

二、专科题，共 40 分，仅供中医内科专业考生回答

（一）A2 试题（每题 1 分，共 8 分）

54. 患者，男性，70 岁，心悸、气短反复发作 3 年余，劳累后加重，面色苍白，畏寒，手足不温，神疲乏力，舌质淡，苔白腻，边有齿痕，脉沉细，其治法是
   A. 温补阳气
   B. 益气养阴
   C. 豁痰泄浊
   D. 行气化痰
   E. 活血化瘀

55. 患者，男性，43 岁，诊断高血压病 1 年，未服用药物，近日血压 160/90mmHg，心电图示窦性心律，心率 110 次/分，其治疗首选的降压药物是
   A. 硝苯地平
   B. 美托洛尔
   C. 依那普利
   D. 吲达帕胺
   E. 氯沙坦

56. 患者，男，58 岁。腹大胀满，按之如囊裹水，颜面微浮肿，下肢浮肿，脘腹痞胀，遇热则舒，精神倦怠，怯寒懒动，大便溏，小便少，舌苔白腻，脉缓。治疗应首选
   A. 胃苓汤
   B. 济生肾气丸
   C. 调营饮
   D. 柴胡疏肝散
   E. 实脾饮

57. 患者季某，女性，65 岁。平素性情急躁易怒，刻下症见失眠，不思饮食，口渴喜饮，目赤口苦，小便黄赤，大便秘结，舌质红，苔黄，脉弦数。其病机为
   A. 心肾阴虚，虚火扰神
   B. 痰热内阻，上扰心神
   C. 心脾两虚，心神失养
   D. 肝郁化火，上扰心神
   E. 心胆气虚，神不内守

58. 患者，男性，69 岁。发现血糖升高近 12 年，小便频数，混浊如膏，甚至饮一溲一，面容憔悴，耳轮干枯，腰膝酸软，四肢欠温，畏寒肢冷，阳痿，舌淡白而干，脉沉细无力。治疗本病的首选方剂是
   A. 六味地黄丸
   B. 七味白术散
   C. 金匮肾气丸
   D. 右归丸
   E. 十全大补汤

59. 患者，男性，59岁。2型糖尿病15年，目前血压150/90mmHg，24小时尿蛋白定量为2.4g，血肌酐121μmol/L，视物模糊，手足麻木，应首选的降压药物为

　　A. 苯磺酸氨氯地平　　　　　　B. 吲达帕胺

　　C. 硝苯地平控释片　　　　　　D. 厄贝沙坦片

　　E. 特拉唑嗪

60. 张某，男，50岁，工人，长期弯腰工作，1年前出现腰部酸软疼痛，遇劳加重，痛处喜按，伴有烦热盗汗，心烦失眠，手足心热，舌红苔薄白。其治法是

　　A. 滋补肝肾，养阴通络　　　　B. 益气养血，通络止痛

　　C. 行气活血，化瘀通络　　　　D. 祛风散寒，活血通络

　　E. 清热利湿，通络止痛

61. 患者，男性，43岁，入睡困难，有时彻夜不眠，伴急躁易怒，头胀，胸闷胁胀，善太息，口苦，大便偏干，尿黄赤，舌红，苔黄，脉弦数，下列药对宜加用

　　A. 党参、黄芪　　　　　　　　B. 香附、郁金

　　C. 酸枣仁、柏子仁　　　　　　D. 陈皮、木香

　　E. 当归、川芎

（二）X型题（多选题，每题2分，共6分）

62. 椎-基底动脉系统短暂性脑缺血发作的特征包括

　　A. 吞咽困难　　　　　　　　　B. 跌倒发作

　　C. 双眼视力障碍　　　　　　　D. 失语症

　　E. 单眼一过性黑矇

63. 肺胀后期可出现的变证是

　　A. 痰热壅肺　　　　　　　　　B. 肝风内动

　　C. 气不摄血　　　　　　　　　D. 喘脱

　　E. 痰迷心窍

64. 不寐实证常见的证型有

　　A. 肝火扰心　　　　　　　　　B. 心血瘀阻

　　C. 痰浊阻窍　　　　　　　　　D. 寒凝心脉

　　E. 痰热扰心

（三）简答题（每题10分，共10分）

简述肺胀与哮病、喘证的区别？

（四）病例分析题（每题16分，共16分）

患者，男，60岁。2016年4月10日初诊。

病史：两年前诊为冠心病，阵发心前区疼痛，每月发作十余次，每次疼痛1~2分钟，含服硝酸甘油后可暂时缓解。近半年来，胸部刺痛不移，发作频率增加，含服硝酸甘油效果不明显，常觉心中郁闷，两胁胀痛，夜寐不安，胸痛发作较频，舌质紫暗少苔，两脉沉涩。

1. 该病的中西医诊断各是什么？
2. 该病的中医类证鉴别是什么？西医鉴别诊断有哪些？
3. 你将会安排哪些进一步检查？
4. 中医治法和方药各是什么？
5. 西医治疗方案是什么？

模拟试卷二

一、共用题，共60分，所有考生均需回答。

（一）A2型题（每题1分，共6分）

1. 患者，男，58岁，黄疸日久，身目俱黄，晦暗如烟熏，脘腹痞胀，纳谷减少，大便溏，神疲畏寒，口淡不渴，舌淡苔腻，脉沉迟。治疗应首选

   A. 茵陈蒿汤　　　　　　　　B. 茵陈五苓散

   C. 大柴胡汤　　　　　　　　D. 犀角散

   E. 茵陈术附汤

2. 患者男性，42岁。因咳嗽、发热、胸痛2周就诊。咳嗽、咳痰，偶有痰中带血，发热，最高体温38.4℃，汗出，夜间尤重，胸痛。胸X线片提示双上肺尖淡片状模糊阴影，边界不清，静点应用头孢类抗生素无效。考虑最可能的诊断是

   A. 肺炎　　　　　　　　　　B. 肺癌合并感染

   C. 肺结核　　　　　　　　　D. 支气管扩张症

   E. 肺脓肿

3. 下列哪项是诊断肾病综合征所必需的

   A. 大量蛋白尿（3.5g/L）

   B. 低血清白蛋白血症（血清白蛋白<3.5g/L）

   C. 水肿

   D. 高脂血症

   E. 高血压

4. 患者女性，55岁。眩晕，头重昏蒙，胸闷恶心，呕吐痰涎，舌苔白腻，脉濡滑，针灸治疗处方是

A. 中脘、内关、丰隆、解溪　　　　　B. 脾俞、肾俞、关元、足三里
C. 鸠尾、大椎、间使、丰隆　　　　　D. 风池、侠溪、丰隆、肾俞

5. 患儿，6岁。喉核赤肿，咽喉疼痛，吞咽不利，发热重，鼻塞流涕，头痛身痛，舌红，苔薄黄，脉浮数。其治法是
A. 疏风清热，利咽消肿　　　　　　　B. 清热解毒，利咽消肿
C. 利咽消肿，活血化瘀　　　　　　　D. 清热解毒，软坚散结
E. 养阴润肺，软坚散结

6. 患者李某，月经8个月不行，乳房胀痛，精神抑郁，少腹胀痛，拒按，烦躁易怒，舌紫暗，有瘀点，脉沉弦而涩，其治法是
A. 补肾益气，调理冲任　　　　　　　B. 理气活血，祛瘀通经
C. 滋肾养阴，调理冲任　　　　　　　D. 疏肝清热，活血调经
E. 补肾疏肝，祛瘀通经

（二）A3题型（每题1分，共16分）

（7～9题共用题干）

王某，男，25岁。感冒后出现发热，咽痛，眼睑浮肿，继而延及全身，皮肤光亮，尿少色赤，身发疮痍，尿常规检查示尿蛋白（++），潜血（++），补体C3降低。舌红，苔薄黄，脉浮数。

7. 该患者可能的诊断是
A. 发热　　　　　　　　　　　　　　B. 上呼吸道感染
C. 尿路感染　　　　　　　　　　　　D. 急性肾小球肾炎
E. 急性肾损伤

8. 其中医治法为
A. 疏风清热，宣肺行水　　　　　　　B. 宣肺解毒，利湿消肿
C. 运脾化湿，通阳利水　　　　　　　D. 分利湿热，梳理气机
E. 健脾温阳利水

9. 治疗应首选的方剂是
A. 越婢加术汤　　　　　　　　　　　B. 麻黄连翘赤小豆合五味消毒饮
C. 五皮饮合胃苓汤　　　　　　　　　D. 疏凿引子
E. 实脾饮

（10～12题共用题干）

患者李某，男性，85岁。患者"反复咳喘30余年，加重伴双下肢水肿5天"为主诉收入院。入院症见心悸，喘咳，咯痰清稀，面浮，下肢浮肿，严重时一身悉肿，脘

痰，纳差，尿少，怕冷。查体示体温 36.5°C，血压 150/80mmHg，心率 106 次/分，呼吸 26 次/分。口唇紫绀，胸部过度膨隆，呈桶状胸，叩诊呈过清音，听诊双肺可闻及干、湿啰音，双下肢重度浮肿。苔白滑，舌胖质暗，脉沉细。血气分析：pH：7.35，pO_2：50mmHg，，pCO_2：63mmHg，SpO_2：92%（吸氧2L/min）。

10. 该患者的中医诊断及辨证分型是
    A. 心悸水饮凌心证　　　　　　　　B. 肺胀肺肾气虚证
    C. 心悸心阳不振证　　　　　　　　D. 肺胀阳虚水泛证
    E. 喘证肾虚不纳证

11. 根据该患者病情，治疗应首选的方药是
    A. 真武汤合五苓散加减　　　　　　B. 平喘固本汤合补肺汤加减
    C. 金匮地黄丸合参蛤散加减　　　　D. 桂枝甘草龙骨牡蛎汤合参附汤加减
    E. 参附汤送服黑锡丹、蛤蚧粉

12. ［假设信息］患者入院期间治疗无明显诱因突然出现神志淡漠、肌肉震颤、间歇抽搐、昏睡，查血气分析：pH：7.36，pO_2：56mmHg，pCO_2：90mmHg，SpO_2：86%（吸氧3L/min）。以下首先考虑的西医诊断为
    A. 慢性阻塞性肺疾病　　　　　　　B. 慢性肺源性心脏病
    C. 肺性脑病　　　　　　　　　　　D. 低钙血症
    E. 脑血管病

(13～15题共用题干)

患者，男性，45岁。因长期工作压力诱发成疾，症见烦渴引饮，尿频量多，口干喜凉，多食易饥，形体消瘦，舌红，苔黄少津，脉洪大。

13. 其病机是
    A. 肺热津亏　　　　　　　　　　　B. 肺胃热炽，气阴两伤
    C. 肺热伤津，气阴两伤　　　　　　D. 胃热津伤
    E. 胃热炽盛，气阴两伤

14. 其治法是
    A. 清热润肺　　　　　　　　　　　B. 清胃生津
    C. 清胃泻火，益气养阴　　　　　　D. 清热润肺，益气生津
    E. 清泻肺胃，益气养阴

15. 其首选方剂是
    A. 消渴方　　　　　　　　　　　　B. 玉泉丸
    C. 二冬汤　　　　　　　　　　　　D. 白虎加人参汤
    E. 增液汤

(16~18题共用题干)

患儿,男,6岁。瘀点、瘀斑高出皮肤,色泽鲜红,大小不一,压之不退色,呈对称性,分批出现,多见于下肢伸侧及臀部,关节周围。伴有腹痛、呕吐、便血。低热、盗汗、心烦少寐,小便黄赤,大便干燥,舌光红,苔少,脉细数。实验室检查:血小板计数、出凝血时间、血块收缩时间均正常。尿常规见镜下血尿、蛋白尿。

16. 诊断应首先考虑为

    A. 丹痧   B. 风痧

    C. 过敏性紫癜   D. 水痘

    E. 血小板减少性紫癜

17. 中医治法是

    A. 益气摄血,滋阴降火   B. 疏风清热,活血化瘀

    C. 清热凉血   D. 清热解毒

    E. 滋阴降火,凉血止血

18. 治疗应首选的方剂是

    A. 大补阴丸   B. 归脾汤

    C. 犀角地黄汤   D. 连翘败毒散

    E. 黄连解毒汤

(19~20题共用题干)

患者马某,女,49岁。已婚,月经紊乱2年多,半个月~2个月一行。现停经半年多,觉头晕耳鸣,腰酸肢软,烘热汗出。五心烦热,失眠多梦,口燥咽干,皮肤干燥。舌红苔少,脉细数。妇科检查未发现异常。

19. 其中医诊断为

    A. 经期延长   B. 闭经

    C. 月经过少   D. 经断前后诸症

    E. 月经后期

20. 治疗应首选的方剂是

    A. 知柏地黄丸加减   B. 左归丸

    C. 养阴清热汤   D. 举元煎

    E. 固阴煎

(21~22题共用题干)

患者,男性,63岁。心悸乏力,气短,偶有晕厥,伴有汗出倦怠,面色苍白,形

寒肢冷，舌质淡，苔白，脉沉迟。心电图示窦性P波，P-P间期规则，P波与QRS波无关系，P波频率88次/分，QRS波40次/分。

21. 患者最可能的诊断是
    A. 病窦综合征   B. Ⅲ度房室传导阻滞
    C. Ⅱ度Ⅰ型房室传导阻滞 D. 窦房传导阻滞
    E. 窦性停搏

22. 西医治疗最为恰当的是
    A. 静点异丙肾上腺素   B. 静推阿托品
    C. 植入人工心脏起搏器   D. 静点氢化可的松
    E. 静点硝酸甘油

（三）A4型题（每题1分，共24分）

(23~26题共用题干)

患者男性，40岁，体型肥胖，长期饮酒。反复膝关节、踝关节、足第1跖趾关节肿痛10余年，耳缘、肘关节处可见结节，昨日突发右膝关节红肿热痛，不能屈伸，口干欲饮，舌红苔黄腻，脉滑。

23. 为明确患者诊断，首先需进一步检查
    A. 血尿酸   B. 尿液分析
    C. 类风湿因子   D. 免疫球蛋白
    E. 抗链球菌"O"

24. 假如化验提示患者肌酐明显升高，300μmol/L，则患者治疗首选药物是
    A. 非甾体抗炎药   B. 降尿酸药
    C. 糖皮质激素   D. 免疫抑制剂
    E. 抗生素

25. 经治疗后患者关节肿痛消失，则下一步应选择的药物是
    A. 非甾体抗炎药   B. 降尿酸药
    C. 糖皮质激素   D. 免疫抑制剂
    E. 抗生素

26. 下列哪些食物患者不用限制服用
    A. 动物内脏   B. 海鲜、水产品
    C. 新鲜蔬菜   D. 菌菇类
    E. 各种酒类

(27~30题共用题干)

患者于某,女性,82岁。咳嗽咯痰反复发作30年,胸闷憋气10年,加重4天。喘憋不能平卧,心悸,咳嗽痰白量多,胸部膨满,痞塞如窒,尿少浮肿,纳少便溏,舌质暗,舌体胖大,有齿痕,苔白厚腻,脉滑数。

27. 该患者的中医诊断是
    A. 咳嗽   B. 痰饮
    C. 喘证   D. 哮病
    E. 肺胀

28. 本病的病机特点是
    A. 本虚标实之证
    B. 本虚标实之证,以本虚为主
    C. 本虚标实之证,以标实为主
    D. 仅为本虚
    E. 仅为标实

29. 治疗应首选的方剂是
    A. 小青龙汤
    B. 二陈汤合三子养亲汤
    C. 小青龙加石膏汤
    D. 越婢加半夏汤
    E. 涤痰汤

30. 假设患者出现喘促,心悸不止,烦躁,大汗出,四肢厥冷,应当首先选用的药物是
    A. 醒脑静注射液
    B. 灯盏细辛注射液
    C. 参附注射液
    D. 复方丹参注射液
    E. 黄芪注射液

(31~34题共用题干)

患者,女性,39岁。剑突下疼痛反复发作1年,剧烈活动或饱餐后发作明显,疼痛向左肩背部放射,持续数分钟后可自行缓解,近2周以来发作频发且可在夜间睡眠中发作,就诊前2小时疼痛剧烈,含硝酸甘油不能缓解,伴胸闷、大汗。

31. 该患者首先应考虑的诊断是
    A. 主动脉夹层   B. 自发性气胸
    C. 急性胰腺炎   D. 急性肺动脉栓塞
    E. 急性心肌梗死

32. 此时最有助于诊断的辅助检查是
    A. 胸部CT   B. 胸部X线
    C. 心电图   D. 心肌酶谱
    E. 超声心动图

33. 若患者心电图显示 V1～V3 导联 ST 段弓背抬高，首选的药物治疗方法是
    A. 硝酸甘油静滴   B. 溶栓疗法
    C. 吗啡肌内注射   D. 肝素静脉滴注
    E. 卡托普利口服

34. [假设信息] 患者经治疗，胸痛发作较前减少，但胸闷气短，心悸不宁，动则加重，面色苍白，形寒肢冷，舌淡苔白，脉虚弱。此时应首选的中医治法是
    A. 镇惊定志，养心安神   B. 补血养心，益气安神
    C. 滋阴清火，养心安神   D. 温补心阳，安神定悸
    E. 疏肝理气，宁心安神

(35～38题共用题干)

患者李某，59岁，女性。1小时前不慎跌倒，右手掌扶地，随即出现右肩部疼痛、肿胀、不能活动。查体见右肩峰下空虚，右手如搭于左侧肩峰，右肘关节内侧不能紧贴胸壁，右侧喙突下可摸到一硬物。X线片示：右肱骨头内移到锁骨下，并见一高密度骨片影。

35. 下列哪项表现可帮助诊断肩关节脱位
    A. 托马征   B. "4"字征
    C. 搭肩试验   D. 胸廓挤压试验
    E. 上臂外展试验

36. 肩关节脱位最常合并的骨折是
    A. 肱骨头骨折   B. 肱骨解剖颈骨折
    C. 肱骨外科颈骨折   D. 肱骨大结节骨折
    E. 肱骨小结节骨折

37. 判断肩关节脱位整复成功的标志是
    A. 挺胸试验阴性   B. 肩外展试验阴性
    C. 搭肩试验阴性   D. 疼痛弧试验阴性
    E. 肱二头肌腱反射阳性

38. 当患者出现神经症状时，说明损伤的神经是
    A. 臂丛神经   B. 桡神经
    C. 尺神经   D. 腋神经
    E. 正中神经

(39～42题共用题干)

青年男性，习惯性便秘，大便2～3日一次，质干硬，排便时肛门疼痛出血，量不

多，鲜红色，有时染红便纸，或附着于粪便表面，有时可见鲜血滴下。查体见肛管皮肤小溃疡，裂口色红。腹部胀满，溲黄，舌偏红，脉弦数。

39. 该患者所患疾病属于
   A. 外痔　　　　　　　　　　B. 息肉痔
   C. 肛瘘　　　　　　　　　　D. 肛裂
   E. 锁肛痔

40. 该患者证型属
   A. 阴虚津亏证　　　　　　　B. 气滞血瘀证
   C. 血热肠燥证　　　　　　　D. 湿热下注证
   E. 正虚邪恋证

41. 此证的中医治法为
   A. 清热利湿　　　　　　　　B. 托里透毒
   C. 清热润肠通便　　　　　　D. 养阴清热润肠
   E. 理气活血，润肠通便

42. 治疗应选方
   A. 凉血地黄汤合脾约麻仁丸　B. 润肠丸
   C. 六磨汤加红花、桃仁、赤芍等　D. 二妙丸合萆薢渗湿汤加减
   E. 托里消毒散加减

(43~46题共用题干)
患者范某，症见半身不遂，言语謇涩，偏身麻木，面白无华，气短乏力，口角流涎，自汗出，心悸，舌质暗淡，苔薄白，脉沉细。

43. 本病例应诊断为
   A. 中风中经络风痰阻络　　　B. 中风中脏腑阳闭
   C. 中风中经络气虚血瘀　　　D. 中风中脏腑阴闭
   E. 中风中经络风阳上扰

44. 本病例中医治法为
   A. 平肝潜阳，化痰通络　　　B. 益气活血通络
   C. 祛风化痰通络　　　　　　D. 化痰通腑泄热
   E. 辛温开窍，化痰醒神

45. 本病例主治方是
   A. 星蒌承气汤　　　　　　　B. 苏合香丸
   C. 天麻钩藤饮　　　　　　　D. 化痰通络汤
   E. 补阳还五汤

46. 若患者上肢麻木，取穴为
   A. 肩髃、曲池、外关、合谷、后溪
   B. 环跳、血海、阳陵泉、足三里、昆仑
   C. 水沟、十宣、内关、足三里、三阴交
   D. 三阴交、气海、丰隆、百会
   E. 关元、神阙、足三里、水沟、内关

（四）X 型题（多选题，每题 2 分，共 14 分）

47. 不稳定型心绞痛疼痛发作时的特点包括
   A. 发作频率增加   B. 疼痛程度加重
   C. 持续时间延长   D. 发作诱因改变
   E. 服用硝酸甘油有效

48. 消渴病日久，则易发生
   A. 热盛阴亡   B. 阳损及阴
   C. 阴损及阳   D. 阴阳俱虚
   E. 阴脱阳绝

49. 肺气亏虚咳嗽的特点是
   A. 久咳不愈   B. 咳声低弱
   C. 平素自汗恶风易感冒   D. 干咳少痰
   E. 急躁易怒

50. 患者李某，男性，40 岁。骑摩托车与汽车相撞受伤，右大腿下段肿胀畸形，功能障碍已 1 天，X 线提示股骨下段骨折移位明显。假定诊断是跟骨骨折，治疗上哪项固定对其有帮助
   A. 夹板固定   B. 石膏固定
   C. 骨牵引固定   D. 切开复位内固定
   E. 关节融合固定

51. 下列对咳嗽变异性哮喘描述正确的是
   A. 抗生素治疗无效
   B. 抗哮喘药物治疗有效
   C. 常伴有过敏鼻炎、湿疹等过敏性疾病
   D. 发作时呼吸困难，呼气延长，伴有哮鸣音
   E. 以干咳为主，常在夜间和（或）清晨及运动后发作或加重

52. 月经后期是指
   A. 月经周期延后 3～5 日   B. 月经周期延后 7 日以上

C. 甚至 40~50 日一行　　　　　　D. 连续 2 个周期以上
E. 以上都不是

53. 针灸治疗眩晕实证的主穴有
   A. 百会　　　　　　　　　　　　B. 风池
   C. 内关　　　　　　　　　　　　D. 太冲
   E. 太阳

二、专科题，共 40 分，仅供中医内科专业考生回答

（一）A2 型题（每题 1 分，共 8 分）

54. 患者江某，女性，44 岁。因入睡困难 2 周来诊，伴见心悸多梦，咽干少津，腰膝酸软，潮热盗汗，五心烦热，月经不调，舌红少苔，脉细数。其治法是
   A. 疏肝泻火，镇心安神　　　　　B. 滋阴降火，交通心肾
   C. 益气镇惊，安神定志　　　　　D. 清热泻火，养心安神
   E. 补益心脾，养血安神

55. 患者，女性，55 岁。慢性心力衰竭病史 3 年，现症见心悸气短，倦怠乏力，面色晦暗，唇青甲紫，舌质紫暗，脉细涩，应辨证为
   A. 心肺气虚证　　　　　　　　　B. 气阴亏虚证
   C. 气虚血瘀证　　　　　　　　　D. 阳虚饮停证
   E. 心肾阳虚证

56. 患者，女，68 岁。饮食难下，下而复吐出，呕吐物为赤豆汁，胸膈疼痛，肌肤枯槁，形体消瘦，舌质紫暗，脉细涩，其证候为
   A. 痰气交阻　　　　　　　　　　B. 肝肾阴虚
   C. 津亏热结　　　　　　　　　　D. 瘀血内结
   E. 气虚阳微

57. 患者余某，女性，60 岁。患者痫病频发，精神恍惚，心悸，失眠健忘，头晕目眩，腰膝酸软，面色晦暗，两目干涩，耳轮焦枯不泽，大便干燥，舌质淡红，脉沉细而数。首选方剂是
   A. 定痫丸合至宝丹　　　　　　　B. 龙胆泻肝汤合涤痰汤
   C. 通窍活血汤合紫雪丹　　　　　D. 六君子汤合归脾汤
   E. 左归丸合天王补心丹

58. 患者，男，45 岁，司机。近半年来上腹部规律性疼痛。平素饮食不规律，午后两三点及夜间上腹部疼痛发作，向后背放射，进食后疼痛缓解，伴嗳气反酸。查体见上腹部偏右轻压痛，肝脾肋下未及。该患者最可能的诊断为

A. 慢性胆囊炎 B. 慢性胰腺炎
C. 十二指肠溃疡 D. 慢性胃炎
E. 慢性肾炎

59. 治疗腰痛"湿热痹阻"的四妙丸正确组成是
A. 金银花、当归、玄参、当归 B. 黄芩、黄连、黄柏、栀子
C. 苍术、黄柏、薏苡仁、萆薢 D. 苍术、黄柏、薏苡仁、淮牛膝
E. 羌活、独活、细辛、生甘草

60. 下列哪项不是肾病综合征的并发症
A. 感染 B. 心力衰竭
C. 血栓和栓塞 D. 急性肾衰竭
E. 蛋白质和脂肪代谢紊乱

61. 患者，男性，65岁。高血压病史10年，糖尿病病史3年，吸烟史20年。就诊时测血压165/105mmHg，伴有左心室肥大，心功能Ⅲ级，其属于
A. 高血压2级，中危 B. 高血压2级，高危
C. 高血压2级，极高危 D. 高血压3级，中危
E. 高血压3级，高危

(二) X型题（多选题，每题2分，共6分）

62. 柴胡疏肝散可用于下列哪些病证
A. 肝气犯胃之胃痛 B. 肝郁气滞之腹痛
C. 肝气犯胃之呕吐 D. 气机郁滞之呃逆
E. 气滞心胸之胸痹

63. 蛛网膜下腔出血常见并发症有
A. 再出血 B. 脑血管痉挛
C. 脑栓塞 D. 脑积水
E. 癫痫

64. 缺铁性贫血时，下列选项中降低的是
A. 血清铁 B. 总铁结合力
C. 血清铁蛋白 D. 转铁蛋白饱和度
E. 红细胞游离原卟啉

(三) 简答题（每题10分，共10分）

中风病中经络与中脏腑如何鉴别？

(四)病例分析题(每题16分,共16分)

患者陈某,52岁,男。既往有反复发作性呼吸困难病史,平素无症状。昨天晚上不慎受凉后,鼻塞头痛,周身酸痛,咳嗽气促,呼吸困难,喉中有哮鸣音,口淡不渴,形寒怕冷,咯痰不多,色白,面色晦暗,舌淡苔白滑。

1. 简述中西医诊断。
2. 简述中医类证鉴别与西医鉴别要点。
3. 为明确诊断需进一步完善的检查有哪些?
4. 中医治法和方药各是什么?
5. 西医治疗方案是什么?

模拟试卷三

一、共用题，共60分，所有考生均需回答。

（一）A2型题（每题1分，共6分）

1. 张某，男，56岁，渔民，在捕鱼时淋雨后出现四肢关节肌肉游走性疼痛，重着酸胀，双下肢麻木，受凉时症状更加明显，舌淡苔薄白腻，脉浮缓。治疗的首选方剂是

    A. 防风汤　　　　　　　　　　B. 羌活胜湿汤

    C. 蠲痹汤　　　　　　　　　　D. 桂枝汤

    E. 芍药甘草汤

2. 患者姜某，女性，45岁。患者平素情绪易激动，症见不寐多梦，甚则彻夜不寐，面红目赤，语声高亢，口干苦而渴，不思饮食，大便秘结，小便短赤，舌质红，苔黄，脉弦而数。其治法是

    A. 清化痰热，和中安神　　　　B. 疏肝泻火，镇心安神

    C. 益气镇惊，安神定志　　　　D. 补益心脾，养血安神

    E. 滋阴降火，交通心肾

3. 患者，女，38岁。进行性黄疸15天。恶心、厌食、腹胀，无腹痛，近5日大便发白，陶土样，尿呈浓茶样。查体见巩膜、皮肤黄染，可触及肿大胆囊。该患者进一步检查首选

    A. 腹部B超　　　　　　　　　　B. 内径逆行性胰胆管造影

    C. 腹部CT　　　　　　　　　　D. 磁共振胰胆管造影

    E. 立位腹部X线平片

4. 患者李某，男，49岁。肢体关节刺痛，固定不移，舌质紫暗有瘀斑，针灸治疗

除取局部穴外，还宜加用

A. 大椎、曲池
B. 膈俞、血海
C. 肾俞、三阴交
D. 风池、风门
E. 腰阳关、关元

5. 患儿5岁。跑步摔倒后肩部疼痛，表现为患肩下沉，患肢有活动障碍，头向患侧倾斜，Dugas征阴性，最有可能的诊断是

A. 肩关节脱位
B. 锁骨骨折
C. 臂丛神经损伤
D. 颈部假性动脉瘤
E. 桡骨小头半脱位

6. 患者张某，月经提前，量多，色淡暗，质清晰，腰膝酸软，头晕耳鸣，面色晦暗，有暗斑，舌淡暗，苔白润，脉沉细，中医辨证是

A. 痰湿证
B. 脾虚证
C. 肾虚证
D. 血虚证
E. 血瘀证

(二) A3型题（每题1分，共16分）

(7~9题共用题干)

患者，男性，62岁。因心前区反复发作性疼痛2年就诊，症见心胸满闷，善太息，情志不遂时加重，伴见脘腹胀闷，舌苔薄腻，脉弦细，经诊断为冠心病心绞痛。

7. 诊断冠心病最有价值的检查为

A. X线示左心室增大
B. 心电图示ST段下降和T波改变
C. 冠状动脉造影
D. 运动试验阳性
E. 心脏超声显示左室后壁运动减弱

8. 该患者辨证为胸痹的证型为

A. 心血瘀阻证
B. 寒凝心脉证
C. 气滞心胸证
D. 心肾阴虚证
E. 痰浊闭阻证

9. 其中医治法是

A. 益气养阴，活血通脉
B. 滋阴清火，养心和络
C. 温补阳气，振奋心阳
D. 辛温散寒，宣通心阳
E. 疏肝理气，活血通络

(10~11题共用题干)

患者李某，女，56岁。近1年来出现双手掌指关节、近端指间关节肿痛，握拳受

限，晨僵，下午才能缓解，纳眠差，舌暗红，苔黄腻，脉弦滑。查体见双手近端指间关节呈梭形肿胀，掌指关节肿胀，压痛阳性，化验血常规示：血小板 $446×10^9/L$，血红蛋白 90g/L，抗核抗体阳性，类风湿因子 256IU/mL。

10. 该患者首先考虑什么诊断
 A. 系统性红斑狼疮 B. 类风湿关节炎
 C. 骨关节炎 D. 强直性脊柱炎
 E. 反应性关节炎

11. 其中医证候是
 A. 湿热内蕴证 B. 湿热瘀结证
 C. 瘀血阻络证 D. 肝肾亏虚证
 E. 气滞血瘀证

(12~14题共用题干)

于某，女，慢性肾功能不全病史10余年，双下肢水肿，血肌酐789μmol/L，血钾 6.1mmol/L，二氧化碳结合力14.3mmol/L，迅速尿量减少至小于200mL/24h，喘憋不能平卧，双肺底可闻及明显细小湿性啰音。畏寒肢冷，少气懒言，乏力，舌淡红，苔薄白，脉沉细。

12. 该患者的紧急降钾措施不包括
 A. 10%葡萄糖注射液加胰岛素静脉点滴
 B. 连续性肾脏替代治疗（CRRT）
 C. 血液透析
 D. 口服降钾树脂
 E. 乳果糖口服

13. 该患者目前应考虑的诊断除外哪项
 A. 急性左心衰 B. 高钾血症
 C. 慢性肾功能不全急性加重 D. 重症肺炎
 E. 代谢性酸中毒

14. 该患者水肿辨证属
 A. 湿热壅盛证 B. 肾阳虚衰证
 C. 湿毒浸淫证 D. 水湿浸渍证
 E. 风水泛溢证

(15~17题共用题干)

患儿，6个月。近期夜间啼哭，时哭时止，睡喜卷曲，四肢欠温，吮乳无力，胃纳欠佳,大便稀溏,舌苔薄白,指纹淡红。

15. 诊断应首先考虑
    A. 疳积 B. 夜间拗哭
    C. 夜啼 D. 泄泻
    E. 积滞

16. 其中医证型是
    A. 心经积热证 B. 脾寒气滞证
    C. 肝胃不和证 D. 惊恐伤神证
    E. 气血不足证

17. 治疗应首选的方剂是
    A. 清营汤 B. 导赤散
    C. 朱砂安神丸 D. 远志丸
    E. 乌药散

(18~20题共用题干)

患者钱某,男性,15岁。因跳高致右髋疼痛1天,次日晚剧痛,全身高热,体温40℃,不能行走,右腹股沟中点稍下方深压痛明显,白细胞 30×10^9/L,中性粒细胞90%,血沉30mm/h。

18. 其诊断可能是
    A. 腹股沟斜疝 B. 急性化脓性右髋关节炎
    C. 急性化脓性右腹股沟淋巴结炎 D. 急性蜂窝织炎
    E. 风湿性关节炎活动期

19. 确诊本病例时,下列何项体征一定存在
    A. 托马征(+) B. 拉塞格征(+)
    C. 拾物试验(+) D. "4"字试验(+)
    E. 内环冲击试验(+)

20. 局部制动处理,应选用
    A. 持续皮肤牵引 B. 小夹板固定
    C. 石膏夹板固定 D. 持续骨牵引
    E. 纱布绷带包扎固定

(21~22题共用题干)

患者张某,女。停经3个多月,因不小心跌倒后见阴道流血,经服药出血停止;近日又见出血,量多、色紫黯有块,小腹疼痛;舌紫黯,脉沉涩。B超示宫内妊娠,

未见胎心胎动。

21. 应诊断为
   A. 堕胎、小产 B. 胎动不安
   C. 胎死腹中 D. 胎漏
   E. 胎萎不长

22. 其治法是
   A. 以安胎为主 B. 以止血为主
   C. 以治气为主 D. 以下胎为主
   E. 以治血为主

（三）A4 型题（每题 1 分，共 24 分）

(23～26 题共用题干)

患者顾某，咳嗽、喘憋 30 余年，加重伴嗜睡 1 日。既往有慢性肺心病 30 余年。刻下症见嗜睡，呼之可应，喘促短气，喉有鼾声，咳声低微，自汗畏风。查体见口唇发绀，听诊双肺可闻及湿啰音。血常规示白细胞 $4.5 \times 10^9/L$，中性白细胞 $0.86 \times 10^9/L$，尿蛋白（++），大便隐血试验（±）。

23. 该患者目前出现下列哪种并发症
   A. 呼吸衰竭 B. 心力衰竭
   C. 肾衰竭 D. 弥散性血管内凝血（DIC）
   E. 消化道出血

24. 为明确患者的诊断，首要的检查是
   A. 血气分析 B. 胸部 X 线片
   C. 心电图 D. 痰培养
   E. 肾功能

25. 在下列处理中，哪项最恰当
   A. 高流量吸氧+呼吸兴奋剂
   B. 应用利尿剂
   C. 应用强心剂
   D. 控制感染，保持呼吸道通畅
   E. 为防止心力衰竭发生，输液时应用葡萄糖

26. 中医辨证为
   A. 肺气虚耗证 B. 肺气郁痹证
   C. 肾虚不纳证 D. 正虚喘脱证
   E. 表寒肺热证

(27～30题共用题干)

患者，男性，45岁。既往有阵发性心房颤动病史，显性旁路。1小时前因心悸、胸闷至急诊室就诊，查体见ECG示宽QRS心动过速，R-R间期绝对不齐，心率190次/分，血压75/50mmHg。

27. 该患者最可能的诊断是
    A. 心室颤动
    B. 阵发性室性心动过速
    C. 心房颤动伴预激综合征
    D. 阵发性室上性心动过速
    E. 窦性心动过速

28. 在急诊室应采取的治疗措施是
    A. 电复律
    B. 静脉注射毛花苷C
    C. 静脉注射地尔硫卓
    D. 多巴胺升压
    E. 食管调搏

29. 该患者进一步的治疗措施是
    A. 服用胺碘酮预防复发
    B. 植入心脏起搏器
    C. 导管消融旁路
    D. 服用普罗帕酮
    E. 服用地高辛

30. [假设信息] 该患者除心悸症状外，常出现午后潮热、五心烦热，伴头晕耳鸣、急躁易怒，口燥咽干，舌红，苔少而干，脉细数，此时中医治疗应首选的方剂是
    A. 八珍汤
    B. 苓桂术甘汤
    C. 黄连温胆汤
    D. 六味地黄丸合交泰丸
    E. 天王补心丹合朱砂安神丸

(31～34题共用题干)

患者，男，58岁。有长期饮酒史，近3年来疲劳乏力，食欲减退，间隙性鼻腔出血，多次因肝功能异常住院治疗。刻下症见：脘腹坚满，青筋暴露，胁下癥结痛如针刺，脸色晦暗黧黑，口干不欲饮水，大便色黑，舌紫暗或有紫斑，脉细涩。查体见肝掌，蜘蛛痣，腹壁静脉曲张，肝肋下2cm，腹水征（+）。实验室检查示白蛋白降低，A/G＜1，谷草转氨酶150U/L，谷丙转氨酶120U/L。

31. 该患者诊断应先考虑的是
    A. 慢性乙型病毒性肝炎
    B. 肝硬化失代偿期
    C. 原发性肝癌
    D. 酒精性肝炎
    E. 慢性肝淤血

32. 该患者主要中医病机为
    A. 肝郁气滞，湿浊中阻   B. 湿浊困遏，脾阳不振
    C. 湿热壅盛，浊水内停   D. 肝脾瘀结，络脉滞涩
    E. 脾肾阳虚，水湿内聚

33. 该患者首选的方剂为
    A. 柴胡疏肝散合胃苓汤   B. 实脾饮
    C. 中满分消丸合茵陈蒿汤   D. 调营饮
    E. 附子理苓汤

34. [假设信息] 若患者久病体虚，气血不足，攻逐之后，正气受损，可加用如下哪种方剂
    A. 舟车丸   B. 鳖甲煎丸
    C. 人参养营汤   D. 菖蒲郁金汤
    E. 附子理中汤

(35~38题共用题干)

刘某，女性，38岁。体型偏胖，颈前肿块多年，近期生长迅速，质地坚硬如石，高低不平，推之不移，全身症状不明显，舌暗红，苔黄略腻，脉弦。

35. 该患者所患疾病为
    A. 气瘿   B. 肉瘿
    C. 石瘿   D. 瘿痈
    E. 瘰疬

36. 该患者证型属
    A. 痰瘀互结证   B. 瘀热伤阴证
    C. 气滞痰凝证   D. 气阴两虚证
    E. 肝郁气滞证

37. 中医治法为
    A. 疏肝解郁   B. 益气养阴，软坚散结
    C. 理气解郁，化痰软坚   D. 解郁化痰，活血消坚
    E. 和营养阴

38. 治疗可选用方药为
    A. 四海舒郁丸加减   B. 海藻玉壶汤合桃红四物汤加减
    C. 通窍活血汤合养阴清肺汤加减   D. 生脉散合养阴清肺汤加减
    E. 逍遥散合海藻玉壶汤加减

(39~42题共用题干)

患者罗某,女,34岁。性格内向。症见颜面潮红,眩晕耳鸣,头胀痛,恼怒时加重,失眠多梦,舌红苔黄,脉弦细数。

39. 该证候的主要病机为
   A. 肾精不足,脑失所养   B. 水不涵木,肝阳上亢
   C. 痰湿中阻,清阳不升   D. 气血亏虚,清窍失养
   E. 瘀血阻窍,脑失所养

40. 其治法是
   A. 平肝潜阳,滋养肝肾   B. 活血化瘀,通窍活络
   C. 燥湿祛痰,健脾和胃   D. 补养气血,健运脾胃
   E. 补肾填精

41. 其治疗首选方是
   A. 天麻钩藤饮   B. 归脾汤
   C. 左归丸   D. 半夏白术天麻汤
   E. 通窍活血汤

42. 其可选用的针刺穴位是
   A. 风池、肝俞、肾俞、行间、侠溪   B. 头维、内关、中脘、丰隆、阴陵泉
   C. 百会、悬钟、肾俞、太溪   D. 百会、足三里、脾俞、胃俞
   E. 百会、曲池、太冲、太溪

(43~46题共用题干)

一患儿从高处坠落,右小腿剧烈疼痛、肿胀,小腿远端外翻畸形,远端内侧一开放性创口,伤后无昏迷,无恶心呕吐,无胸闷腹痛。

43. 急诊初步诊断为
   A. 膝关节脱位   B. 胫腓骨骨折
   C. 右小腿损伤   D. 胫腓骨开放性骨折
   E. 右小腿伤口感染

44. 此创伤属于
   A. 直接暴力   B. 间接暴力
   C. 牵拉伤   D. 病理性骨折
   E. 应急综合征

45. 初步评估内容不包括
   A. 是否有骨折   B. 是否有感染
   C. 是否有生命威胁   D. 是否有相邻血管损伤

E. 是否神志清楚

46. 该患儿行骨折开发复位内固定术后指导股四头肌的收缩锻炼和踝关节背伸功能锻炼的开始时间应是

　　A. 麻醉消失后　　　　　　　B. 术后 24 小时内

　　C. 术后第 1~2 周　　　　　　D. 术后第 3~6 周

　　E. 术后 6~8 周

（四）X 型题（多选题，每题 2 分，共 14 分）

47. 关于溃疡性结肠炎与克罗恩病的鉴别，下列不支持溃疡性结肠炎的是

　　A. 脓血便少见

　　B. 肠道病变呈节段性

　　C. 内镜下浅溃疡

　　D. 癌变主要在结肠层，有浅溃疡，隐窝脓肿

　　E. 容易并发瘘管形成

48. 下列哪项是喘证的常见病因

　　A. 久病劳欲　　　　　　　　B. 痰浊内蕴

　　C. 情志失调　　　　　　　　D. 外邪犯肺

　　E. 气滞血瘀

49. 以下对糖尿病检验结果的解释错误的是

　　A. 尿糖阴性可以排除糖尿病

　　B. 尿糖阳性可以诊断糖尿病

　　C. 尿酮阳性仅见于糖尿病

　　D. 空腹血糖正常可以排除糖尿病

　　E. 餐后 2 小时血糖正常可见于糖尿病

50. 治疗实证耳聋、耳鸣的主穴是

　　A. 翳风　　　　　　　　　　B. 听会

　　C. 太溪　　　　　　　　　　D. 侠溪

　　E. 中渚

51. 痹证治疗的基本原则是

　　A. 祛风　　　　　　　　　　B. 散寒

　　C. 除湿　　　　　　　　　　D. 清热

　　E. 舒经通络

52. 患者女性，30 岁。腰痛伴右下肢放射痛 2 个月，脊柱侧凸，左小腿肌肉萎缩，足背感觉下降，左直腿抬高试验（+），X 线平片 L5~S1 椎间隙狭窄。适宜哪些治疗方法

A. 腰围固定 B. 牵引
C. 理疗、推拿、按摩 D. 卧床休息
E. 腰背肌锻炼

53. 闭经可由下列哪些原因发展而来。
A. 月经过多 B. 月经先期
C. 月经后期 D. 月经过少
E. 月经先后无定期

二、专科题，共 40 分，仅供中医内科专业考生回答

（一）A2 型题（每题 1 分，共 8 分）

54. 患者，女性，63 岁。近 1 个月以来休息时自觉心悸、气短，端坐呼吸，咳白色泡沫样痰。查体见血压 150/80mmHg，双肺底可闻及少量湿啰音，颈静脉怒张，心尖部及胸骨左缘第 3、4 肋间可闻及舒张期奔马律，双下肢水肿。患者可诊断为
A. 心功能Ⅰ级，左心衰竭 B. 心功能Ⅱ级，右心衰竭
C. 心功能Ⅲ级，右心衰竭 D. 心功能Ⅳ级，全心衰竭
E. 心功能Ⅳ级，左心衰竭

55. 患者谷某，女性，60 岁。患者素有咳喘宿痰，属多湿多痰体质，于恼怒后突然昏厥，喉有痰声，呼吸气粗，舌苔白腻，脉沉滑。其治法是
A. 行气豁痰 B. 补阳气血
C. 理气通瘀 D. 开窍，顺气，解郁
E. 补气，回阳，醒神

56. 患者，女性，35 岁。颈前轻中度肿大，触之柔软、光滑，烦热，容易出汗，性情急躁易怒，眼球突出，手指颤抖，面部烘热，口苦。其证型为
A. 气郁痰阻证 B. 肝火炽盛证
C. 痰结血瘀证 D. 肝阴虚证
E. 肝血虚证

57. 患者闫某，女性，30 岁。因产后大出血，突然昏厥，面色苍白，口唇无华，四肢震颤，自汗肢冷，目陷口张，呼吸微弱，舌质淡，脉细弱。其治疗应首选的方剂是
A. 导痰汤 B. 独参汤
C. 通关散 D. 通瘀煎
E. 五磨饮子

58. 患者李某，女性，26 岁。来城务工人员。症见低热、乏力、干咳 1 个月。体

检示浅表淋巴结无肿大，肺部无异常体征，胸片示右肺门淋巴结肿大，诊断首先考虑

  A. 结核球   B. 结节病

  C. 肺脓肿   D. 原发型肺结核

  E. 浸润型肺结核

59. 患者孙某，男性，35岁。咳嗽，咯吐脓痰腥臭，壮热烦躁，胸闷而痛，转侧不利，口干咽燥，苔黄腻，脉滑数。治疗应首选的方剂是

  A. 加味桔梗汤   B. 大黄牡丹汤

  C. 千金苇茎汤   D. 银翘散

  E. 桔梗杏仁煎

60. 患者，男性，52岁，平素易激动，1天前因琐事与人争吵后突然昏倒不省人事，牙关紧闭，面红目赤，无口眼歪斜、半身不遂，舌红苔少，脉弦有力，下列中医治疗方剂应首选

  A. 桃核承气汤加减   B. 羚角钩藤汤加减

  C. 通关散合五磨饮子加减   D. 黄连温胆汤加减

  E. 龙胆泻肝汤和涤痰汤加减

61. 患者，女性，50岁。既往有桥本甲状腺炎6年，近日出现体重增加，血脂增高，乏力，嗜睡。最先考虑下列哪项诊断

  A. 急性肾炎   B. 肥胖症

  C. 更年期综合征   D. 心力衰竭

  E. 甲状腺功能减退症

（二）X型题（多选题，每题2分，共6分）

62. "行血则便脓自愈"中行血包括

  A. 行血   B. 止血

  C. 活血   D. 养血

  E. 凉血

63. 关格以小便不通与呕吐并见为主症，多见于水肿、淋证、癃闭等的晚期，其基本病理变化包括

  A. 脾肾虚衰   B. 气化不利

  C. 痰湿中阻   D. 肝阳上亢

  E. 浊邪壅滞三焦

64. 对于癫痫持续状态，正确的是

  A. 全面性强直-阵挛发作状态的病死率最高

  B. 治疗的主要原则是迅速控制痫性发作

C. 降颅压治疗无意义

D. 最常见的原因是突然停用抗癫痫药

E. 任何类型的癫痫都有可能出现癫痫持续状态

(三) 简答题（每题10分，共10分）

试述惊悸与怔忡的区别。

(四) 病例分析题（每题16分，共16分）

张某，女，29岁。主因"腹泻反复发作1年，加重5天"来诊。患者近1年来每因情绪紧张即出现腹泻，大便日行3~4次，夹有黏液，无脓血，于当地医院行胃镜检查未见明显异常。近1年来上述症状反复发作，5天前生气后出现上症加重。刻下症：大便日行3~4次，质稀溏，夹有黏液，无脓血，便前腹痛，便后痛减，自觉腹痛攻窜，矢气频作，伴有胸胁胀闷，嗳气食少，舌淡红，脉弦。查体示腹部平坦，肠鸣音活跃，其余未见明显阳性体征。

1. 该病的中西医诊断各是什么？
2. 该病的中医类证鉴别是什么？西医鉴别诊断有哪些？
3. 你将会安排哪些进一步检查？
4. 中医治法和方药各是什么？
5. 西医治疗方案是什么？

模拟试卷四

一、共用题，共60分，所有考生均需回答。

（一）A2型题（每题1分，共6分）

1. 患者，男性，65岁。尿频量多，混浊如脂膏，腰酸乏力，头晕耳鸣，口干唇燥，皮肤瘙痒，舌红苔少，脉细数。当辨证为

  A. 上消肺热津伤证   B. 下消肾阴亏虚证

  C. 中消气阴亏虚证   D. 中消胃热炽盛证

  E. 下消阴阳两虚证

2. 患者，女性，60岁。乏力便秘1年，有高血压、糖尿病史，查体示面部浮肿，甲状腺Ⅱ度肿大，质韧，轻触痛，杂音（-），心率58次/分，偶有早搏。

 1. 首先考虑的诊断是

  A. 糖尿病肾病   B. 高血压性心脏病

  C. 肾病综合征   D. 冠心病，心功能不全

  E. 桥本病

3. 患者，女性，60岁。曾有10年冠心病病史，偶有夜间阵发性呼吸困难，2天前因胃癌手术后快速补液300mL后，突发呼吸困难，端坐呼吸，频繁咳嗽，咳粉红色泡沫样痰，查体见心率135次/分，两肺底可闻及湿性啰音，患者最可能的诊断为

  A. 肺部感染   B. 哮喘

  C. 自发性气胸   D. 急性左心衰竭

  E. 肺栓塞

4. 患者女性，50岁。受凉后出现左肩关节疼痛，活动明显受限，甚则夜间痛醒，不能受压，欲行针灸治疗，以下哪个穴位不适合选用

A. 肩髃 B. 肩前
C. 肩髎 D. 阿是穴
E. 足三里

5. 78岁女性，排便后黏膜从肛门脱出，早期便后可自行还纳，以后渐渐不能回复，需用手托举方可复位。日久失治，咳嗽、下蹲后也可脱出，常有大便不尽或排便不畅感，脱出物约6cm，颜色淡红，伴有肛门坠胀，神疲乏力，食欲不振，头昏耳鸣，腰膝酸软，舌淡，苔薄白，脉细弱。该患者所患疾病属

A. 脱肛一度脱垂 B. 脱肛二度脱垂
C. 脱肛三度脱垂 D. 内痔脱出
E. 锁肛痔

6. 患者高某，女，37岁。近两个月来月经周期延后，量少，色淡暗，质清晰，平时带下清稀，腰膝酸软，头晕耳鸣，面色晦暗，舌淡，苔薄白，脉沉细，其辨证是

A. 痰湿证 B. 脾虚证
C. 肾虚证 D. 血虚证
E. 血瘀证

(二) A3题型（每题1分，共16分）

(7~9题共用题干)

患者李某，男，35岁。因受凉后出现畏寒、发热，咯铁锈色痰，伴左侧胸痛。胸片左下肺大片密度增高阴影。

7. 患者最可能的诊断是
A. 金黄色葡萄球菌肺炎 B. 肺炎球菌肺炎
C. 结核性胸膜炎 D. 肺癌合并阻塞性肺炎
E. 肺脓肿

8. 患者应用抗生素治疗后体温先接近正常后又升高，白细胞增高的原因最可能是
A. 药物热 B. 抗生素用量不足
C. 加用退热药 D. 出现并发症
E. 细菌产生耐药

9. 此患者所患肺炎容易并发
A. 脓胸 B. 肺气肿
C. 感染性休克 D. 机化性肺炎
E. 肺纤维化

(10～11题共用题干)

李某，男，42岁。足趾红肿疼痛，血压150/100mmHg，空腹血糖9.0mmol/L，胆固醇6.1mmol/L，血尿素590mmol/L，体质指数（BMI）33kg/m²。

10. 该患者应该应用的药物不包括以下哪种
   A. 厄贝沙坦　　　　　　　　B. 盐酸二甲双胍片
   C. 布洛芬　　　　　　　　　D. 苯溴马隆
   E. 阿托伐他汀片

11. 针对该患者关节疼痛，首先应考虑的疾病是
   A. 痛风性关节炎　　　　　　B. 类风湿性关节炎
   C. 外伤性关节炎　　　　　　D. 化脓性关节炎
   E. 急性风湿性关节炎

(12～14题共用题干)

患者，男性，50岁。2年来反复发作胸骨后刺痛，劳累时症状加重，痛有定处，舌质紫暗，有瘀斑，苔薄，脉弦涩，发作时自服硝酸甘油2分钟内症状可缓解，发作时心电图示Ⅰ、aVL导联ST段水平压低0.5mm。

12. 最可能的诊断为
   A. 劳力型心绞痛　　　　　　B. 变异型心绞痛
   C. 心包积液　　　　　　　　D. 急性心肌梗死
   E. 急性心包炎

13. 该患者辨证为胸痹
   A. 心血瘀阻证　　　　　　　B. 寒凝心脉证
   C. 气滞心胸证　　　　　　　D. 心肾阴虚证
   E. 痰浊闭阻证

14. 其中医治疗应首选的方剂是
   A. 生脉散合人参养荣汤　　　B. 柴胡疏肝散
   C. 身痛逐瘀汤　　　　　　　D. 瓜蒌薤白半夏汤
   E. 血府逐瘀汤

(15～17题共用题干)

患者王某，月经7个月不行，常感乳房胀痛，精神抑郁，少腹胀痛拒按，烦躁易怒，舌紫暗，有瘀点，脉沉弦而涩。

15. 应诊断为
   A. 痛经　　　　　　　　　　B. 闭经

C. 郁证 D. 月经过少
E. 月经延后

16. 其中医治法是
   A. 补肾益气,调理冲任 B. 理气活血,祛瘀通经
   C. 滋肾养阴,调理冲任 D. 疏肝清热,活血调经
   E. 补肾疏肝,祛瘀通经

17. 治疗应首选的方剂是
   A. 少腹逐瘀汤 B. 调肝汤
   C. 启宫丸 D. 膈下逐瘀汤
   E. 清热调经汤

(18~19题共用题干)

患儿,女,2岁。受惊后即泻,大便色青。昼则惊惕,夜则紧偎母怀,脉乍疏乍数,山根色青,指纹青。

18. 推拿治疗本病的治则是
   A. 消食导滞,和中助运 B. 健脾益气,温阳止泻
   C. 温中散寒,化湿止泻 D. 清热利湿,温阳止泻
   E. 镇惊安神,调中止泻

19. 小儿推拿手法应首选的是
   A. 掐揉五指节、开天门、猿猴摘果、补脾经、补大肠
   B. 清脾经、清胃经、清大肠、清小肠、退六腑
   C. 补脾经、补大肠、推三关、摩腹、揉脐
   D. 推三关、补大肠、揉外劳、揉脐、推上七节骨
   E. 运板门、运内八卦、补脾经、清大肠、揉中脘

(20~22题共用题干)

老年男性,有慢性便秘史。肛门松弛,排便时截石位7点处可见内痔脱出,不能自行还纳,需用手还纳。便血颜色淡,伴有头晕、气短、面色少华、神疲自汗。舌淡,苔薄白,脉细弱。

20. 患者所患疾病属内痔几度
   A. I 度 B. II 度
   C. III 度 D. IV 度
   E. V 度

21. 患者所属证型为

A. 风热肠燥证 B. 湿热下注证
C. 脾虚气陷证 D. 气滞血瘀证
E. 热毒蕴结证

22. 治疗方药选用
A. 凉血地黄汤加减 B. 止痛如神汤加减
C. 身痛逐瘀汤加减 D. 补中益气汤加减
E. 仙方活命饮或黄连解毒汤加减

(三) A4 型题（每题 1 分，共 24 分）

(23~26 题共用题干)

患者，男性，65 岁。有长期大量吸烟史，高血压病史 10 余年，2 型糖尿病史 5 年，未经正规诊治。2 小时前睡眠中突发胸痛，呼吸急促，大汗淋漓，在家属协助下至急诊就诊，查血压 200/100mmHg，双下肢水肿。

23. 在该患者的救治过程中，需要随时监测的指标是
A. 心电图 B. 血常规
C. 血沉 D. 肝肾功能
E. 血小板

24. 该患者为明确诊断，下列哪一种不是必备检查
A. 心梗三项 B. 凝血四项
C. D-二聚体 D. 尿常规
E. 血气分析

25. 假如患者心电监护突然出现心室率 32 次/分，律齐，床旁心电图检查示Ⅲ度房室传导阻滞，此时应首选的治疗措施是
A. 麻黄素 B. 人工心脏起搏器
C. 异丙肾上腺素 D. 阿托品
E. 多巴胺

26. 假如患者突然出现剧烈后背撕裂样疼痛，双侧上肢血压压差超过 30mmHg，诊断应首先考虑的是
A. 感染性休克 B. 主动脉夹层
C. 急性心包炎 D. 气胸
E. 肺栓塞

(27~30 题共用题干)

李某，男，70 岁。2 型糖尿病 20 余年，近 5 年出现蛋白尿及高血压，近 2 年肾功

能逐渐减退。1个月前出现恶心、呕吐,伴双下肢水肿。近日化验血红蛋白70g/L,血钾5.8mmol/L,二氧化碳结合力(CO_2CP)12.9mmol/L,肌酐790μmol/L。曾有腹部疝气病史。舌淡红,苔白腻,脉弦滑。

27. 该患者目前肾功能为哪期

   A. 代偿期　　　　　　　　　　B. CKD3a 期

   C. CKD3b 期　　　　　　　　　D. CKD4 期

   E. 尿毒症期

28. 该患者最佳治疗措施

   A. 中药灌肠　　　　　　　　　B. 利尿

   C. 纠正酸中毒　　　　　　　　D. 血液透析

   E. 腹膜透析

29. 该患者属中医哪种疾病

   A. 关格　　　　　　　　　　　B. 水肿

   C. 鼓胀　　　　　　　　　　　D. 走哺

   E. 肾衰病

30. 该病基本病机为

   A. 脾肾亏虚,浊毒内蕴　　　　B. 肝肾亏虚,水湿内停

   C. 脾肾亏虚,水湿内停　　　　D. 肺肾不足,水湿内停

   E. 脾肾亏虚,水瘀互结

(31~34 题共用题干)

患者,女性,21岁。近半月来因学业压力自觉心慌,口干,尿频,出汗多,特别怕热,大便次数多,脾气易怒。

31. 在病史和查体方面,最不易发现的是

   A. 手抖　　　　　　　　　　　B. 舌颤

   C. 腱反射亢进　　　　　　　　D. 甲状腺肿大

   E. 月经过多

32. 最有助于该患者诊断的检查是

   A. 心电图　　　　　　　　　　B. TRH 兴奋试验

   C. 尿常规　　　　　　　　　　D. 吸碘率

   E. T_3、T_4 测定

33. 如果这位患者 T_3、T_4 升高,TSH 明显低于正常值,那么最可能的诊断是

   A. 亚急性甲状腺炎　　　　　　B. 垂体性甲亢

C. Graves 病　　　　　　　　　　D. Plummer 病

E. 桥本甲状腺炎

34. 选择口服抗甲状腺药物治疗，疗程应该是

　　A. 2 年　　　　　　　　　　　B. 3 个月

　　C. 半年　　　　　　　　　　　D. 1 个月

　　E. 5 年

(35~38 题共用题干)

患者郭某，女，40 岁。症见入睡困难，急躁易怒，经前两乳胀痛，头晕头胀，口干口苦，纳差，小便短赤，舌红苔黄，脉弦数。

35. 该患者辨证为不寐，其证型为

　　A. 肝郁化火证　　　　　　　　B. 痰热内扰证

　　C. 心脾两虚证　　　　　　　　D. 阴虚火旺证

　　E. 心胆气虚证

36. 其治疗应首选的方剂是

　　A. 逍遥丸　　　　　　　　　　B. 当归龙荟丸

　　C. 礞石滚痰丸　　　　　　　　D. 滋水清肝饮

　　E. 龙胆泻肝汤

37. 如选用针灸治疗宜选

　　A. 申脉、照海、侠溪、行间　　B. 支沟、阳陵泉、期门、丘墟

　　C. 肝俞、肾俞、期门、三阴交　D. 肝俞、肾俞、太冲、三阴交

　　E. 大包、阳陵泉、三阴交、足三里

38. [假设信息] 若患者出现胸闷，善太息，方药中应加入哪些药

　　A. 香附、郁金、佛手　　　　　B. 半夏、秫米、茯苓

　　C. 熟地黄、芍药、阿胶　　　　D. 五味子、夜交藤、合欢皮

　　E. 熟地黄、山药、山萸肉

(39~42 题共用题干)

42 岁男性，高血压、糖尿病多年，吸烟史十余年，双下肢末端发凉、怕冷、麻木、酸痛、间歇性跛行，双足静息疼痛，夜间加重。左足肌肉明显萎缩，皮肤干燥，汗毛脱落，皮肤苍白，触之发凉，跗阳脉波动减弱。舌淡，苔白腻，脉沉细。

39. 该患者所患疾病是

　　A. 脱疽一期　　　　　　　　　B. 脱疽二期

C. 脱疽三期 D. 雷诺综合征

E. 股肿

40. 该患者的中医证型是

　　A. 血脉瘀阻证　　　　　　B. 湿热毒胜证

　　C. 寒湿阻络证　　　　　　D. 气阴两虚证

　　E. 热毒伤阴证

41. 该患者可选用的治法为

　　A. 温阳散寒，活血通络　　B. 活血化瘀，通络止痛

　　C. 清热利湿，活血化瘀　　D. 益气养阴，活血利水

　　E. 清热解毒，养阴活血

42. 该患者可选用的方剂为

　　A. 阳和汤　　　　　　　　B. 桃红四物汤加减

　　C. 四妙勇安汤加减　　　　D. 顾步汤加减

　　E. 黄芪鳖甲汤加减

(43~46题共用题干)

患儿，男，6岁。症见轻微发热，恶寒，左侧耳下腮部漫肿疼痛，咀嚼不便，咽红，舌质红，苔薄白，脉浮数。

43. 此病好发季节是

　　A. 夏秋　　　　　　　　　B. 秋冬

　　C. 春夏　　　　　　　　　D. 冬春

　　E. 不分季节

44. 此病西医学称为

　　A. 急性淋巴结炎　　　　　B. 化脓性腮腺炎

　　C. 急性扁桃体炎　　　　　D. 疱疹性咽峡炎

　　E. 流行性腮腺炎

45. 此病中医首选方剂是

　　A. 普济消毒散　　　　　　B. 五味消毒饮

　　C. 荆防败毒散　　　　　　D. 银翘散

　　E. 桑菊饮

46. 此病临床上最常见的变证是

　　A. 亡阴亡阳　　　　　　　B. 水凌心肺

　　C. 水毒内闭　　　　　　　D. 心阳暴脱

　　E. 邪陷心肝

（四）X 型题（多选题，每题 2 分，共 14 分）

47. 下列哪项是实喘的特点
　A. 呼吸深长有余　　　　　　　B. 深吸为快
　C. 气粗声高　　　　　　　　　D. 多伴有痰鸣咳嗽
　E. 脉象有力

48. 冠心病二级预防主要包括
　A. β 受体阻断剂　　　　　　　B. 阿司匹林
　C. 利尿剂　　　　　　　　　　D. 他汀类药物治疗
　E. 血管紧张素转换酶抑制剂

49. 意识障碍的常见原因有
　A. 严重低血糖　　　　　　　　B. 心源性休克
　C. 慢性贫血　　　　　　　　　D. 急性脑血管病
　E. 糖尿病酮症酸中毒

50. 关于甲亢手术治疗的适应证，正确的是
　A. 高功能腺瘤　　　　　　　　B. 中度以上原发性甲亢
　C. 甲状腺肿大有压迫症状　　　D. 抗甲状腺药物或放射性 ^{131}I 治疗无效者
　E. 妊娠早期甲亢患者

51. 针灸治疗耳鸣耳聋实证首选的是
　A. 足少阳经穴　　　　　　　　B. 足太阴经穴
　C. 足阳明经穴　　　　　　　　D. 手阳明经穴
　E. 手少阳经穴

52. 下列各项属于小儿汗证病机的是
　A. 肺卫不固　　　　　　　　　B. 营卫失调
　C. 肝郁气滞　　　　　　　　　D. 阴阳失调
　E. 湿热迫蒸

53. 骨折早期的并发症包括
　A. 创伤性休克　　　　　　　　B. 周围神经损伤
　C. 感染　　　　　　　　　　　D. 血管损伤
　E. 压疮

二、专科题，共 40 分，仅供中医内科专业考生回答

（一）A2 型题（每题 1 分，共 8 分）

54. 患者朱某，女性，45 岁。身热，微恶风，汗少，肢体酸重，头昏胀痛，口渴

心烦，胸闷泛恶，小便短赤，舌苔薄黄而腻，脉象濡数。治疗首选的方剂是

  A. 银翘散   B. 藿香正气散

  C. 黄连香薷饮   D. 新加香薷饮

  E. 玉枢丹

55. 患者季某，女性，48岁。患者平素性情急躁易怒，今日与家人争吵后，突然昏倒，不知人事，呼吸气粗，口噤握拳，舌苔薄白，脉弦。其治疗首选方剂是通关散合

  A. 独参汤   B. 导痰汤

  C. 参附汤   D. 回阳救急汤

  E. 五磨饮子

56. 张某，男性，56岁。主因发作性心慌8年，加重1个月入院治疗。查体示双肺呼吸音稍粗，第一心音强弱不等，心律绝对不齐，脉率小于心率，心率138次/分，双下肢水肿（++）。既往有风湿性心脏病二尖瓣机器瓣换瓣病史20余年，高血压病史10余年，否认其他慢性病史。除外下列哪种药物患者都可以考虑使用

  A. 新型口服抗凝药[达比加群酯]   B. 地高辛

  C. 呋塞米   D. 华法林

  E. 门冬氨酸钾镁

57. 下列不属于尿路感染常见并发症的是

  A. 肾乳头坏死   B. 肾周围脓肿

  C. 革兰阴性杆菌败血症   D. 尿路结石与梗阻

  E. 急性肾损伤

58. 患者女性，25岁。近1年反复出现低热，周身多关节疼痛，近半月出现四肢散在皮疹，压之不退色，无瘙痒，乏力，平素月经量大，舌淡红，苔白，脉细。下列哪项检查对于诊断最有意义

  A. 过敏源检测   B. 类风湿因子

  C. 血、尿常规   D. 抗核抗体谱

  E. 肝肾功能检测

59. 患者，男，30岁。平素性情急躁，常有头痛、失眠，2天前与人争执后突发狂乱叫骂，打人毁物，不避亲疏，不食不眠，舌质绛红，苔黄腻，脉弦大滑数，其治法应是

  A. 清心泻火，涤痰醒神   B. 理气解郁，化痰醒神

  C. 健脾益气，养心安神   D. 育阴潜阳，交通心肾

  E. 豁痰化瘀，调畅气血

60. 患者黄某，女性，16岁。吃饭时，突然进食停止，两眼直视，筷子落地，历

时5~6秒，症状消失，一如常人。其中医诊断应首先考虑

  A. 郁证   B. 痉证

  C. 癫病   D. 痫病

  E. 厥证

61. 患者，女，40岁。近1个月以来出现情绪不宁，心悸健忘，失眠多梦，五心烦热，盗汗，口咽干燥，舌红少津，脉细数。其首选方剂是

  A. 天王补心丹合六味地黄丸   B. 柴胡疏肝散

  C. 丹栀逍遥散   D. 半夏厚朴汤

  E. 甘麦大枣汤

（二）X型题（多选题，每题2分，共6分）

62. 溶栓治疗的禁忌证包括

  A. 急性缺血性卒中，无昏迷

  B. 发病3小时内

  C. 头颅CT扫描未显示低密度灶

  D. 正在应用抗凝剂或卒中前48小时曾用肝素治疗

  E. 头颅CT扫描检查发现颅内出血

63. 下列哪些符合"惊悸"的表现特点

  A. 多与情绪有关

  B. 多由久病体虚，心脏受损所致

  C. 多为阵发，病情较轻

  D. 不受神经精神因素影响，活动后可加重

  E. 可兼见脏腑虚损症状

64. 郁病的基本治疗原则是

  A. 移情易性   B. 化痰散结

  C. 清肝泻火   D. 补益气血

  E. 理气开郁，调畅气机

（三）简答题（每题10分，共10分）

泄泻的治疗原则是什么？

（四）病例分析题（每题16分，共16分）

黄某，男，72岁。主因"突然口眼歪斜，左侧肢体活动不利1天"入院。既往高血压病史20余年，未规律服药，血压控制情况不详，但平素常感眩晕头痛，耳鸣面

赤，腰腿酸软，突然发生口眼歪斜，口角流涎，语言謇涩，左侧肢体活动不利，舌体歪斜颤动。舌质红，舌苔黄腻，脉弦细数。

1. 简述中西医诊断。
2. 简述中医类证鉴别与西医鉴别要点。
3. 为明确诊断需进一步完善哪些检查？
4. 中医治法和方药各是什么？
5. 西医治疗方案是什么？

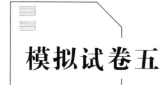

模拟试卷五

一、共用题，共60分，所有考生均需回答。

（一）A2型题（每题1分，共6分）

1. 患者，男性，35岁。近1年干咳少痰，咳声短促，痰中带血，五心烦热，时有盗汗，形体消瘦，胸部闷痛隐隐，舌红少苔，脉细数。其诊断是

    A. 肺痨，肺阴亏损　　　　　　　B. 喘证，肺虚

    C. 哮证，肺虚　　　　　　　　　D. 内伤咳嗽，肺阴亏耗

    E. 虚劳，肺阴虚

2. 患者李某，女性，40岁。患者平素体质虚弱，今日情绪过度紧张后，突然出现眩晕昏仆，面色苍白，呼吸微弱，汗出肢冷，舌淡，脉沉细微。应辨证为

    A. 气厥虚证　　　　　　　　　　B. 气厥实证

    C. 血厥实证　　　　　　　　　　D. 血厥虚证

    E. 痰厥

3. 患者，女性，45岁。风湿性心脏病病史20年，劳累后心悸、气促，半年前诊断为慢性左心衰竭，应用地高辛及氢氯噻嗪治疗1周后气促加重，心电图示室早二联律。下列治疗不正确的是

    A. 加用呋塞米　　　　　　　　　B. 停用氢氯噻嗪

    C. 加用利多卡因　　　　　　　　D. 停用地高辛

    E. 补钾

4. 患者陈某，女，49岁。腰痛反复复发多年，欲寻求针灸治疗，治疗腰痛的基本选穴为

    A. 委中、阿是穴、大肠俞　　　　B. 阳陵泉、肾俞、委中

C. 照海、委中、阿是穴　　　　　D. 秩边、环跳、阿是穴

E. 大椎、环跳、委中、阿是穴

5. 患者女性，45 岁。婚后未生育，曾有多次流产史。2 周前发现左乳单发肿块 3cm×4cm，无明显疼痛，质地坚硬，固定不移，表面不光滑，形态不规则，局部可见酒窝征。经期紊乱，素有经前乳房胀痛，舌淡苔薄，脉弦细。治疗方剂首选

   A. 神效瓜蒌散合开郁散加减　　　B. 二仙汤合开郁散加减

   C. 八珍汤加减　　　　　　　　　D. 人参养荣汤加味

   E. 参苓白术散或理中汤加减

6. 患者黄某，女，27 岁。经行量多，色淡红，质清晰，神疲肢倦，气短懒言，小腹空坠，面色㿠白，舌淡，苔薄，脉细弱，治疗首选的方剂是

   A. 益气调经止血　　　　　　　　B. 健脾养血调经

   C. 健脾益气调经　　　　　　　　D. 补气摄血固冲

   E. 补肾健脾固冲

（二）A3 题型（每题 1 分，共 16 分）

(7~8 题共用题干)

患者，男性，64 岁。6 小时前夜间突发心前区疼痛入院，伴胸闷气短，形寒肢冷，舌质黯淡，舌苔白腻，脉沉无力，迟缓或结代。心电图检查示急性前壁心肌梗死，既往有冠心病心绞痛病史 6 年。

7. 患者最可能的心电图表现为

   A. V1~V4 出现异常 Q 波伴 ST 段弓背向上抬高

   B. Ⅲ度房室传导阻滞

   C. V1~V4 出现冠状 T 波

   D. 频发室性早搏

   E. Ⅱ、Ⅲ、aVF 出现异常 Q 波，伴 ST 段弓背向上抬高

8. 该患者中医治法是

   A. 益气活血，通脉止痛　　　　　B. 温补心阳，散寒通脉

   C. 回阳救逆，益气固脱　　　　　D. 滋阴清火，养心和络

   E. 疏肝理气，活血通络

(9~11 题共用题干)

患者，男，28 岁。饥饿性上腹部疼痛伴反酸 1 月余，半小时前呕血 1 次，暗红色，量约 250mL，体重无明显变化。否认慢性肝病史。查体见贫血貌，腹软，上腹部轻压痛，无反跳痛，肝脾肋下未及。

9. 该患者应先考虑的出血原因是
   A. 消化性溃疡　　　　　　　　B. 急性胃黏膜损伤
   C. 胃黏膜脱垂　　　　　　　　D. 食管胃底静脉曲张破裂
   E. 胃癌

10. 最有助于确诊的检查是
    A. 腹腔血管造影　　　　　　　B. 腹部 CT
    C. 腹部 B 超　　　　　　　　　D. 电子胃镜
    E. 腹部 X 线平片

11. 治疗上消化道出血患者的首要措施是
    A. 内镜下治疗　　　　　　　　B. 补充血容量
    C. 应用抑酸药　　　　　　　　D. 冰盐水+去甲肾上腺素口服
    E. 应用止血药物

(12～14题共用题干)

患者徐某，男，18岁。既往体健，晨起跑步后感到右胸胀痛，胸闷、憋气。查体见呼吸急促，右上肺叩诊鼓音，呼吸音消失，心率100次/分，律齐。

12. 最可能的诊断是
    A. 胸膜炎　　　　　　　　　　B. 肋间神经炎
    C. 自发性气胸　　　　　　　　D. 心绞痛
    E. 流行性胸痛

13. 为明确患者诊断，最佳辅助检查应选
    A. 胸片　　　　　　　　　　　B. 血常规
    C. 心电图　　　　　　　　　　D. 血气分析
    E. 胸部 CT

14. 对上题患者最佳紧急处理方法是
    A. 吸氧　　　　　　　　　　　B. 抽气减压
    C. 给予抗生素　　　　　　　　D. 给予强心剂
    E. 给予镇静剂

(15～16题共用题干)

患者，女性，28岁。已婚，尿频、尿急、尿痛1天。刻下症见小便频数，灼热刺痛，尿色黄赤，少腹拘急胀痛，口苦，呕恶，大便秘结，舌红，苔黄腻，脉滑数。查体见肾区无叩击痛，尿沉渣涂片白细胞（+++），脓细胞（++），红细胞少许。

15. 其治疗首选方剂是
    A. 小蓟饮子 B. 八正散
    C. 导赤散 D. 沉香散
    E. 无比山药丸

16. 尿路感染最常见的致病菌是
    A. 葡萄球菌 B. 粪肠球菌
    C. 变形杆菌 D. 大肠杆菌
    E. 链球菌

(17~19题共用题干)

患儿，8岁。左膝肿痛，时有发热，跛行5个月，发病前有扭伤史。查体见消瘦，左膝肿胀明显，局部微热，压痛，活动度差，伸直不能，屈曲尚可，血沉87mm/h（升高），X线片示软组织肿胀，骨质疏松。

17. 诊断首先考虑
    A. 创伤性关节炎 B. 膝关节结核
    C. 化脓性关节炎 D. 风湿性关节炎
    E. 类风湿关节炎

18. 考虑初步治疗方法为
    A. 抗生素 B. 抗结核药
    C. 镇痛药 D. 手术治疗
    E. 理疗

19. 除上述治疗外，局部还应
    A. 制动 B. 按摩
    C. 热敷 D. 穿刺
    E. 运动

(20~22题共用题干)

患者汪某，42岁。一周前发现子宫下垂，劳则加剧，平卧则还纳，小腹下坠，神倦乏力，少气懒言，面色少华，舌淡，苔薄，脉缓弱。查体见宫颈外口距处女膜缘达3cm。

20. 根据描述，该患者属于哪型子宫脱垂
    A. Ⅰ度轻型 B. Ⅱ度轻型
    C. Ⅰ度重型 D. Ⅱ度重型
    E. Ⅲ度

21. 其证型属于
 A. 气虚证 B. 血瘀证
 C. 肾虚证 D. 脾肾两虚证
 E. 阳虚证

22. 治疗应首选的方剂是
 A. 大补元煎 B. 固阴煎
 C. 补中益气汤 D. 举元煎
 E. 补肾地黄汤

（三）A4 题型（每题1分，共24分）

(23~26题共用题干)

患者高某，女性，44岁。头胀痛而眩，心烦易怒，面赤口苦，耳鸣胁痛，夜眠不宁，舌红苔薄黄，脉弦有力。

23. 此患者头痛病的病机为
 A. 肝阳上亢 B. 气血亏虚
 C. 肾精不足 D. 痰浊中阻
 E. 外邪阻窍

24. 治疗应首选
 A. 半夏白术天麻汤 B. 天麻钩藤饮
 C. 大定风珠 D. 加味四物汤
 E. 六君子汤

25. 联合针灸治疗下列哪项不适宜应用
 A. 取阿是穴 B. 取足厥阴、少阳经穴为主
 C. 点刺放血 D. 皮肤针
 E. 温针灸

26. 其可选用的针刺穴位是
 A. 风池、肝俞、肾俞、行间、侠溪 B. 头维、内关、中脘、丰隆、阴陵泉
 C. 百会、悬钟、肾俞、太溪 D. 百会、足三里、脾俞、胃俞
 E. 百会、曲池、太冲、太溪

(27~30题共用题干)

患者，男，58岁。慢性腹泻5年余，大便4~5次/日，常带有少量脓血，多次大便培养试验阴性，电子结肠镜示乙状结肠、直肠黏膜弥漫性充血，散在浅溃疡。刻下症见腹部疼痛，里急后重，痢下赤白脓血，黏稠如胶冻，肛门灼热，小便短赤，舌苔

黄腻,脉滑数。

27. 该患者最可能的诊断是
   A. 克罗恩病　　　　　　　　　B. 慢性细菌性痢疾
   C. 腹泻型肠易激综合征　　　　D. 溃疡性结肠炎
   E. 阿米巴痢疾

28. 该患者的中医辨证为
   A. 湿热痢　　　　　　　　　　B. 疫毒痢
   C. 阴虚痢　　　　　　　　　　D. 虚寒痢
   E. 休息痢

29. 其最佳治法为
   A. 清热解毒,凉血除积　　　　B. 温中燥湿,调气和血
   C. 养阴和营,清肠化湿　　　　D. 温中清肠,调气化滞
   E. 清肠化湿,调气和血

30. 该患者首选方剂为
   A. 白头翁汤合芍药汤加减　　　B. 不换金正气散加减
   C. 黄连阿胶汤合驻车丸加减　　D. 芍药汤加减
   E. 连理汤加减

(31~34题共用题干)

患者张某,女,34岁。既往有痫证病史16年。近1年来,痫证发作日益频繁,自觉发作后神疲乏力,平素头晕目眩,心悸,健忘,腰膝疲软,舌苔白腻,脉细弱无力。

31. 该病例中医治法为
   A. 补益心脾,益气养血　　　　B. 补益心肾,健脾化痰
   C. 健脾补肾,健脑宁神　　　　D. 平肝健脾,补肾宁神
   E. 平肝息风,健脾补肾

32. 该病例治疗方剂为
   A. 大补元煎合六君子汤　　　　B. 归脾汤
   C. 养心汤　　　　　　　　　　D. 天王补心丹
   E. 定涎丹

33. 如果痫证日久,肾虚症状突出者,宜选用
   A. 六味地黄丸　　　　　　　　B. 大补元煎
   C. 左归丸　　　　　　　　　　D. 右归丸
   E. 河车大造丸

34. 若痫证日久不愈，神志恍惚，时时惊悸，或喜悲哭，宜选方为

   A. 百合地黄汤
   B. 甘麦大枣汤
   C. 天王补心丹
   D. 六味地黄丸
   E. 河车大造丸

(35~38题共用题干)

患者王某，男，57岁。腰背部持续性隐痛半年余，近4月来疼痛剧烈，有时向右下肢放射，同时伴有低热，无外伤史。查体示一般可，心肺（-），腰3~5棘突压痛及叩击痛，腰椎活动受限，拾物试验（+），直腿抬高试验及加强试验（-）。

35. 为做出初步诊断，除了血沉外，应首选哪项检查

   A. 血常规
   B. 腰椎X线照片
   C. 腰椎CT
   D. 结核菌素试验
   E. 脊髓造影

36. 腰椎X线片显示：L3~L4及L4~L5椎间隙变窄，L4椎体呈楔形变，髓椎体下缘L4椎体上下缘及L5椎体上缘均有不规则的破坏，骨质疏松，以L4为中心，散在斑点状钙化影，双侧腰大肌影不清晰，此病例最可能的诊断是

   A. 腰椎结核
   B. 腰椎化脓性骨髓炎
   C. 腰椎转移瘤
   D. 腰椎骨关节炎
   E. 腰椎脊索瘤

37. 查血沉75mm/h，B超查见双侧腰大肌脓肿，此病人目前做何处理

   A. 卧石膏床
   B. 加强营养
   C. 卧床休息，加强营养
   D. 卧床休息，加强营养，抗痨
   E. 立即做病灶清除术，加强营养，抗痨

38. 经卧床休息，加强营养，抗痨治疗3周，腰背疼痛缓解，但仍低烧，血沉65mm/h，双侧腰大肌阴影不见缩小，此时除继续抗痨外，还可进行

   A. 增大抗痨药量
   B. 更换抗痨药物
   C. 病灶清除术
   D. 潜行穿刺抽脓
   E. 局部注射抗痨药物

(39~42题共用题干)

患儿，男，4岁。发热2天来诊。体温37.6℃，流涕，咳嗽，不欲进食，便稀。查体见口腔黏膜散在疱疹、溃疡，手足散在斑丘疹，偶见疱疹、溃疡，疹色红润，疱液

清凉，舌质红，苔薄黄略腻，脉浮数。

39. 诊断应首先考虑为
   A. 水痘　　　　　　　　　B. 风痧
   C. 奶麻　　　　　　　　　D. 丹痧
   E. 手足口病

40. 此病好发季节是
   A. 冬春　　　　　　　　　B. 夏秋
   C. 盛夏　　　　　　　　　D. 严冬
   E. 春秋

41. 此病中医治法是
   A. 疏风清热，利湿解毒　　B. 辛凉宣透，泻火解毒
   C. 清热凉营，解毒化湿　　D. 宣肺解表，清热化湿
   E. 清气凉营，解毒化湿

42. 此病中医首选方剂是
   A. 清瘟败毒饮　　　　　　B. 宣毒发表汤
   C. 凉营清气汤　　　　　　D. 清解透表汤
   E. 透疹凉解汤

(43~46题共用题干)

张某，43岁，女性。右乳头单孔血性溢液，伴有右乳晕下单发肿块。患者乳晕部肿块质软，不与皮肤粘连，推之活动，压痛明显。性情急躁，乳房及两胁胀痛，胸闷嗳气，口中干苦，失眠多梦，舌质红，苔薄黄，脉弦。

43. 患者所患疾病为
   A. 乳岩　　　　　　　　　B. 乳核
   C. 乳癖　　　　　　　　　D. 乳衄
   E. 乳漏

44. 患者所属中医证型为
   A. 肝火偏旺证　　　　　　B. 脾虚失统证
   C. 气滞血瘀证　　　　　　D. 痰气郁结证
   E. 冲任不调证

45. 治疗应选用以下何方
   A. 归脾汤加减　　　　　　B. 柴胡疏肝散加减
   C. 二仙汤加减　　　　　　D. 丹栀逍遥散加减
   E. 血府逐瘀汤加减

46. 关于本病的治疗，错误的是

   A. 原则上，本病应以手术治疗为主，也可行乳管镜检查

   B. 该病的常见病因有忧思郁怒，肝郁化火；忧思伤脾导致脾失统摄、脾不统血等

   C. 本病多发于20~40岁的未婚妇女

   D. 对年龄较大者，或乳管上皮增生活跃者，可行局部扩大切除术

   E. 西医引起本病的病因主要有导管内乳头状瘤、乳腺癌、乳腺增生等

（四）X型题（多选题，每题2分，共14分）

47. 关于类风湿关节炎临床表现描述正确的是

   A. 累及双手远端指间关节
   B. 晨僵＞半小时
   C. 四肢关节对称性疼痛
   D. 可累及颞颌关节
   E. 类风湿结节

48. 关于内痔的说法正确的是

   A. 内痔是指肛门齿状线以上，直肠末端黏膜下的痔内静脉丛扩大曲张和充血所形成的柔软静脉团

   B. 内痔可用熏洗法、外敷法、塞药法、枯痔法等外治方法治疗

   C. 内痔的临床表现有便血、脱出、肛周潮湿瘙痒、疼痛、便秘等

   D. 内痔好发于截石位的6、8、11点处

   E. 插药法适合于各期内痔及混合痔的内痔部分

49. 代谢性酸中毒患者可表现为

   A. 面部潮红
   B. 心率加快
   C. 呼吸深而快
   D. 烦躁或嗜睡
   E. 呼气有酮味

50. 晕针的处理方法是

   A. 立即起针，给患者饮以温开水或糖水

   B. 注意保温

   C. 重者可针刺水沟、内关、足三里等穴

   D. 可灸百会、关元

   E. 给患者安置头高脚低仰卧体位

51. 以半身不遂、舌强语謇、口角㖞斜，而无意识障碍为主症者，属

   A. 中风
   B. 中脏腑
   C. 中经络
   D. 中风先兆
   E. 真中风

52. 带下病的治疗原则以哪几项为主
    A. 健脾
    B. 升阳
    C. 除湿
    D. 清热
    E. 补肾

53. 以下哪些属于肺痨和虚劳的共同特征
    A. 病程长
    B. 虚弱性
    C. 传染性
    D. 治宜扶正
    E. 杀虫

二、专科题，共40分，仅供中医内科专业考生回答

（一）A2型题（每题1分，共8分）

54. 水肿的严重变证，表现为神昏嗜睡，泛恶呕吐，口中尿味，不思饮食，小便短少，甚或二便不通，舌苔浊腻，脉细数，证属
    A. 水凌心肺，阳气衰微
    B. 虚风扰动，神明不守
    C. 邪毒内闭，元神涣散
    D. 水毒内阻，胃失和降
    E. 水湿内侵，脾气受困

55. 患者，男性，60岁。近1个月来出现烦渴不止，小便频数，脉数乏力，证属
    A. 脾胃气虚
    B. 胃热炽盛
    C. 肺热津亏，气阴两伤
    D. 肾阴亏虚
    E. 阴阳两虚

56. 患者万某，女，35岁。刻下症见发作前常有头晕头痛，情绪不稳，胸闷，乏力。发作时突然尖叫，跌仆于地，神志不清，牙关紧闭，四肢抽搐，口吐涎沫，二便失禁。舌苔白腻，脉滑。其治法是
    A. 涤痰息风，开窍定痫
    B. 活血化瘀，息风通络
    C. 补益气血，健脾宁心
    D. 清热泻火，化痰开窍
    E. 补益心肾，潜阳安神

57. 患者，男，28岁。2小时前突发全腹剧烈疼痛。查体见全腹肌紧张，压痛及反跳痛。既往有胃溃疡病史。下列哪项支持消化性溃疡合并穿孔的诊断
    A. 腹痛伴呕吐
    B. 腹痛伴肝浊音界缩小或消失
    C. 腹痛伴发热
    D. 腹痛伴黄疸
    E. 腹痛伴无排气排便

58. 患者，女性，53岁。因急性ST段抬高型心肌梗死住院，现心力衰竭加重，同时心尖区新出现收缩中晚期喀喇音和收缩期吹风样杂音，提示

A. 并发感染性心内膜炎　　　　　B. 并发乳头肌功能不全

C. 并发室间隔穿孔　　　　　　　D. 并发心包炎

E. 并发室壁瘤

59. 患者，女性，51岁。近日因劳累过度出现心前区疼痛，伴有胸闷、心烦、失眠，腰膝酸软，大便偏干，舌红少津，舌苔花剥，脉细，其中医治疗应首选的方剂为

A. 血府逐瘀汤加减　　　　　　　B. 柴胡疏肝散加减

C. 天王补心丹合炙甘草汤加减　　D. 生脉散合人参养荣汤加减

E. 六味地黄丸合交泰丸加减

60. 患者王某，男性，42岁。反复咳嗽8年，咳声重浊，痰色白量多质稠，胸闷，脘痞，食少，体倦，苔白腻，脉滑。治疗首选的方剂是

A. 麻杏蒌石汤　　　　　　　　　B. 除湿丸

C. 二陈平胃散　　　　　　　　　D. 麻杏石甘汤

E. 清金化痰汤

61. 患者黄某，女性，16岁。吃饭时，突然进食停止，两眼直视，筷子落地，历时5~6秒，症状消失，一如常人。其诊断应首先考虑

A. 郁证　　　　　　　　　　　　B. 痉证

C. 癫病　　　　　　　　　　　　D. 痫病

E. 厥证

（二）X型题（多选题，每题2分，共6分）

62. 不稳定型心绞痛疼痛发作时的特点包括

A. 发作频率增加　　　　　　　　B. 疼痛程度加重

C. 持续时间延长　　　　　　　　D. 发作诱因改变

E. 硝酸甘油有效

63. 以下关于咳嗽哪种说法正确

A. 咳声重浊多属阴虚　　　　　　B. 咳声频连多属燥热或肝火

C. 咳痰白黏，多且易咯出属寒痰　D. 上午咳多，多属气虚

E. 痰中带泡沫多属湿

64. 短暂性脑缺血发作描述正确的有

A. 神经系统症状于24小时内完全消失

B. 颈内动脉系或椎基底动脉系的神经症状及体征

C. 脑膜刺激征阴性

D. 脑CT扫描正常

E. 脑脊液正常

(三) 简答题（每题 10 分，共 10 分）

简述六种淋证的鉴别要点。

(四) 病例分析题（每题 16 分，共 16 分）

患者女性，56 岁。反复多关节肿痛 6 年，累及双手近端指间关节、掌指关节、双侧腕关节，双手晨僵 > 1 小时，平素怕风冷，受凉则关节疼痛加重，未予重视。近日受凉关节肿痛加重，重着，伴有咳嗽，气短，检查示类风湿因子（+），舌红苔白腻，脉滑。

1. 该病的中西医诊断各是什么？
2. 该病的中医类证鉴别是什么？西医鉴别诊断有哪些？
3. 你将会安排哪些进一步检查？
4. 中医治法和方药各是什么？
5. 西医治疗方案是什么？

模拟试卷六

一、共用题，共 60 分，所有考生均需回答。

（一）A2 型题（每题 1 分，共 6 分）

1. 患者，女性，45 岁。呕吐时作时止已两年，现每因劳累之后即眩晕作呕，喜暖畏寒，四肢不温，面色㿠白，大便稀溏，舌质淡，脉濡弱。应诊断为下列何种病证

    A. 脾气虚型虚劳   B. 痰湿内停型呕吐

    C. 脾胃虚寒型眩晕   D. 脾胃虚寒型胃痛

    E. 脾胃虚寒型呕吐

2. 患者，男性，58 岁。突发血压升高，达 200/130mmHg，伴头痛、恶心、视物模糊。查体见眼底出血、渗出物。针对该患者的首选药物是

    A. 硝普钠   B. 美托洛尔

    C. 呋塞米   D. 硝苯地平

    E. 卡托普利

3. 马某，女性，20 岁。感冒后出现肉眼血尿，无其他不适。为进一步明确血尿来源首选的检查是

    A. 尿常规   B. 血常规

    C. 泌尿系 B 超   D. 新鲜尿沉渣相差显微镜检查

    E. 尿培养

4. 患者张某，女性，38 岁。月经数月不行，常伴有情绪低落，烦躁易怒，胸胁胀满，乳房胀满不适，腹部胀满疼痛等症状。针灸治疗应取穴

    A. 中极、三阴交、太冲、血海   B. 血海、太冲、膈俞、足三里

C. 中极、三阴交、关元、至阴　　　D. 中极、归来、阳陵泉、足三里

E. 中极、血海、内关、合谷

5. 患者王某，男性，67岁，患左拇指狭窄性腱鞘炎2周，此时最简便、有效的治疗方法是

　　A. 制动　　　　　　　　　　　　B. 理疗

　　C. 醋酸泼尼松局封　　　　　　　D. 腱鞘切开术

　　E. 局部注射抗生素

6. 患者党某，经来无期，量少，淋漓不尽，血色鲜红，烦热少寐，咽干口燥，便结，舌红，少苔，脉细数，治疗应首选的方剂

　　A. 大补元煎　　　　　　　　　　B. 滋阴固气汤

　　C. 固本止崩汤　　　　　　　　　D. 补中益气汤

　　E. 上下相资汤

（二）A3题型（每题1分，共16分）

(7~9题共用题干)

患者，女，56岁。痢下已数月不愈。现下痢赤白清稀，带有白冻，甚则滑脱不禁，腹部隐痛，喜温喜按，口淡不渴，食少神疲，腰膝酸软，舌质淡，苔薄白，脉沉细弱。

7. 该患者应辨证为

　　A. 虚寒痢　　　　　　　　　　　B. 寒湿痢

　　C. 休息痢　　　　　　　　　　　D. 噤口痢

　　E. 湿热痢

8. 治法宜用

　　A. 清热解毒，调气行血　　　　　B. 清热除湿，凉血解毒

　　C. 清热除湿，养阴和血　　　　　D. 温补脾肾，收敛固涩

　　E. 温中清肠，调气化滞

9. 该患者最佳治疗方剂为

　　A. 胃苓汤　　　　　　　　　　　B. 理中汤

　　C. 补中益气汤　　　　　　　　　D. 真人养脏汤

　　E. 苓桂术甘汤

(10~11题共用题干)

患者男性，78岁。类风湿关节炎30余年。现肌肉瘦削，双膝关节屈曲畸形，双下肢痿软无力，小腿肌肉萎缩，不能久立，伴有目眩发落，舌红少苔，脉细数。膝关节X线示双膝关节间隙消失，关节融合。

10. 该患者病机特点是

　　A. 脾胃亏虚，精微不运　　　　B. 肝肾亏损，髓枯筋痿

　　C. 湿热浸淫，气血不运　　　　D. 肺热津伤，筋失濡润

　　E. 瘀血阻络，筋脉痹阻

11. 治疗首选方剂是

　　A. 清燥救肺汤　　　　　　　　B. 独活寄生汤

　　C. 四妙丸　　　　　　　　　　D. 参苓白术散

　　E. 虎潜丸

(12~14题共用题干)

患者，男性，28岁。阵发性心悸2年，每次突然发生，持续30分钟至1小时不等，查体示心率200次/分，律齐，ECG示QRS波形正常，P波不能明确观察到。口干苦，大便秘结，小便短赤，舌红，苔黄腻，脉弦滑。

12. 该患者中医辨证为

　　A. 心悸心虚胆怯证　　　　　　B. 心悸心血不足证

　　C. 心悸阴虚火旺证　　　　　　D. 心悸痰火扰心证

　　E. 心悸水饮凌心证

13. 最可能的西医诊断是

　　A. 心房颤动　　　　　　　　　B. 窦性心动过速

　　C. 室颤　　　　　　　　　　　D. 阵发性室上性心动过速

　　E. 心房扑动

14. 该患者中医治疗的首选方剂是

　　A. 安神定志丸　　　　　　　　B. 归脾汤

　　C. 天王补心丹　　　　　　　　D. 苓桂术甘汤

　　E. 黄连温胆汤

(15~17题共用题干)

患者吴某，男性，75岁。患慢性支气管炎多年，症见喘咳，咳痰清稀，面浮肢肿，脘痞，纳差，尿少，怕冷，面唇青紫，舌胖质暗，苔白滑，脉沉细。

15. 其诊断为

　　A. 肾虚之喘证　　　　　　　　B. 脾肾阳虚之喘证

　　C. 肺肾两虚之肺胀　　　　　　D. 阳虚水泛之肺胀

　　E. 肾气衰微之水肿

16. 如患者行胸部 X 线检查最可能的表现是
    A. 双肺纹理增多、紊乱，伴双下肺片絮状阴影
    B. 双上肺纤维索条状阴影，伴左上肺厚壁空洞
    C. 肋间隙变窄，双肺透亮度降低，心脏扩大
    D. 肋骨走向变平，双肺透亮度增加，横膈降低，心影狭长
    E. 气管向右移位，左肺可见大片密度增高影

17. 为明确疾病的严重程度及监测病情变化，最有价值的检查是
    A. 胸部 X 线片   D. 胸部 CT
    C. 肺功能   D. 血气分析
    E. 磁共振

(18～20 题共用题干)

患者姜某，女，40岁。患者经常入睡困难，胸闷胁胀，急躁易怒，头晕头胀，口干口苦，小便短赤，舌红苔黄，脉弦滑。

18. 该患者辨证为不寐
    A. 心胆气虚证   B. 痰热内扰证
    C. 心脾两虚证   D. 阴虚火旺证
    E. 肝郁化火证

19. 其治疗应首选的方剂是
    A. 逍遥丸   B. 当归龙荟丸
    C. 礞石滚痰丸   D. 滋水清肝饮
    E. 龙胆泻肝汤

20. 联合针灸治疗选用
    A. 申脉、照海、侠溪、行间   B. 支沟、阳陵泉、期门、丘墟
    C. 肝俞、肾俞、期门、三阴交   D. 肝俞、肾俞、太冲、三阴交
    E. 大包、阳陵泉、三阴交、足三里

(21～22 题共用题干)

患者高某，男，26岁。骑摩托车时因避让自行车而致右膝部撞在电灯柱上而跌倒。伤后右膝皮肤轻度擦伤，右髋肿胀、疼痛、畸形，活动功能障碍。

21. 接诊医生应做的特殊体征检查为
    A. "4"字试验   B. 牵拉试验
    C. 握拳试验   D. 浮髌试验
    E. 直腿抬高试验

22. 如果患肢呈屈曲、内收、内旋、缩短畸形，患侧膝关节置于健侧膝上部，应考虑的诊断为

    A. 左股骨颈骨折　　　　　　　　　　B. 左股骨转子间骨折
    C. 左髋关节前脱位　　　　　　　　　　D. 左髋关节后脱位
    E. 左髋部扭挫伤

（三）A4 题型（每题1分，共24分）

(23~26题共用题干)

患者，男，62岁。慢性乙型肝炎病史15年，近日出现呕血、柏油样便，继之神志恍惚来诊。查体示血压80/50mmHg，巩膜黄染，言语不清，定向力丧失，计算力下降，幻觉出现，睡眠时间倒错，有扑翼样震颤，肌张力（+），心电图（EEG）异常，血红蛋白60g/L，血气分析pH值7.48，血钾2.8mmol/L，血氨增加。

23. 该患者属于肝性脑病哪期
    A. 0期　　　　　　　　　　　　　　　B. 1期
    C. 2期　　　　　　　　　　　　　　　D. 3期
    E. 4期

24. 该患者应先采取的治疗方案是
    A. 紧急输血　　　　　　　　　　　　　B. 降血氨治疗
    C. 静点生长抑素　　　　　　　　　　　D. 酸化肠道
    E. 纠正低钾血症

25. 为进一步明确出血原因，应首选以下哪项检查
    A. GI　　　　　　　　　　　　　　　　B. 电子内镜
    C. 选择性动脉造影　　　　　　　　　　D. 放射性核素
    E. 动脉造影

26. 如患者出现狂躁不安，可给予以下哪种药物
    A. 吗啡　　　　　　　　　　　　　　　B. 水合氯醛
    C. 哌替啶　　　　　　　　　　　　　　D. 副醛
    E. 异丙嗪

(27~30题共用题干)

患者吴某，男，74岁。2年前被诊断为肺心病，1周来咳嗽、咳痰、喘息加重，双下肢水肿，查体示双肺大量湿性啰音，心率102次/分，肝肋下2cm，双下肢水肿。实验室检查示白细胞计数及中性粒细胞分类均增高，血气分析示pH7.335，PaO_2 50mmHg，$PaCO_2$ 78mmHg，HCO_3 34mmol/L。

27. 该患者目前不存在下列哪种并发症
    A. 肺部感染   B. 心力衰竭
    C. 呼吸衰竭   D. 呼吸性酸中毒
    E. 呼吸性酸中毒合并代谢性酸中毒

28. 关于该患者的治疗，下列哪项不恰当
    A. 控制感染   B. 保持呼吸道通畅
    C. 持续低流量吸氧   D. 氨溴索祛痰
    E. 碳酸氢钠纠正酸中毒

29. 根据上述血气分析结果，本患者应属于下列哪种酸碱平衡失调
    A. 呼吸性酸中毒合并代谢性碱中毒
    B. 代谢性酸中毒合并呼吸性碱中毒
    C. 呼性酸中毒代偿
    D. 呼性酸中毒失代偿
    E. 代谢性碱中毒

30. 根据上述结果，最首要的治疗是下列哪项
    A. 氧疗   B. 应用利尿剂
    C. 呼吸兴奋剂   D. 人工通气
    E. 积极控制感染

(31~34题共用题干)

患者，男性，70岁。因劳累后感到心前区闷痛，并向左肩背部放射，含服硝酸甘油后疼痛缓解。查体示血压170/110mmHg，急性面容，大汗，心率95次/分，律齐。

31. 该患者最可能的诊断是
    A. 不稳定型心绞痛   B. 稳定型心绞痛
    C. 无症状性心肌缺血   D. 心肌梗死
    E. 缺血性心肌病

32. 针对该患者最常用的检查方法是
    A. B超   B. CT
    C. 心电图   D. X线
    E. 血管造影

33. 发作时的治疗应采取
    A. 硝酸酯制剂   B. 抗凝剂
    C. 抗心律失常药   D. 抗生素
    E. 介入治疗

34. [假设信息] 该患者劳累、活动后胸痛易发,伴倦怠乏力、语声低微,面色㿠白,自汗,舌质淡红,苔花剥,舌体胖大,脉细而时有间歇,此时中医治疗应首选的方剂是

  A. 丹参饮   B. 八珍汤

  C. 血府逐瘀汤   D. 瓜蒌薤白半夏汤合涤痰汤

  E. 生脉散合人参养荣汤

(35~38题共用题干)

患者高某,女,36岁。经血非时而下,出血量少或多,淋漓不断,血色鲜红,质稠,偶有小腹隐隐作痛,头晕耳鸣,腰膝酸软,手足心热,颧红,舌红,苔少,脉细数。

35. 其中医诊断为

  A. 痛经   B. 月经过少

  C. 经期延长   D. 崩漏

  E. 月经先后不定期

36. 中医证候当属

  A. 肾阳虚证   B. 血瘀证

  C. 肾阴虚证   D. 血热证

  E. 脾虚证

37. 其治疗应首选的方剂是

  A. 清热固经汤   B. 固冲汤

  C. 右归丸   D. 左归丸

  E. 大补元煎

38. 根据辨证分型,该病最适宜何穴

  A. 关元、血海   B. 脾俞、足三里

  C. 肾俞、太溪   D. 血海、地机

  E. 血海、隐白

(39~42题共用题干)

患儿,3岁。壮热不退,烦躁不安,口渴欲饮,面红目赤,皮疹稠密,疹色紫暗,疱浆混浊,可见出血性皮疹,紫癜,大便干结,小便短赤,舌质红绛,苔黄燥而干,脉数有力。

39. 此病西医诊断首先考虑为

  A. 麻疹   B. 风痧

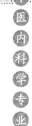

C. 脓疱疮 D. 水痘
E. 丹痧

40. 此病中医治法是
   A. 疏风清热，利湿解毒 B. 清热解表，宣肺化痰
   C. 清热凉营，解毒渗湿 D. 清热解毒，利尿化湿
   E. 清热解毒，燥湿止痒

41. 治疗首选方剂是
   A. 银翘散 B. 白虎汤
   C. 清营汤 D. 玉女煎
   E. 清胃解毒汤

42. 若发病过程中，如出现高热，咳嗽、气喘、鼻扇、紫绀，舌红苔黄，脉数，此时中医治法为
   A. 清热凉血，养阴生津 B. 清热凉血，泻火通腑
   C. 辛凉透表，清宣肺卫 D. 清热解毒，开肺化痰
   E. 清气凉营，解毒化湿

(43~46题共用题干)

患者，中年男性。篮球比赛时不慎将左脚踝扭伤，遂卧床休息。卧床第2周时，发现右下肢小腿突发肿胀，有压痛，并逐渐出现皮色紫暗，局部可见青筋怒张。舌质暗或有瘀斑，苔白，脉弦。

43. 该患者所患疾病为
   A. 血栓性浅静脉炎 B. 臁疮
   C. 脱疽 D. 股肿
   E. 坏疽

44. 该患者的证型属于
   A. 湿热下注证 B. 气虚湿阻证
   C. 血脉瘀阻证 D. 寒湿凝滞证
   E. 劳倦伤气证

45. 选用治法为
   A. 补中益气，活血舒筋 B. 暖肝散寒，益气通脉
   C. 清热利湿，活血化瘀 D. 活血化瘀，通络止痛
   E. 益气健脾，祛湿通络

46. 可选用的处方为
   A. 四妙勇安汤加减 B. 活血通脉汤加减

C. 参苓白术散加减   D. 阳和汤加减

E. 暖肝煎合当归四逆汤加减

(四) X 型题（多选题，每题 2 分，共 14 分）

47. 喘脱的表现为
    A. 喘促持续不解   B. 烦躁不安
    C. 面唇青紫   D. 肢冷，汗出如珠
    E. 脉浮大而洪数

48. 低钾血症一般表现为
    A. 碱中毒   B. 碱性尿
    C. 心电图出现 U 波   D. 恶心呕吐
    E. 腱反射减弱

49. 面神经炎患者的临床表现是
    A. 斜视   B. 口角歪斜
    C. 下颌歪斜   D. 眼睑不能闭合
    E. 伸舌偏斜

50. 下列各项属于小儿病理特点的是
    A. 发病容易   B. 传变迅速
    C. 易趋康复   D. 脏腑娇嫩
    E. 脏气清灵

51. 以下哪些选项属于厥证的临床表现特点
    A. 突然昏倒，不省人事   B. 昏迷时间较长，甚至不能苏醒
    C. 醒后伴有口眼歪斜，半身不遂   D. 可发生于任何年龄
    E. 伴有四肢逆冷

52. 治疗虚证耳聋、耳鸣的主穴是
    A. 太溪   B. 翳风
    C. 照海   D. 中渚
    E. 听宫

53. 下列有关消法的说法，正确的是
    A. 适用于肿疡初起，目的在于使初起的肿疡得到消散，不使邪毒结聚成脓
    B. 疮型已成者，不可用内消方法
    C. 该法可使患者免受溃脓、手术之苦
    D. 该法可以缩短病程
    E. 需要根据患者体质强弱、肿疡所属经络部位等加减药物

二、专科题，共40分，仅供中医内科专业考生回答

（一）A2型题（每题1分，共8分）

54. 患者，女性，45岁。离异后出现多思善疑，头晕神疲，失眠健忘，纳差，面色不华，舌质淡，苔薄白，脉细。其首选方剂是
 A. 甘麦大枣汤　　　　　　B. 归脾汤
 C. 八珍汤　　　　　　　　D. 四君子汤
 E. 交泰丸

55. 患者周某，男性，55岁。患者体型肥胖，症见喘而胸满闷窒，甚则胸盈仰息，痰多色白质黏稠，伴纳呆，口黏，苔白厚腻，脉滑。治宜用二陈汤合
 A. 苏子降气汤　　　　　　B. 三子养亲汤
 C. 平胃散　　　　　　　　D. 桑杏汤
 E. 小青龙汤

56. 患者男性，27岁。诊断为特发性血小板减少性紫癜，血小板计数 15×10^9/L，入院后突然出现脑出血，下列处理措施不恰当的是
 A. 血小板输注　　　　　　B. 血浆置换
 C. 大剂量甲泼尼龙静脉注射　D. 氨肽素口服
 E. 丙种球蛋白的使用

57. 吴某，男性，52岁。既往慢性肾炎20余年，高血压病史15年。现双下肢明显水肿，乏力，腰痛，纳差。肾功能示尿素氮19.10mmol/L，肌酐565.0μmol/L。饮食宜选用
 A. 低糖饮食　　　　　　　B. 高蛋白饮食
 C. 低盐低脂高蛋白饮食　　D. 低盐低脂优质低蛋白饮食
 E. 低盐高脂饮食

58. 患者李某，女，56岁。近1年来出现双手掌指关节、近端指间关节肿痛，握拳受限，晨僵，下午才能缓解，纳眠差，舌暗红，苔黄腻，脉弦滑。查体见双手近端指间关节呈梭形肿胀，掌指关节肿胀，压痛阳性，血常规检查示血小板 446×10^9/L，血红蛋白90g/L，抗核抗体阳性，类风湿因子256IU/mL。该患者首先考虑什么诊断
 A. 系统性红斑狼疮　　　　B. 类风湿关节炎
 C. 骨关节炎　　　　　　　D. 强直性脊柱炎
 E. 反应性关节炎

59. 患者，女，68岁。饮食难下，下而复吐出，呕吐物为赤豆汁，胸膈疼痛，肌肤枯槁，形体消瘦，舌质紫暗，脉细涩，其证候为

　　A. 痰气交阻　　　　　　　　　B. 肝肾阴虚
　　C. 津亏热结　　　　　　　　　D. 瘀血内结
　　E. 气虚阳微

60. 患者，男性，71岁。因冠心病心绞痛伴左心功能不全入院，应用地高辛后出现频发多源性室性早搏。患者仍时有心绞痛发作，不能平卧，食欲较差，营养不佳，加用利尿剂3天后，1小时前心电监护仪突然发现阵发室性心动过速，其病情变化应考虑的原因不包括

　　A. 心肌缺血加重　　　　　　　B. 抗心律失常药物副作用
　　C. 低蛋白血症　　　　　　　　D. 心衰加重
　　E. 电解质紊乱

61. 下列哪种病理类型的肾病综合征发生血栓栓塞的风险较高
　　A. 微小病变型　　　　　　　　B. 系膜增生性肾炎
　　C. 局灶节段性肾小球硬化　　　D. 膜性肾病
　　E. 系膜毛细血管性肾小球肾炎

(二) X型题（多选题，每题2分，共6分）

62. 可以治疗痹证风湿热痹的方子有
　　A. 白虎桂枝汤　　　　　　　　B. 宣痹汤
　　C. 四妙丸　　　　　　　　　　D. 薏苡仁汤
　　E. 八正散

63. 以下甲亢的治疗方法不会导致粒细胞减少的是
　　A. 复方碘溶液　　　　　　　　B. 抗甲状腺药物
　　C. 甲状腺次全切除术　　　　　D. 甲状腺素治疗
　　E. 放射性核素^{131}I治疗

64. 癃闭急症紧急处理所用的方法包括
　　A. 取嚏法　　　　　　　　　　B. 探吐法
　　C. 导尿法　　　　　　　　　　D. 流水诱导法
　　E. 外敷法

(三) 简答题（每题10分，共10分）

简述胸痹心血瘀阻证的临床表现、病机概要以及治法方药。

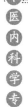

（四）病例分析题（每题16分，共16分）

患者王某，男性，53岁。多食易饥、体重下降1年，加重伴口渴、尿多3个月。平时嗜食肥甘厚味，常酗酒。刻下症见口渴欲饮，尿多，大便干结难解，近两个月体重下降6kg，舌质红，苔黄，脉滑数有力。

1. 简述中西医诊断。
2. 简述中医类证鉴别与西医鉴别要点。
3. 为明确诊断需进一步完善哪些检查？
4. 中医治法和方药各是什么？
5. 西医治疗方案是什么？

模拟试卷七

一、共用题，共60分，所有考生均需回答。

（一）A2型题（每题1分，共6分）

1. 患者陆某，女性，35岁。患者平素性情急躁易怒，今日与人争吵后突然昏倒，不省人事，牙关紧闭，面赤唇紫，舌暗红，脉弦有力。其治疗应首选的方剂是

   A. 导痰汤　　　　　　　　　　B. 羚角钩藤汤
   C. 独参汤　　　　　　　　　　D. 通关散
   E. 四味回阳饮

2. 患者，女性，50岁。颈前轻度肿大，质软不坚，性情急躁，容易出汗，手指颤抖，自觉面部烘热，舌红，苔黄，脉弦。治法当选

   A. 清肝泻火　　　　　　　　　B. 理气活血，化痰消瘿
   C. 理气舒郁，化痰消瘿　　　　D. 滋养阴精，宁心柔肝
   E. 疏肝解郁，化痰散结

3. 患者，男，51岁。近期发现肝大（肋下4cm），质硬，有大小不等的结节，伴低热、纳差、轻度黄疸，HBsAg（+），ALT100IU/L，AFP800μmol/L。该患者最可能的诊断是

   A. 急性黄疸性肝炎　　　　　　B. 慢性活动性肝炎
   C. 大结节性肝硬化　　　　　　D. 原发性肝癌
   E. 胆汁性肝硬化

4. 患者江某，男性，78岁。腰部冷痛重着，寒冷天和阴雨天加重，针灸治疗时除了基本处方外，还应该选用下列哪一个穴位

   A. 膈俞　　　　　　　　　　　B. 肾俞

C. 大肠俞 D. 大椎
E. 委中

5. 患儿，9个月。因一次食入2个鸡蛋，并饮用一大杯牛奶而致呕吐，不思进食，腹胀，啼哭不安，大便酸臭，舌苔厚腻，其诊断是

    A. 厌食 B. 呕吐
    C. 疳积 D. 积滞
    E. 腹痛

6. 患者李某，月经7个月不行，乳房胀痛，精神抑郁，少腹胀痛拒按，烦躁易怒，舌紫暗，有瘀点，脉沉弦而涩，其治法是

    A. 补肾益气，调理冲任 B. 理气活血，祛瘀通经
    C. 滋肾养阴，调理冲任 D. 疏肝清热，活血调经
    E. 补肾疏肝，祛瘀通经

(二) A3题型（每题1分，共16分）

(7~9题共用题干)

顾某，女，42岁。既往有反复发作性呼吸困难病史。昨晚洗澡受凉后出现发热，恶寒，无汗，周身酸痛，呼吸急促，喉中哮鸣有声，胸膈烦闷，喘咳气逆，咳痰不爽，痰黄白相兼，舌苔白腻罩黄，舌尖边红，脉弦紧。

7. 其诊断为哮病中的
    A. 脾肾两虚证 B. 肺肾两虚证
    C. 表寒里饮证 D. 寒包热哮证
    E. 风痰哮证

8. 其治法是
    A. 解表化饮 B. 健脾补肾
    C. 益气养阴 D. 补土生金
    E. 温脾化饮

9. 其治疗应首选的方剂是
    A. 射干麻黄汤 B. 定喘汤
    C. 三子养亲汤 D. 小青龙汤
    E. 麻杏甘石汤

(10~12题共用题干)

患者，男性，20岁。1型糖尿病患者，规律胰岛素治疗，因突然晕倒被送至急诊室就诊。体温不高，皮肤潮湿多汗，无呕吐、抽搐。

10. 下列哪项是应立即采取的措施
    A. 输液
    B. 立即测指尖血糖
    C. 静脉推注50%葡萄糖液
    D. 肌内注射适当抗生素
    E. 输液中加入胰岛素，每小时滴入5U胰岛素

11. 下列哪项对确定病人有无酸中毒无意义
    A. 血糖测定　　　　　　　　B. 血pH测定
    C. 阴离子间隙　　　　　　　D. 二氧化碳结合力测定
    E. 碳酸氢根浓度测定

12. 为确诊该患者有无乳酸酸中毒最有意义的检查是
    A. 血pH值　　　　　　　　B. 血乳酸浓度
    C. 二氧化碳结合力　　　　　D. 碳酸氢根浓度
    E. 阴离子间隙

(13～15题共用题干)

患者郭某，男，42岁。3年前头部外伤后常自觉头晕头痛，精神萎靡，失眠健忘，耳鸣，面唇紫暗，舌暗红，脉弦涩。

13. 该病人证属
    A. 肝阳上亢证　　　　　　　B. 气血亏虚证
    C. 瘀血阻窍证　　　　　　　D. 肾精不足证
    E. 痰湿中阻证

14. 其治法是
    A. 平肝潜阳，滋养肝肾　　　B. 活血化瘀，通窍活络
    C. 燥湿祛痰，健脾和胃　　　D. 补养气血，健运脾胃
    E. 补肾填精，益气温阳

15. 本病治疗方药宜首选
    A. 血府逐瘀汤　　　　　　　B. 身痛逐瘀汤
    C. 桃红四物汤　　　　　　　D. 补阳还五汤
    E. 通窍活血汤

(16～18题共用题干)

患儿，出生后3天。症见体温常低于35℃，四肢发凉，肌肤硬肿，难以捏起，臀、小腿、臂、面颊硬肿，色暗红、青紫。哭声较低，精神萎靡，反应尚可，气息微弱，

指纹紫滞。

16. 此病属于中医硬肿症，辨证当属
    A. 肾阳虚衰证
    B. 脾肾阳虚证
    C. 肺脾气虚证
    D. 肝肾阴虚证
    E. 脾肾两虚证

17. 其治疗原则是
    A. 健脾益肾，温运脾阳
    B. 行气化瘀消积
    C. 大补元气，温阳固脱
    D. 温阳散寒，活血化瘀
    E. 益精充髓，补肾温阳

18. 该患儿应首选的方剂是
    A. 参附汤
    B. 附子理中汤
    C. 当归四逆汤
    D. 人参五味汤
    E. 血府逐瘀汤

(19～20题共用题干)

青年男性患者，排便后肛门突然剧烈疼痛，肛缘皮下有一肿物，疼痛明显，坐下、行走时疼痛加剧。检查见截石位肛缘3点位皮肤表面有一暗紫色圆形硬结节，界限清楚，触痛剧烈。口渴便秘，舌紫，苔薄黄，脉弦涩。

19. 关于本病的叙述正确的是
    A. 静脉曲张性外痔
    B. 血栓性外痔
    C. 结缔组织外痔
    D. 息肉痔
    E. 锁肛痔

20. 关于本病的治疗说法错误的是
    A. 苦参汤熏洗
    B. 治法为清热凉血，散瘀消肿
    C. 没有必要行血栓外痔剥离手术
    D. 外敷消痔膏
    E. 手术适合外痔较大，5～7天不能吸收，炎症水肿局限者，疼痛难忍者

(21～22题共用题干)

男性，72岁。下楼时不慎摔伤右髋部，查体见右下肢短缩，外旋50°，畸形，右髋肿胀不明显，但有叩痛

21. 最可能的诊断是
    A. 右髋后脱位
    B. 右粗隆间骨折

C. 右髋前脱位　　　　　　　　　D. 右股骨颈骨折
E. 右髋软组织损伤

22. 为证实诊断首先需要的检查是
   A. 普遍 X 线片　　　　　　　　B. CT 检查
   C. MRI 检查　　　　　　　　　 D. 核素骨扫描
   E. 关节造影

(三) A4 题型（每题 1 分，共 24 分）

(23~26 题共用题干)

田某，男，34 岁。双下肢水肿 3 个月，血红蛋白 150g/L，尿蛋白阳性，进一步查血浆白蛋白 15g/L，血肌酐 104μmol/L，24 小时尿蛋白定量 8g。舌淡红，苔薄白，神疲乏力，少气懒言，大便偏稀薄，纳少。

23. 首先应考虑的并发症
   A. 下腔静脉血栓栓塞　　　　　　B. 感染
   C. 急性肾衰竭　　　　　　　　　D. 脑梗死
   E. 慢性肾衰竭

24. 为明确下一步诊疗方案，该患者最有价值的下一步检查为
   A. 肾脏超声　　　　　　　　　　B. 下腔静脉超声
   C. 肾组织活检　　　　　　　　　D. 心脏超声
   E. 血浆蛋白电泳

25. 针对患者水肿情况，应采取何种治法
   A. 分利湿热，疏理气机　　　　　B. 温阳健脾，化气利水
   C. 运脾化湿，通阳利水　　　　　D. 温肾助阳，化气利水
   E. 宣肺解毒，利湿消肿

26. 应选用的方剂
   A. 越婢加术汤　　　　　　　　　B. 麻黄连翘赤小豆汤合五味消毒饮
   C. 实脾饮　　　　　　　　　　　D. 疏凿引子
   E. 济生肾气丸合真武汤加减

(27~30 题共用题干)

患者宋某，男，60 岁。主因恼怒后意识不清 1 小时入院。发病以来无四肢抽搐、口角流涎，无发热。入院症见不知人事，牙关紧闭，面赤唇紫，舌暗红，脉弦数。既往高血压病史 5 年，2 型糖尿病病史 4 年。否认手术外伤史。

27. 中医辨证为
   A. 肝郁气滞　　　　　　　　B. 气血不足
   C. 阳气亏虚　　　　　　　　D. 痰湿内蕴
   E. 肝阳上亢

28. 若该患者呈中、深度昏迷状态，双瞳孔不等大，左瞳孔5mm，光发射消失，右瞳孔3mm，光反射存在，右侧肢体肌力Ⅱ级，右侧病理征阳性，则可能的病因为
   A. 急性脑血管疾病　　　　　B. 脑外伤
   C. 脑炎　　　　　　　　　　D. 低血糖
   E. 药物中毒

29. 若该患者呈浅昏迷状态，血压及体温偏低，双瞳孔针尖样缩小，光反射迟钝，压眶后四肢均有自主活动，病理征未引出，则可能的病因为
   A. 急性脑血管疾病　　　　　B. 脑外伤
   C. 脑炎　　　　　　　　　　D. 低血糖
   E. 药物中毒

30. 若该患者呈浅昏迷状态，双瞳孔等大正圆，光反射灵敏，压眶后四肢均有自主活动，双侧病理征阳性，脑膜刺激征阴性。追问病史，近来更换降糖药，且进食不规律，则可能的病因为
   A. 急性脑血管疾病　　　　　B. 脑外伤
   C. 脑炎　　　　　　　　　　D. 低血糖
   E. 药物中毒

(31~34题共用题干)

患者，女性，36岁。糖尿病12年，每日皮下注射预混胰岛素治疗，早餐前30IU，晚餐前24IU，每日进餐规律，主食量300g。近来监测空腹血糖12~14mmol/L，餐后血糖7~9mmol/L。

31. 为确定空腹高血糖的原因，最有意义的检查是
   A. 多次测定空腹血糖　　　　B. 多次测定餐后血糖
   C. 测定糖化血红蛋白　　　　D. 夜间血糖监测
   E. OGTT

32. 最可能的情况是
   A. Somogyi或黎明现象　　　 B. 晚餐主食过多
   C. 未加口服降糖药物　　　　D. 餐后血糖控制不佳
   E. 存在胰岛素抵抗

33. 较为合适的处理是
    A. 调整进餐量
    B. 调整胰岛素剂量
    C. 加磺脲类降糖药物
    D. 加双胍类降糖药物
    E. 增加晚间运动量

34. 若患者查血尿素氮 6.2mmol/L，肌酐 92.8mmol/L，尿蛋白阴性，为排除糖尿病肾病最需要的实验室检查是
    A. 尿酸化功能试验
    B. 尿相差显微镜检
    C. 肌酐清除率
    D. 尿微量白蛋白
    E. 24 小时尿蛋白定量

(35~38 题共用题干)

患者刘某，女，27 岁，已婚。患者于半年前单位组织体检时，发现附件区有包块。B 超检查提示左附件区可见一 4.6cm×4.4cm×5.1cm 大小囊肿。现微感腹痛，自觉小腹胀满，胸闷不舒，精神抑郁，月经周期或提前，或延后，经量多少不一，经期 5~6 天。舌淡红，苔薄，脉沉弦。

35. 其中医诊断是
    A. 痛经
    B. 月经先后无定期
    C. 经期延长
    D. 经间期出血
    E. 癥瘕

36. 所属中医证型是
    A. 气滞型
    B. 血瘀型
    C. 肾虚型
    D. 脾虚型
    E. 痰湿型

37. 治疗应首选的方剂是
    A. 柴胡疏肝散
    B. 甘麦大枣汤
    C. 香棱丸
    D. 散聚汤
    E. 桂枝茯苓丸

38. 若出现包块积块坚硬，固定不移，疼痛拒按，肌肤失泽，口干不欲饮，面色晦暗，舌紫暗，苔厚而干，脉沉涩有力。则宜用
    A. 柴胡疏肝散
    B. 甘麦大枣汤
    C. 香棱丸
    D. 散聚汤
    E. 桂枝茯苓丸

(39~42 题共用题干)

患者陈某，男，22 岁。奔跑时右脚内侧踩在硬物上，使足向内翻转。出现踝部剧

烈疼痛，肿胀并出现瘀血斑（以内踝为重），不能站立行走，足呈内翻畸形。根据病例所描述的情况，回答以下问题。

39. 踝关节骨折内翻损伤时，内踝骨折线多呈

  A. 斜形   B. 横形

  C. 不规则形   D. 螺旋形

  E. 斜形合并螺旋形

40. 踝关节骨折，根据骨折脱位的程度，可分为三度，其中二度指的是

  A. 单踝骨折   B. 双踝骨折

  C. 三踝骨折   D. 距骨骨折

  E. 足舟骨骨折

41. 治疗本患者，正确的整复方法是

  A. 使踝部内翻   B. 使踝部外翻

  C. 术者握其足跟和足背做逆势拔伸   D. 使踝部背伸

  E. 使踝部跖屈

42. 正确的药物治疗是

  A. 中期以后注意舒筋活络   B. 中期以后注意健脾利湿

  C. 后期应行通利关节   D. 早期应行补肾壮骨

  E. 早期应行疏肝解郁

(43～46题共用题干)

患者杨某，女，55岁。症见忽然昏倒，不省人事，面赤身热，气粗口臭，肢体强痉，口噤拳握，躁扰不宁，大小便闭，舌苔黄腻，脉沉滑。

43. 此患者应诊断为

  A. 中风（中脏腑，痰浊瘀闭）   B. 中风（中脏腑，痰热腑实）

  C. 中风（中脏腑，痰火瘀闭）   D. 中风（恢复期，风痰瘀阻）

  E. 中风（中经络，风阳上扰）

44. 治疗此患者应首选的处方是

  A. 羚角钩藤汤   B. 桃仁承气汤

  C. 天麻钩藤饮   D. 真方白丸子

  E. 苏合香丸

45. 联合针灸治疗时选

  A. 内关、水沟、太冲、合谷、十二井穴

  B. 风池、太冲、百会、心俞、三阴交、委中

  C. 风池、合谷、内关、水沟、太冲、三阴交

D. 关元、三阴交、丰隆、神阙、足三里、四神聪

E. 丰隆、合谷、地仓、颊车、水沟、三阴交

46. 若患者腑实热结，腹胀便秘，应加用哪些药物

  A. 大黄、玄明粉、枳实   B. 龙胆草、山栀、夏枯草

  C. 沙参、麦冬、石斛   D. 天麻、钩藤、半夏

  E. 茯苓、橘红、竹茹

（四）X型题（多选题，每题2分，共14分）

47. 原发性高血压的发病机制有

  A. 大动脉和小动脉结构功能变化

  B. 主动脉缩窄

  C. 水、钠潴留

  D. 肾上腺皮质增生

  E. 肾素-血管紧张素-醛固酮系统（RAAS）激活

48. 下列属于胃癌前疾病的是

  A. 慢性萎缩性胃炎   B. 胃息肉

  C. 胃溃疡   D. 胃结石

  E. 残胃炎

49. 下列关于麻疹的论述，正确的是

  A. 麻疹是感受麻疹时邪引起的慢性出疹性疾病

  B. 麻疹属于古代儿科四大要证之一

  C. 麻疹消退时皮肤没有色素沉着斑

  D. 麻疹患病后一般可获终生免疫

  E. 麻疹在夏季易流行、多发

50. 下列各项属时行感冒特点的是

  A. 非时之气夹时行病毒伤人   B. 全身症状明显

  C. 可化热入里，变生他病   D. 相互传染，呈流行性

  E. 发病季节性强

51. 丹栀逍遥散治疗郁病，其治法体现了

  A. 理气畅中   B. 行气开郁

  C. 清肝泻火   D. 疏肝解郁

  E. 理气和中

52. 深反射包括

  A. 角膜反射   B. 桡骨骨膜反射

C. 提睾反射   D. 跟腱反射
E. 跖反射

53. 治疗崩漏的三法是
A. 塞流   B. 收涩止血
C. 澄源   D. 复旧
E. 益气固摄

二、专科题，共40分，仅供中医内科专业考生回答

（一）A2型题（每题1分，共8分）

54. 王某，女，65岁。全身间断水肿1年，下肢尤甚，按之凹陷，小便不利，身体困重，纳呆食少，胸闷恶心，苔白腻，脉沉缓。治疗应首选方剂
A. 越婢加术汤   B. 麻黄连翘赤小豆汤合五味消毒饮
C. 五皮饮合胃苓汤   D. 疏凿饮子
E. 真武汤

55. 患者，女性，45岁。风湿性心脏病病史5年，劳累后心悸、气促，1个月前诊断为慢性左心衰竭，应用地高辛及氢氯噻嗪治疗1周后气促加重，急查血示血钾3.0mmol/L，心电图示室早二联律。下列治疗不正确的是
A. 加用呋塞米   B. 停用氢氯噻嗪
C. 加用利多卡因   D. 停用地高辛
E. 补钾

56. 患者孙某，男，76岁。既往肺心病病史10余年，近3天咳嗽、气促加重，神志恍惚，嗜睡，查动脉血气分析示pH=7.30，$PaO_2=52mmHg$，$PaCO_2=83mmHg$ $HCO_3=35mmol/L$。根据上述患者血气分析结果，目前该患者必须立即采取的有效治疗措施是
A. 控制感染   B. 应用祛痰剂
C. 平喘治疗   D. 机械通气
E. 应用激素

57. 患者房某，男，35岁。突然出现剧烈头痛、呕吐6小时。既往健康。查体示体温36.9℃，血压125/75mmHg，神清，右侧瞳孔直径3.5mm，光反射消失，上睑下垂，眼球不能向上、下及内侧运动。颈强直（+），双侧Kernig征（+）。为明确诊断，首选的检查为
A. MRI   B. DSA
C. 头颅CT   D. TCD
E. 腰椎穿刺

58. 患者，男性，40岁。颈前出现肿块3年余，按之较硬或有结节，肿块经久未消，胸闷，纳差。治疗方药当选

  A. 四海舒郁丸   B. 半夏厚朴汤

  C. 天王补心丹   D. 栀子清肝汤合藻药散

  E. 海藻玉壶汤

59. 患者，男，60岁。腹大胀满不舒，朝宽暮急，面色苍黄，神情淡漠，静卧嗜睡，语无伦次，逐渐昏迷，舌苔灰腻，脉弦细而滑。治疗应首选

  A. 温胆汤   B. 安宫牛黄丸

  C. 白金丸   D. 苏合香丸

  E. 涤痰汤

60. 李某，女，50岁。长期骑电动车上下班，现双膝关节、双肩关节疼痛1年余，痛有定处，得热痛减，得寒痛增，关节不可屈伸，局部皮肤不红，触之不热，舌淡红，苔薄白，脉弦紧。治疗的首选方剂是

  A. 乌头汤   B. 防风汤

  C. 薏苡仁汤   D. 桂枝芍药知母汤

  E. 独活寄生汤

61. 患者，女性，79岁。素有"脑梗死"病史，近半年来出现记忆力减退，善忘，反应迟钝，表情呆滞，体型肥胖，伴有口流涎沫，舌淡，苔白腻，脉滑，其辨病辨证应为

  A. 癫证，痰气郁结证   B. 癫证，心脾两虚证

  C. 痴呆，髓海空虚证   D. 痴呆，脾肾两虚证

  E. 痴呆，痰浊蒙窍证

(二) X型题（多选题，每题2分，共6分）

62. 用于治疗眩晕，肝肾不足，肝阳上亢的方剂包括

  A. 天麻钩藤饮   B. 镇肝息风汤

  C. 杞菊地黄丸   D. 大定风珠

  E. 左归丸

63. 下列药物中，以肾素-血管紧张素-醛固酮系统（RAAS）和交感神经抑制为主要机制的降压药物有

  A. 氢氯噻嗪   B. 硝苯地平

  C. 卡托普利   D. 氯沙坦

  E. 美托洛尔

64. 神经系统检查包括
   A. 运动系统　　　　　　B. 脑神经
   C. 神经反射　　　　　　D. 自主神经
   E. 感觉系统

(三) 简答题（每题 10 分，共 10 分）

试述中风与厥证的鉴别。

(四) 病例分析题（每题 16 分，共 16 分）

患者，女性，58 岁。因发作性心前区疼痛 6 个月就诊，疼痛持续 5～10 分钟可缓解，安静时无症状，发作时心胸满闷，痛有定处，时欲太息，遇情志不遂时容易诱发，苔薄，脉细弦。静息心电图示 I、II、aVF、V5～V6 导联 ST 段水平型压低，T 波双向，既往糖尿病病史 5 年，高血压病史 6 年，其母亲死于脑卒中。

1. 该病的中西医诊断各是什么？
2. 该病的中医类证鉴别是什么？西医鉴别诊断有哪些？
3. 你将会安排哪些进一步检查？
4. 中医治法和方药各是什么？
5. 西医治疗方案是什么？

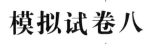

模拟试卷八

一、共用题，共60分，所有考生均需回答。

（一）A2型题（每题1分，共6分）

1. 患者刘某，女性，20岁。1天前受凉后出现发热恶寒并见，时流清涕，肢节酸痛，头痛无汗，轻咳，咳白稀痰，渴喜热饮，苔白润，脉浮紧。治疗首选的方剂是

   A. 川芎茶调散　　　　　　　　B. 荆防败毒散

   C. 参苏饮　　　　　　　　　　D. 桂枝汤

   E. 加减葳蕤汤

2. 患者张某，女性，38岁。近半年来出现周身乏力，面色苍白，实验室检查示血红蛋白58g/L，红细胞4.1×10^{12}/L，血清铁5.5μmol/L，转铁蛋白饱和度7.9%，血红蛋白A（HGBA）22.0%，最可能的诊断是

   A. 溶血性贫血　　　　　　　　B. 再生障碍性贫血

   C. 巨幼细胞性贫血　　　　　　D. 缺铁性贫血

   E. 白血病

3. 患者，男性，65岁。既往高血压病史10年，6小时前因胸骨后压榨性疼痛就诊，自服硝酸甘油后症状未缓解，心电图示胸导联ST段明显下移，实验室检查示肌钙蛋白明显增高，超过正常值上限10倍，诊断应考虑为

   A. 稳定型心绞痛　　　　　　　B. 急性非ST段抬高型心肌梗死

   C. 急性心包炎　　　　　　　　D. 急性心肌炎

   E. 急性肺动脉栓塞

4. 患者耿某，女，33岁。头痛而胀，发热，恶风，面红目赤，口渴喜饮，舌尖

红,苔薄黄,脉浮数,可在基本处方上选用下列哪个穴

A. 风府　　　　　　　　B. 曲池

C. 三阴交　　　　　　　D. 大椎

E. 丰隆

5. 患儿,7岁。发热,无汗,头晕,头痛,鼻塞,身重困倦,胸闷泛恶,口渴心烦,食欲不振,恶心呕吐,泄泻,舌质红,苔黄腻,脉数。应首选的方剂是

A. 桑菊饮　　　　　　　B. 银翘散

C. 荆防败毒散　　　　　D. 新加香薷饮

E. 大柴胡汤

6. 患者经前小腹冷痛拒按,得热痛减,月经排后,量少,经色暗而有瘀块,面色青白,肢冷畏寒,舌暗,苔白,脉沉紧,其治法是

A. 温肾助阳,暖宫止痛　　B. 滋肾养血,缓急止痛

C. 滋肾养阴,调理冲任　　D. 温肾散寒,化瘀止痛

E. 补肾疏肝,祛瘀通经

(二) A3 题型(每题1分,共16分)

(7~9题共用题干)

患者女性,间歇性牙龈出血伴月经过多1年。查体可见双下肢可见散在出血点及紫癜,肝脾不大。实验室检查示血红蛋白 120g/L,红细胞 $4.6×10^{12}/L$,白细胞 $5.5×10^9/L$,分类正常,血小板 $25×10^9/L$。

7. 若确诊应首先进行

A. 骨髓象检查　　　　　B. 血 vWF 测定

C. PT 测定　　　　　　 D. 血小板相关抗体测定

E. D-二聚体测定

8. 若骨髓象显示骨髓增生活跃,粒:红=3:1,颗粒巨核细胞及以上阶段的原始巨核细胞或幼稚巨核细胞明显增生,而产血小板巨核细胞明显减少,则符合的诊断为

A. 脾功能亢进　　　　　B. 过敏性紫癜

C. 特发性血小板减少性紫癜　　D. 急性粒细胞性白血病

E. 再生障碍性贫血

9. 该患者首选治疗为

A. 糖皮质激素静脉滴注　　B. 脾切除

C. 血浆置换　　　　　　D. 血小板输注

E. 丙种球蛋白静脉滴注

(10~12题共用题干)

刘某,41岁。主因间断尿中泡沫增多半年,双下肢水肿1个月就诊,患者现双下肢水肿,脘腹胀闷,纳减便溏,面色无华,神疲乏力,四肢倦怠,入院后查血浆白蛋白18g/L,24小时尿蛋白定量13g。

10. 该患者的中医辨证为
    A. 湿热壅盛　　　　　　　　B. 瘀水互结
    C. 脾阳虚衰　　　　　　　　D. 湿毒浸淫
    E. 肾阳衰微

11. 该患者诊断为
    A. 急性肾小球肾炎　　　　　B. 肾病综合征
    C. 慢性肾衰竭　　　　　　　D. 急性进展性肾小球肾炎
    E. 狼疮性肾炎

12. 若该患者肾活检病理类型为"肾小球微小病变",此时患者的首先治疗药物为
    A. 足量激素　　　　　　　　B. 环磷酰胺
    C. 骁悉　　　　　　　　　　D. 他克莫司
    E. 雷公藤多苷片

(13~15题共用题干)

患者,男性,61岁。头晕,伴心悸,面唇紫暗,既往发现血压升高6年。最高血压170/105mmHg,X线和心电图示左心室肥大,尿常规轻度蛋白尿,眼底检查示视网膜动脉狭窄,动脉交叉压迫。舌暗有瘀斑,脉涩或细涩。

13. 该患者应诊断为
    A. 临界高血压　　　　　　　B. 1级高血压
    C. 2级高血压　　　　　　　 D. 3级高血压
    E. 单纯收缩期高血压

14. 患者中医治疗首选的方剂是
    A. 归脾汤　　　　　　　　　B. 左归丸
    C. 半夏白术天麻汤　　　　　D. 通窍活血汤
    E. 川芎茶调散

15. 患者近2天诉左侧肢体麻木,肌力减退,此时最需要进行的检查为
    A. 脑电图　　　　　　　　　B. 超声心动图
    C. 头颅CT　　　　　　　　　D. 心电图
    E. 血生化

(16~18题共用题干)

患者男，27岁。近1年反复晨起腰背疼痛，活动后减轻，严重时伴有颈部疼痛，转头受限，近期结膜炎发作2次。

16. 诊断应首先考虑
 A. 强直性脊柱炎　　　　　　B. 痛风性关节炎
 C. 类风湿关节炎　　　　　　D. 反应性关节炎
 E. 白塞病

17. 为进一步明确诊断，需进行
 A. 骶髂关节MRI　　　　　　B. 颈椎MRI
 C. 腰椎MRI　　　　　　　　D. 骨盆正位片
 E. 髋关节MRI

18. 若该患者病情控制不佳，不会出现下列哪种情况
 A. 跟腱炎　　　　　　　　　B. 驼背
 C. 腊肠趾（指）　　　　　　D. 肺间质纤维化
 E. 口腔溃疡

(19~20题共用题干)

患儿，3岁。平时易患感冒，自汗，偶有盗汗，汗出以头部、肩背部汗出明显，动则尤甚，神疲乏力，面色少华，舌淡，苔薄白，脉细弱。

19. 其中医证型是
 A. 肺卫不固　　　　　　　　B. 营卫失调
 C. 气阴两虚　　　　　　　　D. 湿热迫蒸
 E. 阳气不足

20. 治疗应首选的方剂为
 A. 黄芪桂枝五物汤　　　　　B. 桂枝汤
 C. 黄芪建中汤　　　　　　　D. 玉屏风散合牡蛎散
 E. 生脉散合当归六黄汤

(21~22共用题干)

女性患者，45岁。婚后未生育，曾有多次流产史。2周前发现左乳单发肿块3cm×4cm，无明显疼痛，质地坚硬，固定不移，表面不光滑，形态不规则，局部可见酒窝征。经期紊乱，素有经前乳房胀痛，舌淡苔薄，脉弦细

21. 该患者所患疾病为
 A. 乳核　　　　　　　　　　B. 乳癖

C. 乳岩 D. 乳疬
E. 乳癖

22. 该患者中医证型属于
   A. 肝郁痰凝证 B. 冲任失调证
   C. 正虚毒盛证 D. 气血两亏证
   E. 脾胃虚弱证

（三）A4 题型（每题 1 分，共 24 分）

(23～26 题共用题干)

患者，女，37 岁。因"右胁疼痛反复发作 1 年，加重 1 周"就诊。患者 1 年前与他人吵架后出现右胁胀痛，且逐渐加重，喜太息，不思饮食，完善相关理化检查后未见异常，服用中药调理后症状缓解，后疼痛反复发作。1 周前出现针刺样疼痛，时轻时重。刻下症见右胁刺痛难忍，有时牵引肩背，疼痛拒按，入夜尤甚，舌紫暗，苔薄白，脉沉细涩。

23. 该患者的中医诊断为
   A. 腹痛 B. 胁痛
   C. 鼓胀 D. 积聚
   E. 以上均不是

24. 该病的中医辨证分型为
   A. 肝郁气滞 B. 肝胆湿热
   C. 瘀血阻络 D. 肝络失养
   E. 饮食停滞

25. 该患者治疗宜
   A. 疏肝理气 B. 清热利湿
   C. 祛瘀通络 D. 养阴柔肝
   E. 消食导滞

26. 该病首先方药为
   A. 柴胡疏肝散 B. 龙胆泻肝汤
   C. 血府逐瘀汤 D. 一贯煎
   E. 木香顺气散

(27～30 题共用题干)

患者顾某，男，73 岁。既往慢性阻塞性肺疾病 20 余年。刻下症见咳喘短气，动则尤甚，咳声低弱，痰吐稀薄，自汗恶风，易感冒，舌淡红，苔薄白，脉细弱。

27. 本病例辨证为
   A. 肺脾气虚证
   B. 肺气郁痹证
   C. 肺气虚耗证
   D. 肾不纳气证
   E. 肾阴不足证

28. 本病例的治法为
   A. 补肾纳气
   B. 开郁降气
   C. 补肺益气
   D. 滋阴补肾
   E. 双补肺脾

29. 如果患者今日晨起突感左上胸针刺样疼痛，与呼吸有关，继之出现呼吸困难、大汗，不能平卧，体检重点应是
   A. 肺部啰音
   B. 心脏听诊
   C. 胸膜摩擦音
   D. 肺下界位置
   E. 胸部叩诊音及呼吸音双侧对比

30. 诊断患者目前情况以下检查中最有价值的是
   A. 外周血象检查
   B. 心电图检查
   C. 胸部 X 线检查
   D. 血气分析
   E. 超声波检查

(31～34题共用题干)

患者张某，女，47岁。主因头晕目眩3小时就诊。患者3小时前起床时突觉头晕，头胀痛，视物旋转，不能睁眼，恶心呕吐，平素性情急躁，耳鸣口苦，少寐多梦，舌红苔黄腻，脉弦数。

31. 该病例中医诊断为
   A. 眩晕
   B. 厥证
   C. 中风—中经络
   D. 痫证
   E. 不寐

32. 其中医辨证为
   A. 肝阳上亢证
   B. 痰湿中阻证
   C. 瘀血阻窍证
   D. 肾精不足证
   E. 气血亏虚证

33. 其治法为
   A. 滋养肝肾，益精填髓
   B. 化痰祛湿，健脾和胃
   C. 祛瘀生新，活血通窍
   D. 补益气血，调养心脾
   E. 平肝潜阳，清火息风

34. 其方药选择

    A. 半夏白术天麻汤　　　　　　　B. 通窍活血汤

    C. 左归丸　　　　　　　　　　　D. 天麻钩藤饮

    E. 归脾汤

(35~38题共用题干)

患者，男，67岁。心绞痛反复发作8年，一般每月发作一次。半月前受惊吓后胸痛频发，2~3日一次。今日心前绞痛加剧，痛引肩背，伴闷窒疼痛，其痛如刺，喘息不得卧，面青唇紫，形寒肢冷。舌质淡暗有瘀斑，苔白滑，脉沉弦紧。

35. 本病的病机要点是

    A. 肝肾不足，水不涵木　　　　　B. 寒凝气滞，肾阳虚衰

    C. 气滞血瘀，心阳不振　　　　　D. 心肾阳虚，胸阳不振

    E. 脾肾阳虚，瘀血内阻

36. 确诊与首先应与下列哪个疾病鉴别

    A. 反流性食管炎　　　　　　　　B. 急性心肌梗死

    C. 心肌炎　　　　　　　　　　　D. 心包炎

    E. 夹层动脉瘤

37. 治疗应首选的方剂是

    A. 左归饮合生脉散　　　　　　　B. 瓜蒌薤白白酒汤合金匮肾气丸

    C. 左归饮合血府逐瘀汤　　　　　D. 血府逐瘀汤合参附汤

    E. 附子理中汤合血府逐瘀汤

38. [假设信息]患者经治疗，胸痛发作减少，但精神倦怠，胸闷气短，心悸，动则加重，咳吐泡沫痰，尿少，发绀，双下肢浮肿，腹胀、纳差。X线检查示左侧胸腔积液。舌体胖而淡暗，舌下脉络青紫，苔白而水滑，脉沉细而数，按之无力。此时治疗首选的方剂是

    A. 真武汤合五苓散　　　　　　　B. 五苓散合葶苈大枣泻肺汤

    C. 五皮饮合胃苓汤　　　　　　　D. 济生肾气丸

    E. 当归散

(39~42题共用题干)

患者董某，女，34岁。带下量多两年余。经抗炎及中药治疗无明显疗效故来应诊。现带下量多，常需垫纸，色白清冷，稀薄如水，淋漓不断，伴畏寒肢冷，腰痛如折，小腹凉，小便频数。舌淡胖润，边有齿痕，脉沉细而迟。

39. 其中医证候是
    A. 阴虚夹湿证 B. 脾阳虚证
    C. 肾阳虚证   D. 湿热下注证
    E. 湿毒蕴结证

40. 其治法是
    A. 温肾助阳，涩精止带   B. 滋阴益肾，清热祛湿
    C. 健脾益气，升阳除湿   D. 清热利湿，解毒止带
    E. 清热除湿，杀虫止带

41. 治疗应首选的方剂是
    A. 内补丸加减   B. 左归丸
    C. 完带汤   D. 清带汤
    E. 五味消毒饮

42. 针灸治疗宜选
    A. 中极、行间   B. 带脉、阴陵泉
    C. 脾俞、足三里 D. 肾俞、关元
    E. 行间、足三里

(43~46题共用题干)

24岁年轻男子，颜面及背部多发丘疹如刺，可挤出白色碎米样粉汁。颜面、胸背部皮肤油腻，皮疹红肿疼痛，或有脓疱；口臭、便秘、溲黄；舌红，苔黄腻，脉滑数。

43. 该患者所患疾病是
    A. 粉刺   B. 疖
    C. 疔   D. 痈
    E. 湿疮

44. 患者所属证型是
    A. 肺经风热证   B. 肠胃湿热证
    C. 痰湿瘀滞证   D. 血热风燥证
    E. 热毒蕴肤证

45. 所应用的治法应为
    A. 祛风清热，养血润燥   B. 除湿化痰，活血散结
    C. 疏风清肺   D. 清热除湿解毒
    E. 凉血润燥

46. 可选用哪个方剂治疗
   A. 黄连解毒汤合凉血四物汤加减
   B. 消风散合当归饮子加减
   C. 枇杷清肺饮加减
   D. 茵陈蒿汤加减
   E. 二陈汤合桃红四物汤加减

（四）X 型题（多选题，每题 2 分，共 14 分）

47. 感冒的病因有
   A. 时行疫毒
   B. 外感六淫
   C. 正气虚弱
   D. 情志不畅
   E. 过食寒凉

48. 内伤发热的特征表现有
   A. 发热时作时止或发有定时
   B. 起病缓慢，病程较长
   C. 发热伴有头晕神疲
   D. 手足心热
   E. 发热伴有恶寒，得衣被不减

49. 患者高某，女性，44 岁。头胀痛而眩，心烦易怒，面赤口苦，耳鸣胁痛，夜眠不宁，舌红苔薄黄，脉弦有力。联合针灸治疗下列哪项适宜应用
   A. 取阿是穴
   B. 取足厥阴、少阳经穴为主
   C. 点刺放血
   D. 皮肤针
   E. 温针灸

50. 患者孙某，女，60 岁，主因大便后突发头痛，左侧肢体无力 4 小时伴呕吐 2 次入院，既往高血压病史 20 年，查体示血压 210/110mmHg，左侧上下肢肌力为 0。下列治疗原则哪些适用于该患者
   A. 保持大、小便通畅
   B. 平稳控制血压
   C. 保持呼吸道通畅
   D. 大量静滴 10% 葡萄糖溶液
   E. 请神经外科医生会诊，协助治疗

51. 阴阳辨证要注意哪些方面
   A. 局部与全身相结合
   B. 辨别真假
   C. 消长与转化
   D. 上中下部辨证
   E. 经络辨证

52. 脏腑娇嫩，行气未充，说明小儿体质特点是
   A. 纯阳
   B. 阴亏
   C. 阳亢
   D. 稚阴
   E. 稚阳

53. 妊娠痫证的临床表现有

　　A. 忽然昏仆，不省人事　　　　B. 多发生在妊娠早期

　　C. 四肢抽搐，牙关紧闭　　　　D. 少时自醒，醒后复发

　　E. 面浮肢肿，小便短少

二、专科题，共40分，仅供中医内科专业考生回答

（一）A2型题（每题1分，共8分）

54. 患者，女，38岁。3天前开始目黄身黄，黄色鲜明，发热口渴，恶心呕吐，尿少便秘，苔黄腻，脉象弦数。治疗应选

　　A. 茵陈五苓散　　　　　　　　B. 茵陈蒿汤

　　C. 甘露消毒丹　　　　　　　　D. 茵陈术附汤

　　E. 大柴胡汤

55. 患者，男，28岁。间断腹泻6个月，大便3~4次/日，便中夹有黏液脓血，无发热及体重下降，结肠镜显示乙状结肠以下弥漫充血水肿，黏膜颗粒样改变，质脆易出血，病理可见隐窝脓肿，曾连续口服环丙沙星3周无效。该患者最适宜的治疗应该为

　　A. 静脉用头孢菌素　　　　　　B. 静脉用甲泼尼龙

　　C. 禁食及静脉高营养　　　　　D. 口服蒙脱石散

　　E. 口服美沙拉秦

56. 患者，女性，30岁。颈前正中肿大，质软不痛，颈部觉胀，胸闷，喜太息，兼胸胁窜痛，病情的波动常与情志因素有关。治疗方药当选

　　A. 天王补心丹　　　　　　　　B. 海藻玉壶汤

　　C. 栀子清肝汤合藻药散　　　　D. 四海舒郁丸

　　E. 半夏厚朴汤

57. 患者，女性，55岁。慢性心力衰竭病史3年，现症见心悸气短，倦怠乏力，面色晦暗，唇青甲紫，舌质紫暗，脉细涩，应辨证为

　　A. 心肺气虚证　　　　　　　　B. 气阴亏虚证

　　C. 气虚血瘀证　　　　　　　　D. 阳虚饮停证

　　E. 心肾阳虚证

58. 患者，女性，30岁。发现血压升高1个月，心率70次/分，血钾3.0mmol/L患者最可能的诊断是

　　A. 肾动脉狭窄　　　　　　　　B. 慢性肾炎

　　C. 甲亢　　　　　　　　　　　D. 原发性醛固酮增多症

　　E. 原发性高血压病

59. 患者，女性，33岁。阵发性心悸2年，本次发作时心律齐，200次/分，按摩颈动脉窦心率可减慢至正常，心电图QRS波形态正常，P波不明显，患者最可能的诊断为

　　A. 心房颤动　　　　　　　　　B. 心房扑动

　　C. 窦性心动过速　　　　　　　D. 阵发性室上性心动过速

　　E. 阵发性室性心动过速

60. 患者孙某，男，76岁。既往肺心病病史10余年，近3天咳嗽、气促加重，神志恍惚，嗜睡，查动脉血气分析：$pH=7.30$，$PaO_2=52mmHg$，$PaCO_2=83mmHg$ $HCO_3=35mmol/L$。根据上述患者血气分析结果，患者存在哪些类型的酸碱失衡

　　A. 呼吸性酸中毒失代偿　　　　B. 呼吸性酸中毒合并代谢性碱中毒

　　C. 呼吸性酸中毒合并代谢性酸中毒　　D. 呼吸性碱中毒

　　E. 代谢性酸中毒

61. 吕某，男，16岁。间断腰骶疼痛2年，加重半年。现腰骶部疼痛，夜间加重，右膝关节肿痛，晨僵 > 1小时，活动受限，既往曾有葡萄膜炎病史，父亲驼背。该患者诊断首先考虑

　　A. 痛风性关节炎　　　　　　　B. 类风湿关节炎

　　C. 强直性脊柱炎　　　　　　　D. 重度骨关节炎

　　E. 风湿性多肌痛

（二）X型题（多选题，每题2分，共6分）

62. 脑卒中的危险因素包括

　　A. 心脏病　　　　　　　　　　B. 高血压病

　　C. 糖尿病　　　　　　　　　　D. TIA和脑卒中史

　　E. 高脂血症

63. 关于亚急性甲状腺炎，描述错误的是

　　A. 自身免疫性疾病　　　　　　B. 细菌感染性疾病

　　C. 病毒感染性疾病　　　　　　D. 碘缺乏性疾病

　　E. 遗传相关性疾病

64. 关于胸痹下列描述正确的是

　　A. 闷痛为主，持续时间短　　　B. 局部有压痛

　　C. 休息或服药后可在短时间内缓解　　D. 与饮食相关，持续时间较长

　　E. 伴有泛酸、嗳气、呃逆等症

（三）简答题（每题10分，共10分）

简述外感咳嗽和内伤咳嗽的区别。

（四）病例分析题（每题16分，共16分）

患者男性，32岁。主因"眼睑及双下肢水肿1周"来诊。患者于2周前着凉后出现咽痛、高热，1周后出现眼睑及双下肢水肿，尿中有泡沫，未行诊治。刻下症见眼睑及双下肢水肿，按之没指，小便短少，身体困重，胸闷，纳呆，泛恶，舌淡红，苔薄白，脉沉缓。尿常规示尿蛋白（+++），红细胞（+++）。

1. 该病的中西医诊断各是什么？
2. 该病的中医类证鉴别是什么？西医鉴别诊断有哪些？
3. 你将会安排哪些进一步检查？
4. 中医治法和方药各是什么？
5. 西医治疗方案是什么？

模拟试卷九

一、共用题，共60分，所有考生均需回答。

（一）A2型题（每题1分，共6分）

1. 患者孙某，女，39岁。晨起咳嗽1月余，咯出白痰则舒，自服各种止咳化痰药，未见减轻，近日外出再次着凉，发热，体温38.5℃，恶寒，身痛，咳嗽痰多色黄，胸痛，舌红苔薄黄，脉浮数。治疗首选的方剂是

　　A. 止嗽散　　　　　　　　B. 麻杏石甘汤

　　C. 三拗汤　　　　　　　　D. 桑白皮汤

　　E. 银翘散

2. 患者，男性，75岁。面色萎黄，食少，形寒，神疲乏力，少气懒言，腹中冷痛，肠鸣泄泻，甚则完谷不化，每因受寒和饮食不慎而发，舌淡苔白，脉细弱，治宜选用

　　A. 补中益气汤　　　　　　B. 归脾汤

　　C. 参苓白术散　　　　　　D. 四君子汤

　　E. 附子理中汤

3. 患者，女性，70岁。咳嗽、咳痰伴发热3天，意识不清4小时。糖尿病史10年，高血压病史12年。下列哪项体征对诊断有特殊意义

　　A. 呼气有烂苹果味　　　　B. 皮肤干燥

　　C. 心动过速　　　　　　　D. 重度昏迷

　　E. 血压160/100mmHg

4. 患者男性，65岁。现咽中不适，干燥微痛，口干不欲饮，腰膝酸软，神疲乏力，手足心热，舌红少苔，脉细数，治疗在基础方上宜加用

A. 肺俞、外关 B. 丰隆、太冲、三阴交

C. 肺俞、肾俞 D. 内庭、太冲、三阴交

E. 涌泉、太溪、曲池

5. 患者李某，女性，19岁。5年前右膝肿物，经X线片检查诊断为骨软骨瘤。1个月前较剧烈活动后，左膝部明显疼痛，自感包块增大，疼痛能用布洛芬缓解，但夜间仍影响睡眠，最适宜的处理是

A. 服止痛药 B. 摄X线片复查

C. 按摩热敷 D. 局部封闭

E. 气功治疗

6. 患者严某，女，28岁，每次经期9~10天，量多，经色紫暗，有血块，经行小腹疼痛，拒按，舌质紫暗，脉弦涩，其辨证是

A. 痰湿证 B. 气虚证

C. 气滞证 D. 血瘀证

E. 气滞血瘀证

（二）A3题型（每题1分，共16分）

（7~9题共用题干）

患者，男，65岁。上腹部胀痛反复发作1年。近半年来疼痛加剧，食欲减退，体重减轻。查体示贫血貌，上腹部可触及包块，左锁骨上触及肿大淋巴结，大便潜血试验持续阳性。

7. 该患者诊断应首选考虑的是

A. 胃癌 B. 胃溃疡

C. 慢性萎缩性胃炎 D. 食管癌

E. 胃原发性淋巴瘤

8. 为明确诊断，首选的检查方法是

A. 癌胚抗原测定 B. 大便潜血试验

C. 胃液分析 D. X线钡餐检查

E. 胃镜检查

9. 该患者明确诊断后，最好的治疗方法是

A. 内镜下治疗 B. 化疗

C. 免疫治疗 D. 手术治疗

E. 放射治疗

(10~12题共用题干)

患者，女性，34岁。近3个月自觉午后或夜间发热，不欲近衣，手足心热，烦躁，少寐多梦，颧红，盗汗，口干咽燥，尿少色黄，大便干结，舌质红，苔少脉细数。

10. 中医辨证是
    A. 气郁发热证　　　　　B. 血虚发热证
    C. 血瘀发热证　　　　　D. 阴虚发热证
    E. 气虚发热证

11. 其首选方剂是
    A. 金匮肾气丸　　　　　B. 清骨散
    C. 归脾汤　　　　　　　D. 补中益气汤
    E. 丹栀逍遥散

12. 若患者盗汗较甚，原方基础上应加入
    A. 桂枝、芍药　　　　　B. 青蒿、鳖甲
    C. 酸枣仁、柏子仁　　　D. 麦冬、五味子
    E. 牡蛎、浮小麦

(13~14题共用题干)

患者赵某，女，32岁。主因发作性四肢抽搐2个月就诊，发作时四肢抽动，意识丧失，每次发作持续3~5分钟，其他情况不详。神经系统检查示神志清醒，脑神经无异常，四肢肌力及肌张力无异常，四肢腱反射存在，病理反射未引出。

13. 为明确痫证发作，需要哪种检查
    A. 脑电图　　　　　　　B. 头颅CT
    C. TCD　　　　　　　　D. 脑活检
    E. 腰穿

14. 如确诊为痫证发作，为明确病因进一步应做的最理想的检查是
    A. 头颅CT　　　　　　　B. MRI及增强扫描
    C. 脑活检　　　　　　　D. DSA
    E. 脑磁图

(15~17题共用题干)

患者齐某，男，63岁。反复咳嗽、咳痰10余年，加重伴胸闷、呼吸困难1小时。刻下症见咳嗽，咯痰，胸闷，无胸痛，呼吸困难，且进行性加重。查体示呼吸急促，气管左偏，桶状胸，右肺叩鼓音，呼吸音消失，左肺可闻及散在的哮鸣音，颈部皮下有捻发感。

15. 该患者最可能的诊断是
    A. 胸膜炎
    B. 支气管哮喘
    C. 慢阻肺并自发性气胸
    D. 心绞痛
    E. 急性支气管炎

16. 为明确患者诊断应做下列哪些检查
    A. 心电图
    B. 血常规
    C. 胸片
    D. 肺功能
    E. 胸部 CT

17. 为缓解患者症状，最紧急处理为
    A. 吸氧
    B. 卧床休息
    C. 抗感染治疗
    D. 胸穿抽气
    E. 平喘祛痰

(18～20题共用题干)

患者姜某，女，40岁。患者经常入睡困难，胸闷胁胀，急躁易怒，头晕头胀，口干口苦，小便短赤，舌红苔黄，脉弦滑。

18. 该患者辨证为不寐的证型为
    A. 心胆气虚证
    B. 痰热内扰证
    C. 心脾两虚证
    D. 阴虚火旺证
    E. 肝郁化火证

19. 其治疗应首选的方剂是
    A. 逍遥丸
    B. 当归龙荟丸
    C. 礞石滚痰丸
    D. 滋水清肝饮
    E. 龙胆泻肝汤

20. 联合针灸治疗选用
    A. 申脉、照海、侠溪、行间
    B. 支沟、阳陵泉、期门、丘墟
    C. 肝俞、肾俞、期门、三阴交
    D. 肝俞、肾俞、太冲、三阴交
    E. 大包、阳陵泉、三阴交、足三里

(21～22题共用题干)

男性患者，26岁。背部一个红色结块，直径约3cm，灼热疼痛，突起根浅，中心可见一脓头。发热，口渴，小便赤，便秘，舌苔黄，脉数。

21. 证型属于下列哪个
    A. 暑热浸淫证
    B. 体虚毒恋，阴虚内热证

C. 热毒蕴结证 D. 体虚毒恋，脾胃虚弱证
E. 热入营血证
22. 可选用下列哪种治法
   A. 清热解毒 B. 清暑化湿解毒
   C. 养阴清热解毒 D. 健脾和胃，清化湿热
   E. 清热凉血

(三) A4 题型（每题 1 分，共 24 分）

(23~26 题共用题干)

患者张某，女，62 岁。主因突然头痛、呕吐、意识不清 3 小时入院。查体示血压 195/90mmHg，浅昏迷，左瞳孔稍大，右鼻唇沟浅，右上、下肢肌力 3 级，肌张力减低，腱反射阴性，右侧 Babinski 征阳性。

23. 最合适的检查是
   A. 脑电图 B. 头颅 CT
   C. 腰穿 D. 脑血管造影
   E. 头 MRI
24. 中医诊断考虑为
   A. 中风（中脏腑） B. 中风（中经络）
   C. 厥证 D. 痉证
   E. 痫证
25. 西医诊断考虑为
   A. 腔隙性脑梗死 B. 短暂性脑缺血发作
   C. 高血压脑病 D. 脑出血
   E. 脑栓塞
26. 最重要的治疗是
   A. 安静勿搬动 B. 呼吸道通畅
   C. 肌注降压药 D. 给予抗生素
   E. 应用脱水剂

(27~30 题共用题干)

患者郑某，女性，70 岁。患者反复咳喘 15 余年，加重 2 天。于门诊就诊时症见喘促日久，动则喘甚，呼多吸少，气不得续，形瘦神惫，双足肿，汗出肢冷，面青唇紫，舌淡苔白，脉微弱。

27. 该患者的中医诊断及辨证分型是
    A. 喘证（肾虚不纳证）　　　　B. 喘证（肺气虚耗证）
    C. 哮病（虚哮证）　　　　　　D. 喘证（正虚喘脱证）
    E. 喘证（痰热郁肺证）

28. 正确的治法为
    A. 清热平喘　　　　　　　　　B. 补肺益气
    C. 补肺平喘　　　　　　　　　D. 补肾纳气
    E. 益气养阴

29. 根据该患者病情，治疗应首选的方药是
    A. 六味地黄丸加减　　　　　　B. 平喘固本汤加减
    C. 金匮肾气丸合参蛤散加减　　D. 清金化痰汤加减
    E. 参附汤送服黑锡丹、蛤蚧粉

30. ［假设信息］若患者经治疗病情控制不佳，进一步加重，症见喘逆剧甚，张口抬肩，鼻扇气促，端坐不能平卧，稍动则咳喘欲绝，或有痰鸣，心慌动悸，烦躁不安，面青唇紫，汗出如珠，肢冷，脉浮大无根。则选用的方剂为
    A. 生脉散合补肺汤加减　　　　B. 参附汤送服黑锡丹、蛤蚧粉
    C. 金匮肾气丸合参蛤散加减　　D. 七味都气丸合生脉散加减
    E. 六味地黄丸加减

(31~34题共用题干)

患者，男性，50岁。2年来反复发作胸骨后疼痛，持续3~5分钟，平时心电图正常，发作时心电图提示：Ⅱ、Ⅲ及aVF导联ST段水平压低0.5mm。近1周来，上述症状频繁出现，程度较前明显加重，逐渐出现睡眠中憋醒，含服硝酸甘油可逐渐缓解，现症见心悸气短，动则益甚，伴倦怠乏力，面色苍白，舌质淡红，舌边有齿痕，苔薄白，脉细缓。

31. 诊断首先考虑的是
    A. 不稳定性心绞痛　　　　　　B. 急性心肌梗死早期
    C. 稳定性心绞痛　　　　　　　D. 心脏神经症
    E. 气胸

32. 其病证诊断是
    A. 胸痹（气阴两虚证）　　　　B. 心悸（心肾阳虚证）
    C. 胸痹（心血瘀阻证）　　　　D. 心悸（气阴两虚证）
    E. 胸痹（痰阻心脉证）

33. 治疗应首选的方剂是
    A. 参附汤合右归饮
    B. 天王补心丹合炙甘草汤
    C. 生脉散合人参养荣汤
    D. 柴胡疏肝散合血府逐瘀汤
    E. 瓜蒌薤白半夏汤合涤痰汤

34. [假设信息] 若患者病情加重，出现心肌梗死最可能的梗死部位是
    A. 前间壁
    B. 高侧壁
    C. 下壁
    D. 右心室
    E. 广泛前壁

(35~38题共用题干)

患儿，男，17个月。头颅方大，肋软骨沟，肋串珠，鸡胸，现6颗牙，行走迟缓，并有面白虚烦，多汗肢软，舌淡苔少，脉细无力。

35. 本病的病机要点是
    A. 脾虚气弱，肺卫不固
    B. 脾虚气弱，阴虚肝旺
    C. 肾精亏虚，脾虚气弱
    D. 肺阴亏虚，卫表不固
    E. 心火旺盛，肝阳上亢

36. 治疗应首选的方剂是
    A. 补肾地黄丸
    B. 益脾镇惊散
    C. 人参五味子汤
    D. 健脾益气汤
    E. 健脾丸

37. 若患儿除上述症状外，出现夜啼不宁，时有惊惕，甚至抽搐，囟门迟闭，舌淡苔白，脉细迟。此时应首选的方剂是
    A. 羚角钩藤汤
    B. 镇肝息风汤
    C. 半夏白术天麻汤
    D. 建瓴汤
    E. 益脾镇惊散

38. 若患者病情较重，症见面白虚烦，多汗肢软，精神淡漠，智识不聪，出牙、坐立，行走迟缓，头颅方大，鸡胸龟背，肋骨串珠，肋缘外翻，或见漏斗胸，舌淡，苔少，脉细无力。此时应首选的方剂是
    A. 十全大补汤
    B. 人参养荣汤
    C. 补天大造丸
    D. 六味地黄丸
    E. 五子衍宗丸

(39~42题共用题干)

患者赵某，女，30岁，产后2天小便不通。患者因难产致产程过长，产后虽有便

意,但欲解不能,至今小便不通。现小腹胀满刺痛,坐卧不安,乍寒乍热。舌质暗,苔薄白,脉沉涩。

39. 其中医证候当属
    A. 气滞型 B. 气虚型
    C. 血瘀型 D. 肾阴虚型
    E. 肾阳虚型

40. 其治法是
    A. 养血活血,祛瘀利尿 B. 理气行滞,利水利尿
    C. 养血活血,祛瘀利尿 D. 益气生津,宣肺利水
    E. 补肾温阳,化气利水

41. 治疗应首选的方剂是
    A. 左归丸 B. 木通散
    C. 补气通脬汤 D. 济生肾气丸
    E. 加味四物汤

42. 该疾病在妇人产后何时最常见
    A. 产后24小时内 B. 产后12小时内
    C. 产后2天 D. 产褥期
    E. 产后1周

(43~46题共用题干)

青年男性,因外出受凉、进食辛辣厚腻食物后,出现脐周疼痛,疼痛呈持续性,进行性加重,伴有发热,体温最高38.8℃,疼痛位置逐渐转移至右下腹,程度逐渐加重,查右下腹疼痛拒按,腹皮挛急,高热不退,时时汗出,烦渴,恶心呕吐,腹胀,便秘,舌绛红而干,苔黄厚干燥,脉洪数。

43. 该患者所患疾病为
    A. 肠痈 B. 胆胀
    C. 鼓胀 D. 胃痛
    E. 便秘

44. 患者所属证型为
    A. 瘀滞证 B. 湿热证
    C. 热毒证 D. 气虚血瘀证
    E. 风毒入里证

45. 对该患者应采取的治法为
    A. 祛风清热解毒 B. 行气活血,通腹泻热

C. 通腹泻热，利湿解毒 D. 通腹排脓，养阴清热
E. 益气活血，理气通腹

46. 所用方药可选
   A. 大黄牡丹皮汤合红藤煎加减 B. 复方大柴胡汤加减
   C. 大黄牡丹皮汤合透脓散加减 D. 木萸散加减
   E. 补阳还五汤加减

（四）X 型题（多选题，每题 2 分，共 14 分）

47. 柴胡疏肝散可用于下列哪些病证
   A. 肝气犯胃之胃痛 B. 肝郁气滞之腹痛
   C. 肝气犯胃之呕吐 D. 气机郁滞之呃逆
   E. 气滞心胸之胸痹

48. 急性心力衰竭的处理原则正确的是
   A. 半卧位或端坐位，双腿下垂以减少静脉回流
   B. 吗啡用于肺水肿，尤其是有疼痛和焦虑伴随的呼吸困难
   C. 高血压性心衰患者推荐使用血管扩张药，同时密切监测血压
   D. 收缩压<90mmHg 同时伴有持续器官低灌注体征的患者使用去甲肾上腺素
   E. 右心衰竭补充液体无效时，使用机械通气

49. 胸痹虚证有哪些证型
   A. 气阴两虚证 B. 心血不足证
   C. 心肾阴虚证 D. 心肾阳虚证
   E. 气滞心胸证

50. 可以用于治疗寒痹的方剂有
   A. 乌头汤 B. 乌附麻辛桂姜汤
   C. 蠲痹汤 D. 四妙丸
   E. 身痛逐瘀汤

51. 水肿久治不愈，易出现变证。包括下列哪项
   A. 水毒内阻，胃失和降 B. 水凌心肺，阳气衰微
   C. 虚风扰动，神明不守 D. 邪毒内闭，元神涣散
   E. 浊毒内闭，引动肝风

52. 可以通过下列哪些方法确认成脓
   A. 按触法 B. 透光法
   C. 点压法 D. 穿刺法
   E. B 超检查

53. 肱骨内上髁炎检查时在哪些部位有明显压痛

   A. 肱骨内上髁　　　　　　　　B. 肱骨外上髁

   C. 桡侧屈腕肌　　　　　　　　D. 尺侧屈腕肌

   E. 指浅屈肌

二、专科题，共40分，仅供中医内科专业考生回答

（一）A2型题（每题1分，共8分）

54. 患者，女，38岁。呕吐酸腐，嗳气厌食，自觉脘腹胀满，大便溏，舌苔厚腻，脉滑，其治法为

   A. 健脾益气，和胃降逆　　　　B. 补气健脾，升清降浊

   C. 消食和胃，行气消痞　　　　D. 消食化滞，和胃降逆

   E. 温补脾胃，和胃降逆

55. 患者，女性，40岁。颈前包块中度肿大，一般柔软、光滑，烦热多汗，急躁易怒，眼球突出，面部烘热，口干口苦。治疗方药当选

   A. 半夏厚朴汤　　　　　　　　B. 海藻玉壶汤

   C. 四海舒郁丸　　　　　　　　D. 天王补心丹

   E. 栀子清肝汤合藻药散

56. 患者李某，女性，65岁。胸膺满闷，短气喘息，稍劳即著，咳嗽痰多，色白质黏，畏风易汗，脘痞纳少，倦怠乏力，舌暗，苔薄腻，脉滑。治疗首选的方剂是苏子降气汤合

   A. 三拗汤　　　　　　　　　　B. 涤痰汤

   C. 三子养亲汤　　　　　　　　D. 平喘固本汤

   E. 黄连温胆汤

57. 患者，男性，75岁。6小时前因持续胸痛伴呕吐、大汗入院。查体示血压80/50mmHg，心率45次/分，律齐，心电图示下壁和右室心肌梗死，以下对该患者不合理的处置是

   A. 止吐、镇痛

   B. 静点硝酸甘油

   C. 阿托品肌注

   D. 直接采用经皮冠状动脉腔内血管成形术（PTCA）

   E. 补液

58. 《素问·痹论》根据病邪所侵袭部位的不同，将痹病分为五痹，并提出五体痹的治疗原则。五体痹证指的是皮痹、肌痹和

A. 脉痹、筋痹、骨痹
B. 行痹、痛痹、着痹
C. 肺痹、脾痹、肝痹
D. 心痹、肾痹、肝痹
E. 血痹、脉痹、筋痹

59. 患者王某，女性，78岁。突发头痛、呕吐1小时。查体示血压205/115mmHg，意识不清，口角左偏，右侧鼻唇沟变浅，伸舌右偏，右侧偏瘫。病变可能定位于
    A. 右侧基底节区
    B. 左侧基底节区
    C. 桥脑
    D. 延脑
    E. 小脑

60. 患者，男，35岁。反复上腹部疼痛6年，多于每年秋季发生，疼痛多出现于餐前，进餐后可缓解，近2日疼痛再次发作，伴烧心、反酸、嗳气。查体示剑突下轻压痛，血红蛋白108g/L，粪便隐血试验（+++）。该患者首先应考虑的诊断是
    A. 消化性溃疡
    B. 急性胃黏膜损伤
    C. Mallory-Weiss综合征
    D. 胃黏膜脱垂
    E. 胃癌

61. 患者张某，女性，33岁。反复出现左上肢抽搐，发作时神志清醒，左上肢自觉阵阵发紧，见手指抽动，历时30~60秒不等，发作后无任何不适。其诊断应首先考虑
    A. 痉证
    B. 痫病
    C. 厥证
    D. 癫病
    E. 痹证

(二) X型题（多选题，每题2分，共6分）

62. 短暂性脑缺血发作描述正确的有
    A. 神经系统症状于24小时内完全消失
    B. 颈内动脉系或椎基底动脉系的神经症状及体征
    C. 脑膜刺激征阴性
    D. 脑CT扫描正常
    E. 脑脊液正常

63. 喘证的病因包括
    A. 外邪侵袭
    B. 饮食不当
    C. 劳欲久病
    D. 情志所伤
    E. 他病转化

64. 中风中脏腑可选用的主穴有
    A. 水沟
    B. 三阴交

C. 足三里　　　　　　D. 内关

E. 曲池

(三) 简答题（每题10分，共10分）

简述痫证与中风、厥证、痿证如何鉴别。

(四) 病例分析题（每题16分，共16分）

患者，男，54岁。2017年9月16日初诊。

头痛反复发作4年，血压在150/90～175/100mmHg范围内波动，本次就诊测血压170/100mmHg，伴眩晕，心烦易怒，胁痛不适，失眠多梦，口苦，舌质红，苔薄黄，脉沉弦有力。

1. 该病的中西医诊断各是什么？
2. 该病的中医类证鉴别是什么？西医鉴别诊断有哪些？
3. 你将会安排哪些进一步检查？
4. 中医治法和方药各是什么？
5. 西医治疗方案是什么？

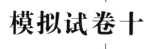

模拟试卷十

一、共用题，共60分，所有考生均需回答。

（一）A2型题（每题1分，共6分）

1. 患者年轻女性，关节疼痛1年，肢体关节肌肉热痛、重着，周身沉重，下肢明显，皮肤发红或见硬结、红斑，伴发热，口渴不欲饮，舌红，苔黄腻，脉滑数。最有可能是热痹中的

   A. 风热痹阻　　　　　　　　B. 风湿热痹
   C. 湿热痹阻　　　　　　　　D. 热毒痹阻
   E. 痰瘀热痹

2. 患者，女性，45岁。桥本甲状腺炎6年，近日出现体重增加，血脂增高，乏力，嗜睡。最应该首先进行的检查是

   A. 心电图　　　　　　　　　B. 头颅CT平扫
   C. 心肌酶谱　　　　　　　　D. 甲状腺功能
   E. 血压

3. 田某，男性，63岁。2型糖尿病10余年，血糖控制欠佳，糖尿病视网膜病变，目前24小时尿蛋白定量240mg，肾功能正常，该患者属于糖尿病肾病几期

   A. Ⅰ期　　　　　　　　　　B. Ⅱ期
   C. Ⅲ期　　　　　　　　　　D. Ⅳ期
   E. Ⅴ期

4. 患者钱某，男，28岁。头痛，伴背部收紧感，恶风，口不渴，苔薄白，脉浮紧，针灸治疗时，在基本处方的基础上应加用

   A. 风池、风门　　　　　　　B. 大椎、头维

C. 三阴交、风池 D. 风池、丰隆

E. 百会、曲池

5. 患者男性，后发际、背部、臀部多发丘疹，直径小于3cm，根浅，色红，灼热，疼痛，成脓时间较长，脓水稀薄，破溃不易收口，面色萎黄，神疲乏力，纳少便溏，舌质淡，边有齿痕，苔薄，脉濡。患者所患疾病为

A. 痈 B. 疔

C. 疖 D. 烂疔

E. 疫疔

6. 患者刘某，妊娠37天，阴道少量出血7天，色淡暗，腰酸，下腹坠痛3天，面部暗斑，舌淡，苔白，脉沉细滑尺脉弱，其辨证是

A. 气血虚弱证 B. 脾虚证

C. 肾虚证 D. 血虚证

E. 血瘀证

（二）A3题型（每题1分，共16分）

(7~8题共用题干)

患者，男，51岁。有长期肝病史。近2年来疲劳乏力，食欲减退，间歇性齿龈出血。今晨进食硬物后突然呕血，并出现黑便。查体见胸前可见蜘蛛痣，腹部膨隆，有脐疝，肝脾触诊不满意，移动性浊音（+）。

7. 该患者首先应考虑的诊断是

A. 肺结核慢性空洞咯血 B. 胃溃疡出血

C. 急性支气管出血 D. 肝硬化，食管胃底静脉丛破裂出血

E. 十二指肠溃疡出血

8. 肝硬化出血最主要的原因是

A. 维生素缺乏 B. 血小板功能不良

C. 凝血因子减少 D. 毛细血管脆性增加

E. 血管损伤

(9~11题共用题干)

患者，女性66岁。头昏胀痛，两侧为重，心烦易怒，口苦面红，舌红苔黄，脉弦数。查体示血压210/110mmHg，无意识障碍及肢体活动障碍。

9. 最可能的诊断为

A. 脑炎 B. 脑出血

C. 高血压 D. 冠心病

E. 心肌病

10. 该患者首选的中医治法是

   A. 疏散风寒止痛　　　　　　B. 疏风清热和络

   C. 祛风胜湿通窍　　　　　　D. 平肝潜阳息风

   E. 养血滋阴，和络止痛

11. 其中医治疗应首选的方剂是

   A. 川芎茶调散　　　　　　　B. 芎芷石膏汤

   C. 羌活胜湿汤　　　　　　　D. 天麻钩藤饮

   E. 大补元煎

(12~14题共用题干)

患者张某，男性，74岁。慢性咳嗽、咳痰20余年，每年持续3~4个月，近2~3年出现活动后气短，有时双下肢水肿。今日晨起突感左上胸针刺样疼痛，与呼吸有关，继之出现呼吸困难、大汗，不能平卧，遂来院就诊。

12. 询问病史的重点应是

   A. 吸烟史　　　　　　　　　B. 冠心病、心绞痛病史

   C. 近期胸部X线检查情况　　D. 近期心电图检查情况

   E. 胸痛的部位、性质及伴随症状

13. 体检重点应是

   A. 肺部啰音　　　　　　　　B. 心脏听诊

   C. 胸膜摩擦音　　　　　　　D. 肺下界位置

   E. 胸部叩诊音及呼吸音双侧对比

14. 以下检查中最有价值的是

   A. 外周血象检查　　　　　　B. 心电图检查

   C. 胸部X线检查　　　　　　D. 血气分析

   E. 超声波检查

(15~17题共用题干)

26岁初产妇，产后4周哺乳期。右乳房外上象限突发结块，局部肿胀疼痛，皮色微红，皮肤微热。肿块逐渐增大，疼痛加重，呈鸡啄样，皮色渐转为焮红灼热，肿块中央变软，按之应指有波动感。壮热不退，口渴思饮，小便短赤，舌红苔黄腻，脉洪数。

15. 目前患者中医证候是

   A. 乳汁淤积　　　　　　　　B. 肝胃郁热

C. 气滞热壅 D. 热毒炽盛

E. 正虚毒恋

16 其中医治法是

A. 疏肝和胃，通乳消肿 B. 清热解毒，托里透脓

C. 益气和营托毒 D. 疏散风热

E. 散结消肿

17. 治疗应首选的方剂是

A. 瓜蒌牛蒡汤加减 B. 透脓散加味

C. 托里消毒散加减 D. 柴胡清肝汤加减

E. 六味地黄汤加减

(18~20题共用题干)

患者李某，女性，55岁。症见眩晕，动则加剧，劳则即发，神疲懒言，面色㿠白，唇甲不华，心悸少寐，饮食减少，舌质淡，脉细弱。

18. 此患者应诊断为

A. 肝阳上亢眩晕 B. 气血亏虚眩晕

C. 肾阳虚眩晕 D. 肾阴虚眩晕

E. 痰浊中阻眩晕

19. 其治法是

A. 健脾益气，益肾温中 B. 温补脾肾，通络宁心

C. 健脾益肾，活血化瘀 D. 补益脾胃，化瘀通络

E. 补养气血，健运脾胃

20. 下列哪组穴位不适宜治疗此患者

A. 风池、行间 B. 气海、足三里

C. 脾俞、气海 D. 气海、百会

E. 脾俞、足三里

(21~22题共用题干)

患儿，4岁。感冒2周未愈，乏力，时觉胸痛，间见憋气，纳差便调，咽红，咳嗽，苔黄，脉数。查心电图示 II、aVF、V5 导联 T 波倒置，血 CK-MB 升高。

21. 诊断应首先考虑的是

A. 病毒性心肌炎 B. 缺血性心肌病

C. 冠状动脉粥样硬化性心脏病 D. 甲亢性心脏病

E. 扩张性心肌病

22. 其中医证型是
    A. 邪毒犯心　　　　　　　　B. 湿热侵心
    C. 气阴亏虚　　　　　　　　D. 心肾阳虚
    E. 心脉瘀滞

(三) A4 题型（每题 1 分，共 24 分）

(23~26 题共用题干)

患者，男，65 岁。上腹部不适、疼痛 1 月余，以餐前、夜间痛明显，餐后可缓解。刻下症见胃痛隐隐，绵绵不休，喜温喜按，空腹痛甚，得食则缓，泛吐清水，神疲纳呆，手足不温，大便溏薄，舌淡苔白，脉虚弱或迟缓。

23. 该患者诊断应先考虑的是
    A. 慢性胆囊炎　　　　　　　B. 慢性胃炎
    C. 十二指肠溃疡　　　　　　D. 胰腺炎
    E. 胃癌

24. 该病的中医治法为
    A. 温胃散寒，行气止痛　　　B. 消食导滞，和胃止痛
    C. 养阴益胃，和中止痛　　　D. 温中健脾，和胃止痛
    E. 化瘀通络，理气和胃

25. 该病在上消化道钡餐造影检查下可见哪种征象
    A. 十二指肠龛影　　　　　　B. 十二指肠激惹征
    C. 局部压痛　　　　　　　　D. 胃窦部痉挛，黏膜增粗
    E. 胃液增多

26. 本病最常见的并发症是
    A. 上消化道出血　　　　　　B. 穿孔
    C. 幽门梗阻　　　　　　　　D. 癌变
    E. 休克

(27~30 题共用题干)

患者李某，女性，46 岁。头痛多年病史，症见头目昏重，神疲乏力，面色不华，操劳或用脑过度则加甚，脉细弱，舌质淡。

27. 此患者头痛病的病机为
    A. 肝阳上亢　　　　　　　　B. 气血亏虚
    C. 肾精不足　　　　　　　　D. 痰浊中阻
    E. 外邪阻窍

28. 治疗方剂应首选
   A. 半夏白术天麻汤   B. 八珍汤
   C. 大补元煎   D. 天麻钩藤饮
   E. 六君子汤

29. 针灸时选
   A. 督脉及足阳明、足少阳经穴为主
   B. 足少阴肾经、手足少阳经穴为主
   C. 足太阴脾经、手足少阳经穴为主
   D. 手足少阳经、足太阳经膀胱经穴为主
   E. 手足阳明经、足厥阴肝经穴为主

30. [假设信息] 若患者以前额部及眉棱骨不疼痛为主，应选用哪些引经药物
   A. 葛根、白芷、知母   B. 柴胡、黄芩、川芎
   C. 吴茱萸、藁本   D. 羌活、蔓荆子
   E. 钩藤、天麻

(31～34题共用题干)

患者李某，男，80岁。有长期吸烟史。有既往慢性阻塞性肺疾病病史多年，近1周出现神志恍惚、嗜睡、表情淡漠、烦躁不安、撮空理线，伴有咳逆喘促，苔白腻，舌质暗红，脉细滑数。血气分析示 pH = 7.26，PaO_2 = 55mmHg，$PaCO_2$ = 83mmHg，HCO_3^- = 24mmol/L，BE = +3mmol/L。

31. 中医辨证考虑为
   A. 肺肾气虚证   B. 肾虚不纳证
   C. 痰热郁肺证   D. 痰蒙神窍证
   E. 痰浊壅肺证

32. 西医诊断考虑是
   A. 慢支合并感染   B. 慢性肺心病呼吸衰竭
   C. 慢性肺心病合并心衰   D. 慢性肺心病急性加重期
   E. 慢支合并肺气肿

33. 上题血气分析结果提示存在哪一种酸碱平衡
   A. 呼吸性酸中毒合并代谢性酸中毒   B. 呼吸性碱中毒合并代谢性碱中毒
   C. 代谢性酸中毒   D. 代谢性碱中毒
   E. 呼吸性碱中毒

34. 对上述患者治疗的根本措施是
   A. 机械通气   B. 气管切开

C. 氧疗　　　　　　　　　　D. 用呼吸兴奋剂

E. 控制感染

(35~38题共用题干)

28岁青年女性，颈后两侧沿皮肤褶皱分布，皮肤状如牛项之皮，有慢性瘙痒。每逢熬夜或进食辛辣肥厚食物后加重。皮损呈淡褐色片状，粗糙肥厚，剧痒时作，夜间尤甚，舌淡红，苔白略腻，脉濡缓。

35. 患者诊断为

　　A. 牛皮癣　　　　　　　　B. 隐疹

　　C. 风瘙痒　　　　　　　　D. 湿疮

　　E. 接触性皮炎

36. 该患者的证型是

　　A. 肝郁化火证　　　　　　B. 风湿蕴肤证

　　C. 血虚风燥证　　　　　　D. 胃肠湿热证

　　E. 风寒束表证

37. 该选用的治法为

　　A. 疏风散寒止痒　　　　　B. 疏风解表，通腹泻热

　　C. 疏肝理气，清肝泻火　　D. 祛风利湿，清热止痒

　　E. 养血润燥，息风止痒

38. 治疗可选方药为

　　A. 龙胆泻肝汤加减　　　　B. 消风散加减

　　C. 当归引子加减　　　　　D. 麻黄桂枝各半汤

　　E. 防风通圣散加减

(39~42题共用题干)

患儿，男，2岁。平素体弱，入夏以来持续发热，口渴多饮，多尿少汗，食欲减退，精神略倦，四肢乏力，体检及实验室检查均正常，舌红，苔薄黄，脉细数。

39. 诊断应首先考虑为

　　A. 疰夏　　　　　　　　　B. 消渴

　　C. 湿温　　　　　　　　　D. 夏季热

　　E. 暑邪感冒

40. 此病的主要临床特征是

　　A. 发热口渴，便秘尿少

　　B. 大热大渴，大汗脉洪大

C. 发热、多食多饮，多尿消瘦

D. 发热、口渴多饮，多尿多汗

E. 长期发热，口渴多饮，多尿汗闭

41. 此病中医治法是
    A. 养阴清热，生津除烦
    B. 辛凉解表，清暑化湿
    C. 温补肾阳，清心护阴
    D. 清暑益气，养阴生津
    E. 清暑解表，行气和中

42. 治疗应首选的方剂是
    A. 六一散
    B. 温下清上汤
    C. 竹叶石膏汤
    D. 沙参麦冬汤
    E. 清暑益气汤

(43~46题共用题干)

患者范某，女，18岁。学生，患者近2年来，每于经期第2~3天小腹疼痛剧烈，经色暗红，有血块，排除血块及腐肉片样物后腹痛减轻，伴面色苍白，汗出肢冷，恶心呕吐，经前乳房胀痛，心烦急躁。

43. 证候当属
    A. 气滞血瘀证
    B. 肾气亏虚证
    C. 寒凝血瘀证
    D. 湿热蕴结证
    E. 气血虚弱证

44. 其治法是
    A. 补肾填精，养血止痛
    B. 清热除湿，化瘀止痛
    C. 温经散寒，祛瘀止痛
    D. 行气活血，祛瘀止痛
    E. 补气养血，和中止痛

45. 首选方药是
    A. 膈下逐瘀汤
    B. 少腹逐瘀汤
    C. 温经汤
    D. 血府逐瘀汤
    E. 调肝汤

46. 选用针灸治疗当首选
    A. 中极、太冲
    B. 关元、归来
    C. 气海、血海
    D. 太冲、血海
    E. 肾俞、太溪

(四) X 型题（多选题，每题 2 分，共 14 分）

47. 痰气交阻型噎膈的主症是
    A. 吞咽梗阻，情志舒畅时稍减轻
    B. 吞咽梗阻而痛

C. 舌红苔薄腻　　　　　　　　D. 脉弦滑

E. 胸膈痞满，呕吐痰涎

48. 下列指标中不能用于鉴别原发性与继发性甲状腺功能减退症的是

A. TSH　　　　　　　　　　　B. TT_3

C. TT_4　　　　　　　　　　　D. FT_3

E. FT_4

49. 完全性房室传导阻滞的特点包括

A. P-P 间期和 R-R 间期有各自的规律性

B. P 波与 QRS 波群有传导关系

C. P 波频率较 QRS 波群频率为快

D. 室性逸搏心律的 QRS 波群宽大畸形

E. 心室起搏点通常在阻滞部位稍下方

50. 小便点滴不通，或尿如细线，小腹胀满疼痛，舌紫暗，或有瘀点，脉涩，宜选方

A. 桃仁承气汤　　　　　　　　B. 代抵当丸

C. 少腹逐瘀汤　　　　　　　　D. 调胃承气汤

E. 抵当汤

51. 下列各项属于面色青的证候是

A. 痛证　　　　　　　　　　　B. 寒证

C. 瘀证　　　　　　　　　　　D. 热证

E. 惊痫

52. 妊娠生理性水肿的临床特点是

A. 妊娠 7～8 个月后　　　　　　B. 分娩后自行消退

C. 脚部浮肿　　　　　　　　　D. 水肿延及大腿

E. 不需治疗

53. 外科疾病的主要发病机理是

A. 邪正盛衰　　　　　　　　　B. 气血凝滞

C. 经络阻塞　　　　　　　　　D. 脏腑失和

E. 气血亏虚

二、专科题，共 40 分，仅供中医内科专业考生回答

（一）A2 型题（每题 1 分，共 8 分）

54. 患者，女，68 岁。腹大坚满，脘腹绷急，烦热口苦，渴不欲饮，面、目、皮

肤发黄，大便秘结，小便赤涩，舌暗，苔黄腻，脉弦数。其治法是

  A. 清热利水，理气利水   B. 清肝泄热，通腑泻下

  C. 通阳利水，攻下逐水   D. 理气化瘀，攻下逐水

  E. 清热利湿，攻下逐水

55. 患者谷某，男性，60 岁。表情迟钝，言语不利，易惊恐，善忘，或思维异常，行为古怪，伴肌肤甲错，双目晦暗，口干不欲饮，舌质暗，脉细涩。其治疗应首选的方剂是

  A. 血府逐瘀汤   B. 还少丹

  C. 通窍活血汤   D. 补阳还五汤

  E. 补中益气汤

56. 患者，女性，56 岁。心胸满闷，时有胀痛，兼有脘腹胀闷，数日与人因琐事争吵后症状加重，舌苔薄白，脉细弦，其诊断应为胸痹的

  A. 心血瘀阻证   B. 气滞心胸证

  C. 痰浊闭阻证   D. 寒凝心脉证

  E. 气阴两虚证

57. 患者，男性，35 岁。间断下肢水肿 2 个月，尿少，气短来诊。查体见颈静脉怒张，肺底少量湿性啰音，心脏扩大，心率 100 次/分，可闻及第一心音减弱，心尖部 2/6 级收缩期吹风样杂音，肝脏肋下 3cm，下肢水肿（+）。超声心动图示全心扩大，室壁运动呈弥漫性减弱。尿蛋白（+）。最可能的诊断是

  A. 风湿性心脏瓣膜病伴心力衰竭   B. 缩窄性心包炎

  C. 肝硬化   D. 扩张型心肌病伴心力衰竭

  E. 心包积液

58. 患者，男性，25 岁。自觉情绪不宁，急躁易怒，胸胁胀满近 2 个月，伴口苦而干，头痛，目赤，耳鸣，嘈杂吞酸，大便秘结，舌质红，苔黄，脉弦数。治疗本病首选的方剂是

  A. 丹栀逍遥散   B. 柴胡疏肝散

  C. 半夏厚朴汤   D. 五磨饮子

  E. 甘麦大枣汤

59. 患者张某，女，55 岁。主因寒战、高热 6 日入院。体温 39～40℃，咳嗽，咯少许黏液痰，曾用青霉素治疗 3 天，体温未下降，咳嗽加重，咳出大量脓臭痰。查体示肺部无阳性体征，胸片示可见偏心空洞，壁厚，内壁凹凸不平。最可能的诊断是

  A. 支原体肺炎   B. 急性肺脓肿

C. 支气管扩张并感染　　　　　　D. 金黄色葡萄球菌肺炎

E. 克雷伯杆菌肺炎

60. 脾虚气陷之尿浊当选用

A. 补中益气汤　　　　　　　　　B. 参苓白术散

C. 程氏萆薢分清饮　　　　　　　D. 鹿茸补涩丸

E. 无比山药丸

61. 患者杨某，女，55岁。症见忽然昏倒，不省人事，面赤身热，气粗口臭，肢体强痉，口噤拳握，躁扰不宁，大小便闭，苔黄腻，脉沉滑。联合针灸治疗时选

A. 内关、水沟、太冲、合谷、十二井穴

B. 风池、太冲、百会、心俞、三阴交、委中

C. 风池、合谷、内关、水沟、太冲、三阴交

D. 关元、三阴交、丰隆、神阙、足三里、四神聪

E. 丰隆、合谷、地仓、颊车、水沟、三阴交

(二) X 型题（多选题，每题 2 分，共 6 分）

62. 透析患者主要的死亡原因包括

A. 心血管并发症　　　　　　　　B. 贫血

C. 消化道出血　　　　　　　　　D. 尿毒症脑病

E. 高钾血症

63. 四妙勇安汤的药物组成是

A. 金银花　　　　　　　　　　　B. 玄参

C. 当归　　　　　　　　　　　　D. 生甘草

E. 川芎

64. 痫证的发生与下列哪些病因关系密切

A. 饮食不节　　　　　　　　　　B. 情志失调

C. 年迈体衰　　　　　　　　　　D. 先天不足

E. 脑部外伤

(三) 简答题（每题 10 分，共 10 分）

简述眩晕各型的主症、治法及代表方药。

(四) 病例分析题（每题 16 分，共 16 分）

患者许某，男性，64 岁。反复咳喘 10 多年，每年冬季多发作，近 3 天来出现咳喘

加重，胸闷气短，声低气怯，喘息不得平卧，咳嗽，痰白稀如沫，咯吐不利，心悸，形寒，汗多，面色晦暗，舌淡暗，苔白润，脉结代。

1. 简述中西医诊断。
2. 简述中医类证鉴别与西医鉴别要点
3. 为明确诊断需进一步做哪些完善检查？
4. 中医治法和方药各是什么？
5. 西医治疗方案是什么？

模拟试卷十一

一、共用题，共60分，所有考生均需回答。

（一）A2型题（每题1分，共6分）

1. 患者李某，女性，32岁。患者症见失眠多梦，易于惊醒，胆怯心悸，遇事善惊，气短乏力，舌淡，脉弦细。其治疗应首选的方剂是
   A. 归脾丸   B. 养心汤
   C. 琥珀多寐丸   D. 安神定志丸
   E. 朱砂安神丸

2. 患者，女性，60岁。退休两年后出现精神抑郁，情绪不宁，胸部满闷，胁肋胀痛，痛无定处，脘闷嗳气，不思饮食，大便溏结不调，舌红，苔薄腻，脉弦。此病证候诊断是
   A. 心神失养证   B. 气郁化火证
   C. 阴虚火旺证   D. 心脾两虚证
   E. 肝气郁结证

3. 患者，男性，50岁。因突发黑蒙就诊，伴胸闷乏力，查体示心界不大，心率48次/分，节律不齐，心电图示PP间期达2.6秒，其间无P波及QRS波发生，长PP间期与基本的窦性PP间期无倍数关系，其诊断可能为
   A. 窦性停搏   B. 窦性心动过缓
   C. Ⅰ度房室传导阻滞   D. Ⅱ度房室传导阻滞
   E. 窦性心律不齐

4. 患者陈某，女，42岁。因恼怒突然昏仆，口噤握拳，呼吸急促，四肢厥冷，脉弦，宜取穴

A. 水沟、内关、太冲 B. 水沟、内关、丰隆
C. 水沟、内关、十二井 D. 百会、气海、关元
E. 水沟、行间、涌泉

5. 骨折的早期并发症是
   A. 骨筋膜室综合征 B. 关节僵硬
   C. 骨化性肌炎 D. 创伤性关节炎
   E. 缺血性骨坏死

6. 患者黄某，36岁。月经量少，每逢行经时下腹冷痛，热敷好转，色暗，有血块，手足冷，甚则伴有恶心，呕吐，舌暗，苔白，脉沉紧。其中医辨证是
   A. 气血虚弱证 B. 肾气亏损证
   C. 气滞血瘀证 D. 寒凝血瘀证
   E. 阳虚内寒证

(二) A3题型（每题1分，共16分）

(7~9题共用题干)

患者高某，女性，32岁。既往肺结核病史，咯血反复发作1个月，血色鲜红，咳呛气急，痰少质黏色黄，午后潮热，五心烦热，盗汗，口干多饮，颧红，消瘦，月经不调，舌红绛少津液，苔薄黄，脉细数。

7. 患者胸片未见活动性肺结核病变，但痰结核菌两次阳性，进一步检查应首选
   A. 血沉 B. 肺部CT
   C. 结核菌素实验 D. 痰脱落细胞检查
   E. 纤维支气管镜

8. 如联合应用中药治疗其辨证是
   A. 血热妄行证 B. 肺阴亏虚证
   C. 肺肾阴亏证 D. 虚火灼肺证
   E. 痰热壅肺证

9. 其中药汤药治疗应首选的方剂是
   A. 月华丸合用百合固金汤 B. 保真汤合参苓白术散
   C. 百合固金汤合秦艽鳖甲汤 D. 保真汤合秦艽鳖甲汤
   E. 补天大造丸合月华丸

(10~12题共用题干)

患者王某，男性，70岁。突然头痛、恶心、呕吐3小时。查体示血压190/115mmHg，口角右偏，左侧鼻唇沟变浅，伸舌左偏，左侧偏瘫。

10. 病变可能定位于
    A. 右侧基底节区
    B. 左侧基底节区
    C. 桥脑
    D. 延脑
    E. 小脑

11. 若病变继续发展，首先最可能出现的瞳孔变化是
    A. 右侧瞳孔先散大再缩小
    B. 右侧瞳孔先缩小再散大
    C. 左侧瞳孔先散大再缩小
    D. 左侧瞳孔先缩小再散大
    E. 双侧瞳孔散大

12. 关于上述病例，目前下列处理不妥当的是
    A. 头颅CT检查
    B. 密切观察，必要时紧急手术
    C. 脑血管造影检查（DSA）
    D. 加强脱水、止血、抗炎治疗
    E. 防止并发症

(13~15题共用题干)

患者，女性，50岁。两周前因与邻居吵架，出现精神恍惚，心神不宁，悲忧善哭，喜怒无常，舌质淡，脉弦。中医诊断为郁证。

13. 其中医证型是
    A. 心神失养证
    B. 心肾阴虚证
    C. 心脾两虚证
    D. 痰气郁结证
    E. 心肾不交证

14. 其中医治法是
    A. 疏肝解郁，清肝泻火
    B. 健脾养心，补益气血
    C. 甘润缓急，养心安神
    D. 疏肝解郁，理气畅中
    E. 滋养心肾

15. 其首选方剂是
    A. 归脾汤
    B. 八珍汤
    C. 交泰丸
    D. 四君子汤
    E. 甘麦大枣汤

(16~17题共用题干)

张某，男，78岁。慢性肾功能不全病史10余年，结肠癌术后1年，此次胸闷、喘憋，双下肢重度指凹性水肿，少尿，听诊示双肺底明显湿啰音，血肌酐675μmol/L，血钾7.3mmol/L。舌紫暗，苔白，脉沉细涩。

16. 该患者急当行哪项治疗方案
    A. 持续性床旁血液滤过　　B. 腹膜透析
    C. 血液透析　　　　　　　D. 利尿
    E. 强心

17. 该患者中医治疗应首选的方剂是
    A. 肾气丸合真武汤　　　　B. 桃红四物汤合五苓散
    C. 实脾饮　　　　　　　　D. 六味地黄汤
    E. 疏凿饮子

(18~20题共用题干)

9岁男童，半月前发生右下肢疖肿，经治疗后有所好转，但余毒未清，高热，下肢疼痛，于下肢外侧皮肤逐渐红肿，伴有剧痛，肿胀附筋着骨，推之不移。患肢不能正常活动。3~4周后局部焮红、肿胀逐渐加重，高热持续。破溃脓出稠厚，渐转稀薄，淋漓不尽，形成窦道。

18. 该患儿所患疾病为
    A. 无头疽　　　　　　　　B. 发颐
    C. 附骨疽　　　　　　　　D. 痈
    E. 委中毒

19. 患儿起病1~2周后，高热持续，患肢胖肿，疼痛剧烈，皮肤焮红灼热，舌苔黄腻，脉洪数。下列说法正确的是
    A. 考虑脓肿尚未形成
    B. 证型属于湿热瘀阻证
    C. 内已酿脓，可行切开引流
    D. 方药可考虑仙方活命饮合五神汤加减
    E. 治疗宜调补气血，清化余毒

20. 关于本病的说法，错误的是
    A. 本病也可由外伤引起，如开放性骨折、局部骨骼损伤后感受邪毒、瘀血化热引起
    B. 本病主要与流痰、流注鉴别
    C. 脓成应尽早切开引流
    D. 患者可以夹板固定，以减少疼痛和防止病理性骨折
    E. 治疗以清热解毒、化湿和营为大法，分期辨证不重要

(21~22题共用题干)

患儿,男,5岁。突然壮热,神志昏迷,烦躁谵语,反复抽搐,惊厥不已,呕吐腹痛,大便脓血,舌质红,苔黄腻,脉滑数。

21. 诊断应首先考虑为

    A. 新生儿惊跳   B. 小儿癫痫

    C. 小儿惊厥   D. 代谢性脑病

    E. 快速眼运动睡眠相

22. 治疗应首选的方剂是

    A. 羚角钩藤汤   B. 普济消毒饮

    C. 黄连解毒汤合白头翁汤   D. 清瘟败毒饮

(三) A4题型 (每题1分,共24分)

(23~26题共用题干)

患者张某,女性,65岁。反复发作喘息10余年,再发3天,症见咳喘气粗,心烦,胸满闷,痰黄或白,黏稠难咳,小便黄,大便干,口渴,舌红,苔黄腻,脉滑数。

23. 患者应严禁用下述哪种药物

    A. β受体激动剂   B. β受体阻断剂

    C. 抗胆碱能药物   D. 钙离子拮抗剂

    E. 白三烯受体拮抗剂

24. 为巩固疗效,建议患者继续应用哪种药物控制气道炎症

    A. 丙酸倍氯米松气雾剂   B. 溴化异丙托品气雾剂

    C. 特布他林气雾剂   D. 酮替酚

    E. 氨茶碱

25. 如应用中药治疗应首选的方剂是

    A. 桑白皮汤   B. 麻杏石甘汤

    C. 葶苈大枣泻肺汤   D. 苏子降气汤

    E. 三仁汤

26. 患者出院时向医生咨询下述哪些办法可能根治哮喘,您的回答是

    A. 避免吸入花粉和尘螨   B. 避免上呼吸道感染

    C. 避免吸入冷空气   D. 避免剧烈运动

    E. 以上都不是

(27~30题共用题干)

患者李某,女性,45岁。抑郁成疾,神志痴呆,语无伦次,舌苔白腻,脉弦滑,

考虑痰气郁结之癫证。

27. 本病例与郁证鉴别之关键在于
    A. 有无胸胁胀满、疼痛症状　　B. 有无精神抑郁、情绪不宁症状
    C. 有无神识迷乱、精神失常症状　　D. 有无梅核气症状
    E. 是中青年患者，还是老年患者

28. 痰气郁结重证、实证，痰浊壅盛，胸膈瞀闷，口多痰涎，脉象滑大有力，可暂用
    A. 十枣汤　　B. 控涎丹、三圣散
    C. 至宝丹　　D. 龙虎丸
    E. 礞石滚痰丸

29. 患者表现为表情呆钝，言语错乱，目瞪不瞬，舌苔白腻，为痰迷心窍。治宜用
    A. 先用苏合香丸芳香开窍，继用四七汤加味
    B. 用顺气导痰汤加远志、郁金、菖蒲等
    C. 先用至宝丹，继用二陈汤加味
    D. 用礞石滚痰丸
    E. 先用苏合香丸芳香开窍，继用养心汤化裁

30. 患者癫证日久，神志恍惚，心烦不宁，失眠多梦，舌暗红，苔黄腻，脉弦滑数，其中医辨证为
    A. 痰气互阻证　　B. 气郁化热、阴虚火旺证
    C. 久病伤肾、阴虚火旺证　　D. 久病伤脾、湿热内生证
    E. 久病伤心、心神不宁证

(31～34题共用题干)

患者，男性，56岁。因家庭琐事争吵后突然出现心前区隐痛，呈阵发性，每次发作持续数分钟，伴脘腹胀闷，嗳气得舒，苔薄白，脉细弦。

31. 该患者应辨证为
    A. 心血瘀阻证　　B. 气滞心胸证
    C. 痰浊闭阻证　　D. 寒凝心脉证
    E. 心肾阳虚证

32. 其治法应为
    A. 豁痰化瘀，调畅气血　　B. 活血化瘀，息风通络
    C. 疏肝理气，活血通络　　D. 活血化瘀，通脉止痛
    E. 通阳泄浊，豁痰宣痹

33. 其中医治疗应首选的方剂是
   A. 血府逐瘀汤加减
   B. 柴胡疏肝散加减
   C. 瓜蒌薤白半夏汤合涤痰汤加减
   D. 枳实薤白桂枝汤合当归四逆汤加减
   E. 生脉散合人参养荣汤加减

34. 假如患者心烦易怒，口干便秘，舌红，苔黄，脉弦数，则应
   A. 加龙胆草、栀子
   B. 加黄连、黄芩
   C. 加酸枣仁、柏子仁
   D. 改用丹栀逍遥散
   E. 改用龙胆泻肝汤

(35~38题共用题干)

患儿，女，18个月。发热，体温在39.3~39.8℃，发热数日，两侧眼结膜充血，球结膜尤重，掌趾面红肿且痛，颈部淋巴结肿胀，应用多种抗生素治疗无效。舌质红绛，状如草莓，苔薄黄，脉数有力。

35. 诊断应首先考虑是
   A. 急性结膜炎
   B. 幼年类风湿病
   C. 急性肾小球肾炎
   D. 皮肤黏膜淋巴结综合征
   E. 传染性单核细胞增多症

36. 其中医治法是
   A. 辛凉透表，清热解毒
   B. 滋养胃阴，顾护心阴
   C. 清热解毒，活血化瘀
   D. 益气养阴，清解余热
   E. 疏风清热，利湿解毒

37. 治疗应首选的方剂是
   A. 桑杏汤
   B. 银翘散
   C. 桃花煎
   D. 清瘟败毒饮
   E. 沙参麦冬汤

38. 若该患者拟为"川崎病"，使用丙种球蛋白静脉滴注，其剂量为
   A. 50mg/kg
   B. 100mg/kg
   C. 500mg/kg
   D. 1g/kg
   E. 2g/kg

(39~42题共用题干)

患者刘某，女，29岁，已婚。主诉：结婚三年不孕。患者16岁初潮，月经周期错后，经量少，色红，近年来形体消瘦，腰腿酸软，头晕眼花，眠差多梦，五心烦热，舌质红，脉细数。男方精液化验正常，妇检子宫偏小，后倾，附件（-）。

39. 其中医证型是
   A. 肾气虚证　　　　　　　　　B. 肾阳虚证
   C. 肾阴虚证　　　　　　　　　D. 肝郁证
   E. 血瘀证

40. 其中医治法是
   A. 疏肝解郁，理血调经　　　　B. 温肾助阳，化湿固精
   C. 补肾益气，填精益髓　　　　D. 滋肾养血，调补冲任
   E. 燥湿化痰，理气调经

41. 根据中医辨证首选方剂
   A. 养精种玉汤加味　　　　　　B. 开郁种玉汤
   C. 启宫丸　　　　　　　　　　D. 毓麟珠
   E. 温胞饮

42. 女性激素的测定一般在
   A. 月经前 3~4 天　　　　　　　B. 月经间期
   C. 行经期第 2~3 天　　　　　　D. 行经期结束
   E. 以上均不对

(43~46 题共用题干)

青年女性，先天双乳头内陷，产后 3 年，非哺乳期，右乳突发肿块，迅速增大，局部肿胀疼痛。肿块局部皮肤逐渐泛红，右乳头偶有粉渣样分泌物。伴有发热，头痛，大便干结，小便黄。查肿块质地硬，大小 3cm×4cm，形态不规则，可推移，按压疼痛加重。舌红，苔黄，脉弦数。辅助检查示乳腺肿块细针穿刺可见多种细胞混杂，其中浆细胞较多见，另可见其他炎细胞。

43. 该患者所患疾病是
   A. 乳痈　　　　　　　　　　　B. 粉刺性乳痈
   C. 乳岩　　　　　　　　　　　D. 乳癖
   E. 乳衄

44. 该患者的证型属于
   A. 肝经郁热证　　　　　　　　B. 正虚邪滞证
   C. 热毒炽盛证　　　　　　　　D. 气滞热壅证
   E. 气滞痰凝证

45. 治疗方药可选用
   A. 托里透脓散加减　　　　　　B. 柴胡清肝汤加白花蛇舌草等
   C. 开郁散合消疬丸加减　　　　D. 六味地黄丸汤加减

E. 瓜蒌牛蒡汤加减

46. 关于本病的叙述错误的是

   A. 本病是一种以导管扩张、浆细胞浸润为病变基础的慢性非细菌感染的乳腺化脓性疾病

   B. 其临床表现可以有乳房肿块、乳头溢液、乳房部漏等

   C. 本病有红肿表现，合并细菌感染者居多

   D. 本病需要与乳腺癌、导管内乳头状瘤进行鉴别，避免延误病情

   E. 肿块初起、皮色略红时可给予金黄膏外敷

（四）X 型题（多选题，每题 2 分，共 14 分）

47. 下列各项，属于肺痨主症的是

   A. 咳嗽   B. 咯血
   C. 潮热   D. 盗汗
   E. 咳吐浊唾涎沫

48. 消渴常见的并发症包括

   A. 肺痨   B. 雀目
   C. 中风   D. 皮肤疮疖
   E. 水肿

49. 浅反射包括

   A. 肱二头肌反射   B. 腹壁反射
   C. 桡骨骨膜反射   D. 膝反射
   E. 跖反射

50. 下列各项，属于正常测量小儿体重状况的是

   A. 清晨   B. 空腹
   C. 进食后   D. 排空大小便
   E. 仅穿单衣

51. 胎动不安的临床表现有

   A. 阴道少量出血   B. 腰酸腹痛，胎动下坠
   C. 胸胁胀满   D. 小腹胀痛，恶心呕吐，头晕厌食
   E. 以上均不是

52. 骨牵引的禁忌证包括

   A. 牵引处有炎症   B. 严重骨质疏松
   C. 老年患者   D. 儿童患者
   E. 有内科疾病

53. 下列哪些原因可以引起痒
   A. 风胜   B. 湿胜
   C. 热胜   D. 虫淫
   E. 血虚

二、专科题，共40分，仅供中医内科专业考生回答

（一）A2型题（每题1分，共8分）

54. 患者，女，37岁。有腹痛史3年。腹痛较剧，痛处不移，伴有月经不调，舌紫暗，脉弦。该病例中医辨证为
   A. 肝气郁滞证   B. 瘀血内停证
   C. 寒凝血瘀证   D. 血瘀夹虚证
   E. 瘀热互结证

55. 患者，男，28岁。2小时前突发全腹剧烈疼痛。查体示全腹肌紧张，压痛及反跳痛。既往有胃溃疡病史。下列哪项支持消化性溃疡合并穿孔的诊断
   A. 腹痛伴呕吐   B. 腹痛伴肝浊音界缩小或消失
   C. 腹痛伴发热   D. 腹痛伴黄疸
   E. 腹痛伴无排气排便

56. 李某，女性，小便涩滞，淋沥不畅，少腹胀满。苔薄白，脉沉弦。治法为
   A. 清热通淋，凉血止血   B. 疏肝理气，利尿通淋
   C. 清热利湿，分清泌浊   D. 清热利湿，排石通淋
   E. 补益脾肾

57. 王某，男，27岁。淋雨后出现关节疼痛重着，手足沉重，活动不便，肌肤麻木不仁，舌苔白腻，脉濡缓。治疗的首选方剂是
   A. 防风汤   B. 薏苡仁汤
   C. 白虎桂枝汤   D. 四妙丸
   E. 麻杏苡甘汤

58. 患者，男性，67岁。因心肌梗死后反复出现频发室性期前收缩，2天来反复发作胸骨后疼痛伴晕厥，推测晕厥最可能的原因是
   A. 阵发性心房扑动   B. 阵发性心房颤动
   C. 阵发性室上性心动过速   D. 阵发性房性心动过速
   E. 阵发性室性心动过速

59. 患者梁某，男，68岁。哮病反复发作，喘息鼻扇，张口抬肩，烦躁，四肢厥冷，脉细数不清，舌质青暗，苔腻脉滑。其治疗应首选的方剂是

A. 玉屏风散 B. 六君子汤
C. 平喘固本汤 D. 七味都气丸
E. 回阳急救汤合生脉饮

60. 患者郭某，女性，28岁。间断咳嗽，咳黄痰10余年，加重伴发热5天。痰为脓性恶臭痰，静置有分层，患者多次因支气管扩张住院治疗。查体示体温39℃，重度消瘦，急性热病容，咳嗽无力，左下肺固定湿啰音，右下肺管状呼吸音。白细胞$19.6×10^9$/L，中性粒细胞0.85。痰培养提示铜绿假单胞菌（+++）。X线提示左下肺蜂窝状影，内见小液平，右下肺实变影。该患者确切诊断是

A. 肺结核 B. 中叶综合征
C. 韦格纳肉芽肿 D. 支气管扩张并肺部感染
E. 干性支气管扩张

61. 患者赵某，女，43岁，教师。上月因工作繁忙，自觉咽中不适，渐发展至咽干而痛，声音嘶哑，微咳，痰黄少黏难咳，时有恶心，舌质偏红边有瘀点，苔黄而腻，脉细滑数，针灸治疗处方为

A. 列缺、照海、鱼际、太溪、丰隆、太冲
B. 合谷、尺泽、风池、风府、外关、少商
C. 肺俞、大椎、肾俞、膻中、迎香、印堂
D. 风池、尺泽、曲池、风府、百会、关元
E. 太渊、膻中、肺俞、关元、足三里、印堂

（二）X型题（多选题，每题2分，共6分）

62. 下列哪项为治疗外感咳嗽方法

A. 疏散外邪，宣通肺气 B. 不宜早用苦寒
C. 不宜早用收涩 D. 不宜早用滋腻
E. 及时调理脏腑

63. 下列不是引起Graves病的原因是

A. 长期碘摄入过多 B. 长期碘摄入不足
C. 各种原因致垂体分泌TSH过多 D. 各种原因致下丘脑分泌TRH过多
E. 遗传易感性和自身免疫功能异常

64. 下列何种病因与癫狂的发生关系密切

A. 七情内伤 B. 感受外邪
C. 饮食失节 D. 体虚劳倦
E. 先天不足

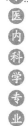

(三) 简答题（每题10分，共10分）

简述阴水与阳水的鉴别要点。

(四) 病例分析题（每题16分，共16分）

吴某，62岁。近1年来自觉胃脘胀满，餐后明显，伴烧心、反酸，嗳气频频，胸膈满闷，于当地医院行胃镜，胃镜下表现为胃黏膜红白相间，以白为主，黏膜皱襞变平，黏膜呈细颗粒状。病理示（胃窦）部分腺体肠化，活动性炎症，Hp（+）。刻下症见脘腹部痞塞不舒，胸膈满闷，头晕目眩，身重困倦，呕恶纳呆，口淡不渴，大便日行1次，质稀溏，小便不利，舌苔白厚腻，脉沉滑。

1. 该病的中西医诊断各是什么？
2. 该病的中医类证鉴别是什么？西医鉴别诊断有哪些？
3. 你将会安排哪些进一步检查？
4. 中医治法和方药各是什么？
5. 西医治疗方案是什么？

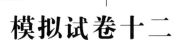

模拟试卷十二

一、共用题，共60分，所有考生均需回答。

（一）A2型题（每题1分，共6分）

1. 患者王某，男性，45岁。因外伤后出血过多，突然发生昏厥，面色苍白，口唇色淡，肢体颤摇，冷汗自出，气息微弱，舌质淡，脉细数无力。其治法是

    A. 补气活血   B. 养血活血

    C. 补养气血   D. 补气回阳

    E. 回阳救逆

2. 患者，男，46岁。突发胸痛2小时，胸痛呈持续性，舌下含服硝酸甘油无效，与咳嗽、呼吸无关，放射至左侧肩臂处，大汗淋漓，查体示体温37.2℃，双侧血压均在130/75mmHg左右，既往有长期大量吸烟史，该患者的胸痛最有可能的原因是

    A. 带状疱疹   B. 气胸

    C. 胸膜炎   D. 心肌梗死

    E. 心绞痛

3. 男性患者，65岁。有慢性支气管炎、肺气肿病史十余年，咳、痰、喘加重3天，入院后血气检查：pH7.62，$PaCO_2$ 30mmHg，PaO_2 60mmHg，HCO_3^- 30mmol/L，BE6mmol/L，据此结果该患者酸碱失衡的类型最可能是

    A. 代谢性酸中毒   B. 呼吸性碱中毒合并代谢性碱中毒

    C. 呼吸性酸中毒   D. 代谢性碱中毒

    E. 呼吸性酸中毒合并代谢性酸中毒

4. 患者贺某，男，79岁。凌晨腹泻明显，肠鸣腹痛，泄后痛减，大便稀薄，形寒肢冷，腰膝酸冷，治疗使应选用哪些穴位

A. 天枢、合谷、阴陵泉、上巨虚、下巨虚

B. 天枢、合谷、上巨虚、下巨虚、大肠俞

C. 天枢、中脘、足三里、脾俞、关元

D. 天枢、中脘、足三里、肝俞、行间

E. 天枢、中脘、足三里、肾俞、命门

5. 患儿，6个月。病起1天，发热，泄泻9次，大便稀薄如水，泻下急迫，恶心呕吐，阵阵啼哭，小便短黄。治疗应首选

A. 平胃散 B. 保和丸

C. 藿香正气散 D. 葛根芩连汤

E. 藿香正气散

6. 患者黄某，36岁。月经量少，每逢行经时下腹冷痛，热敷好转，色暗，有血块，手足冷，甚则伴有恶心，呕吐，舌暗，苔白，脉沉紧。中医治法是

A. 疏肝理气，散寒止痛 B. 温阳行气，散寒止痛

C. 理气行滞，化瘀止痛 D. 温经散寒，化瘀止痛

E. 补肾温阳，行气止痛

(二) A3题型（每题1分，共16分）

(7~9题共用题干)

患者高某，男性，68岁。既往肺心病病史15年，此次患大叶性肺炎，咳嗽，咳痰1周，在家自己服用抗生素，未见明显效果，并出现呼吸困难，昨天出现烦躁不安，接着神志恍惚，送至医院就诊，查体示口唇发绀，颈静脉充盈，两肺底闻及细湿啰音，体温37.5℃，脉搏110次/分，血压150/90mmHg，双下肢水肿，尿蛋白阳性，大便隐血阳性。

7. 病人最可能出现了下述哪个并发症

A. 肾衰竭 B. 上消化道出血

C. 急性脑出血 D. 呼吸衰竭

E. 急性心力衰竭

8. 为明确诊断，宜首选

A. 动脉血气分析 B. 胸部X线摄片

C. 心电图检查 D. 痰细菌学检查

E. 颅脑CT检查

9. 如诊断明确后，予以积极治疗，病人病情好转，水肿减轻，但出现手足抽搐现象，则最可能的并发症是

A. 呼吸性酸中毒 B. 呼吸性碱中毒

C. 代谢性酸中毒 D. 代谢性碱中毒

E. 神经症状

(10～12题共用题干)

患者汤某，男性，45岁。头胀痛而眩，面赤口苦，心烦易怒，耳鸣胁痛，夜眠不宁，舌红苔薄黄，脉弦。

10. 此患者头痛病的病机为

　　A. 肝阳上亢 B. 气血亏虚

　　C. 肾精不足 D. 痰浊中阻

　　E. 外邪阻窍

11. 治疗方剂应首选

　　A. 半夏白术天麻汤 B. 加味四物汤

　　C. 大定风珠 D. 六君子汤

　　E. 天麻钩藤饮

12. 如联合应用针灸治疗，以下哪项叙述是不正确的

　　A. 应取肝胆两经为主

　　B. 主穴取百会、风池、膈俞、肾俞、足三里

　　C. 胁胀症，加阳陵泉

　　D. 毫针宜用泻法

　　E. 不宜用灸法

(13～15题共用题干)

患者张某，男性，80岁。1周前因"急性支气管炎"于某医院呼吸科住院治疗，昨日出院，今日患者突然出现高热寒战，咳嗽伴左胸痛，咳痰呈砖红色胶冻状，量多。查体示体温39.6℃，血压110/60mmHg。轻度发绀，左肺叩诊浊音，听诊呼吸音低，胸片提示左肺小叶性密度增高影，叶间隙下坠。

13. 患者最可能的诊断是

　　A. 肺炎 B. 肺脓肿

　　C. 脓胸 D. 急性气管炎

　　E. 胸膜炎

14. 最可能的致病菌是

　　A. 流感嗜血杆菌 B. 军团菌

　　C. 肺炎克雷伯杆菌 D. 肺炎链球菌

　　E. 铜绿假单胞菌

15. 该患者调护不正确的是
    A. 患者采取仰卧位
    B. 佩戴手套也要执行洗手规则
    C. 严格手部清洁
    D. 定时清除口腔分泌物
    E. 加强气道护理，做好翻身拍背，促进排痰

(16~18题共用题干)

患者，男性，25岁。心悸、无力、手抖4个月，大便每日2~3次，不成形，体重下降5kg。1周前诊断为甲状腺功能亢进症，尚未治疗，昨晚饮白酒半斤，呕吐1次，晨起醒来发现双下肢不能活动。

16. 为明确下肢不能活动的原因，应首先测定
    A. 血钠   B. 血镁
    C. 血糖   D. 血钾
    E. 血钙

17. 紧急处理是
    A. 口服大剂量β受体阻滞剂   B. 静脉补钾
    C. 口服丙硫氧嘧啶   D. 注射B族维生素
    E. 静脉滴注氢化可的松

18. 为避免再次出现下肢活动障碍，甲亢治疗应采用
    A. 抗甲状腺药物   B. 放射性碘
    C. 肾上腺皮质激素   D. 立即行甲状腺手术
    E. 复方碘溶液

(19~20题共用题干)

患儿，男，8岁。症见多动多语，冲动任性，难于制约，注意力不集中，胸中烦热，懊恼不眠，便秘尿赤，舌质红，苔黄腻，脉滑数。

19. 中医证型是
    A. 肝肾阴虚证   B. 心脾两虚证
    C. 痰火内扰证   D. 风痰阻络证
    E. 气阴两虚证

20. 治疗应首选的方剂是
    A. 龙胆泻肝汤   B. 泻心导赤散
    C. 泻心汤   D. 清心涤痰汤

E. 黄连温胆汤

(21～22题共用题干)

患者，男，26岁。背部一个红色结块，直径约3cm，灼热疼痛，突起根浅，中心可见一脓头。发热，口渴，小便赤，便秘，舌苔黄，脉数。

21. 证型属于下列哪个
    A. 暑热浸淫证
    B. 体虚毒恋，阴虚内热证
    C. 热毒蕴结证
    D. 体虚毒恋，脾胃虚弱证
    E. 热入营血证

22. 可选用下列哪种治法
    A. 清热解毒
    B. 清暑化湿解毒
    C. 养阴清热解毒
    D. 健脾和胃，清化湿热
    E. 清热凉血

(三) A4题型（每题1分，共24分）

(23～26题共用题干)

患者，男，35岁。暴饮暴食后突发持续性上腹部绞痛，向腰背部呈带状放射，弯腰抱膝位后疼痛缓解，恶心呕吐，呕吐物为胃内容物，呕吐后疼痛不缓解。查体示体温38.8℃，脉搏96次/分。肠鸣音1～2次/分，脐周压痛明显。血常规检查示白细胞12.8×10^9/L，中性粒细胞0.89。

23. 该患者最可能的诊断是
    A. 急性胰腺炎
    B. 急性胃肠炎
    C. 急性胆囊炎
    D. 急性单纯性肠梗阻
    E. 急性阑尾炎

24. 除上述症状外，为进一步明确诊断可尽快辅助哪项检查结果
    A. 腹部立位平片
    B. 血清脂肪酶
    C. 血、尿淀粉酶
    D. 心电图
    E. 动脉造影

25. 该患者应采取以下哪项治疗措施
    A. 流食，中药治疗
    B. 半流食，针刺治疗
    C. 禁食，补液，解痉止痛，抗生素治疗
    D. 禁食，解痉止痛
    E. 补液治疗，抗生素治疗

26. 该患者最可能发生以下哪种并发症
   A. 胰腺假性囊肿　　　　　　B. 肠梗阻
   C. 肠出血　　　　　　　　　D. 肠瘘
   E. 腹腔脓肿

(27～30题共用题干)

患者孙某，女性，22岁。症见寒颤，继而壮热，咳嗽气急，咳吐黄绿色浊痰，腥臭味，胸痛不得转侧，口干咽燥，苔黄腻，脉滑数。

27. 其中医诊断为
   A. 外感发热　　　　　　　　B. 胸痹
   C. 痰热咳嗽　　　　　　　　D. 肺痈
   E. 喘证

28. 其治法是
   A. 清肺解表　　　　　　　　B. 排脓解毒
   C. 清肺化瘀消痈　　　　　　D. 清热解毒
   E. 养阴补肺

29. 其治疗应首选的方剂是
   A. 麻杏石甘汤　　　　　　　B. 加味桔梗汤
   C. 如金解毒散　　　　　　　D. 二陈汤
   E. 银翘散

30. [假设信息] 若患者出现胸满咳逆，便秘，应加用哪些中药
   A. 葶苈子、大黄、芒硝　　　B. 鱼腥草、贝母、薏苡仁
   C. 沙参、天冬、天花粉　　　D. 桑白皮、地骨皮、黄芩
   E. 青黛、苏子、竹茹

(31～34题共用题干)

患者，男性，55岁。癫痫病史10年，发作时昏不知人，四肢抽搐，口吐白沫，二便失禁，近年来发作更加频繁，劳累后多发，现头昏沉，眠差，心悸气短，面色少华，舌质淡，苔腻，脉沉细。

31. 该患者应辨证为
   A. 风痰闭阻证　　　　　　　B. 痰火扰神证
   C. 瘀阻脑络证　　　　　　　D. 心脾两虚证
   E. 心肾亏虚证

32. 其中医治法应为
    A. 涤痰息风，开窍定痫 B. 清热泻火，化痰开窍
    C. 活血化瘀，息风通络 D. 补益心肾，潜阳安神
    E. 补益气血，健脾养心

33. 其中医治疗应首选的方剂是
    A. 归脾汤合六君子汤 B. 六味地黄丸合大补元煎
    C. 补中益气汤合四物汤 D. 柴胡舒肝散合定痫丸
    E. 二陈汤合黄连解毒汤

34. 患者抽搐缓解后，出现面色苍白，大汗出，四肢厥冷，脉细弱，治疗应首选的药物是
    A. 静点清开灵注射液 B. 静点醒脑静注射液
    C. 静点黄芪注射液 D. 静点参附注射液
    E. 灌服安宫牛黄丸

(35~38题共用题干)

患者李某，女，40岁。主因反复发生夜间呼吸困难2个月，加重2天就诊。就诊时症见喉中痰鸣壅盛，鸣声如哨笛，喘急胸满，但坐不得卧。查体示血压178/105mmHg，呼吸急促，双肺散在哮鸣音，双肺底细湿啰音，心率125次/分。

35. 此患者最需鉴别的是
    A. 慢性支气管炎还是急性支气管炎 B. 肺心病还是冠心病
    C. 支气管哮喘还是心源性哮喘 D. 双肺炎症还是肺间质纤维化
    E. 左心衰竭还是ARDS

36. 在没有确诊情况下，不宜使用的药物是
    A. 氨溴索 B. 氨茶碱
    C. 速尿 D. 吗啡
    E. 糖皮质激素

37. 如无法在短期内做出鉴别又急需尽快缓解呼吸困难可选用
    A. 氨茶碱 B. 吗啡
    C. 泼尼松 D. 痰液稀释剂
    E. 止咳糖浆

38. 中医治疗应该选择
    A. 六君子汤 B. 三子养亲汤
    C. 射干麻黄汤 D. 定喘汤
    E. 小青龙汤

(39~42题共用题干)

患儿,男,4岁。近2周来咳嗽日渐加重,呈阵发性痉咳,咳剧伴有鸡鸣样吸气声,必待痰涎吐出后,咳嗽暂缓。一日可发十几次至数十次不等,日轻夜重。舌质红,苔薄黄,脉数。血常规示白细胞 30×10^9/L,中性粒细胞 0.30,淋巴细胞 0.70,未曾接种过白百破疫苗。

39. 此病的临床特征是
    A. 阵发性痉挛性咳嗽,咳末伴有较长的鸡鸣样吸气性吼声
    B. 阵发性咳嗽,咳声重浊,痰液黏稠
    C. 连声干咳,咳声高亢,无痰
    D. 喉间痰鸣气促,呼气延长
    E. 呛咳不已,咽痛无痰

40. 此病中医证型是
    A. 邪犯肺卫证   B. 痰火阻肺证
    C. 肺脾气虚证   D. 痰热闭肺证
    E. 肺阴亏虚证

41. 治疗应首选的方剂是
    A. 三拗汤   B. 桑白皮汤合葶苈大枣泻肺汤
    C. 沙参麦冬汤   D. 人参五味子汤
    E. 清燥救肺汤

42. 经治后,痉咳缓解,咳而无力,精神萎靡,食欲不振,形体明显消瘦,舌质淡,苔薄白。治疗首选方剂是
    A. 玉屏风散   B. 人参健脾丸
    C. 清燥救肺汤   D. 沙参麦冬汤
    E. 人参五味子汤

(43~46题共用题干)

34岁年轻男子,颜面及背部多发丘疹如刺,可挤出白色碎米样粉汁。颜面、胸背部皮肤油腻,皮疹红肿疼痛,或有脓疱;口臭、便秘、溲黄;舌红,苔黄腻,脉滑数。

43. 该患者所患疾病是
    A. 粉刺   B. 疖
    C. 疔   D. 痈
    E. 湿疮

44. 患者所属证型是
    A. 肺经风热证　　　　　　　　B. 肠胃湿热证
    C. 痰湿瘀滞证　　　　　　　　D. 血热风燥证
    E. 热毒蕴肤证

45. 所应用的治法应为
    A. 祛风清热，养血润燥　　　　B. 除湿化痰，活血散结
    C. 疏风清肺　　　　　　　　　D. 清热除湿解毒
    E. 凉血润燥

46. 可选用哪个方剂治疗
    A. 黄连解毒汤合凉血四物汤加减　　B. 消风散合当归饮子加减
    C. 枇杷清肺饮加减　　　　　　　　D. 茵陈蒿汤加减
    E. 二陈汤合桃红四物汤加减

（四）X型题（多选题，每题2分，共14分）

47. "真心痛"最易出现的西医并发症为
    A. 脑梗死　　　　　　　　　　B. 脑出血
    C. 心力衰竭　　　　　　　　　D. 心源性休克
    E. 心律失常

48. 下列哪项是喘证的临床特征
    A. 呼吸困难　　　　　　　　　B. 张口抬肩
    C. 鼻翼扇动　　　　　　　　　D. 不能平卧
    E. 喉间痰鸣

49. 肝硬化腹水的正确措施包括
    A. 低盐饮食
    B. 一般饮水量控制在1000mL/d
    C. 联合应用保钾和排钾利尿剂
    D. 少量多次补充白蛋白
    E. 单纯放腹水是加快各种程度肝硬化腹水消退的重要手段

50. 病理性蛋白尿包括
    A. 肾小球性蛋白尿　　　　　　B. 肾小管性蛋白尿
    C. 体位性蛋白尿　　　　　　　D. 功能性蛋白尿
    E. 溢出性蛋白尿

51. 类风湿关节炎活动期主要中医病机包括
    A. 风寒痹阻　　　　　　　　　B. 寒湿阻络

C. 风寒湿痹阻经络　　　　　D. 湿热痹阻

E. 肝肾阴虚

52. 小夹板固定的力学原理主要包括

A. 夹板、压垫和扎带的外部作用力

B. 肌肉收缩的内在动力

C. 将伤肢置于与移位倾向相反的位置

D. 肢体固定的血液循环改变

E. 患者的自我控制力

53. 下列对哮喘的描述正确的是

A. 反复发作

B. 肺部听诊可闻及哮鸣音

C. 发作可由异物过敏引起

D. 可因呼吸道感染而诱发

E. 发作时呼吸困难，呼气延长，伴有哮鸣音

二、专科题，共40分，仅供中医内科专业考生回答

(一) A2型题（每题1分，共8分）

54. 患者，男，55岁。腹胀且痛，便秘纳呆，时有如条状物聚起在腹部，重按则胀痛更甚，苔腻，脉弦滑。应诊断为

A. 气结血瘀之积证　　　　　B. 肝气夹痰之聚证

C. 食滞痰阻之聚证　　　　　D. 肝郁气滞之聚证

E. 气郁血瘀之积证

55. 患者李某，男性，35岁。喘咳气涌，胸部胀痛，痰黄难咯，口渴舌红，苔黄腻，脉滑数。治疗应首选的方剂是

A. 麻杏石甘汤　　　　　　　B. 越婢加半夏汤

C. 射干麻黄汤　　　　　　　D. 桑白皮汤

E. 麻杏薏石汤

56. 患者，女，45岁。因反复发作头痛5年，3天前受风后再次出现头痛就诊。刻下症见头部重痛，头痛如裹，伴四肢困重，食欲欠佳，大便不爽，小便黄，苔白腻，脉濡。针灸治疗的配穴是

A. 太溪、太冲　　　　　　　B. 头维、阴陵泉

C. 风门、列缺　　　　　　　D. 血海、膈俞

E. 曲池、大椎

57. 患者，女性，48岁，近年来出现入睡困难，多梦，伴心悸，头晕耳鸣，腰膝酸软，五心烦热，舌红，苔少，脉细数，其辨证以及治疗首选的方剂应为

   A. 心脾两虚，归脾汤加减

   B. 痰热扰心，黄连温胆汤加减

   C. 肝火扰心，龙胆泻肝汤加减

   D. 心胆气虚，安神定志丸合酸枣仁汤加减

   E. 心肾不交，六味地黄丸合交泰丸加减

58. 小便混浊，乳白或如米泔水，上有浮油，置之沉淀，或伴有絮状凝块物，或混有血液、血块，尿道热涩疼痛，尿时阻塞不畅，口干，苔黄腻，舌质红，脉濡数。属于

   A. 热淋 B. 石淋

   C. 膏淋 D. 血淋

   E. 劳淋

59. 以下患者最有可能患有系统性红斑狼疮的是

   A. 女性，30岁，反复自然流产3次

   B. 男性，25岁，反复足跟足底痛2年

   C. 女性，55岁，反复腮腺肿痛2年

   D. 女性，27岁，反复颞颌关节痛6个月

   E. 男性，40岁，反复足大趾肿痛4年

60. 患者张某，男，55岁。患有哮喘20年病史，平素喉中轻度哮鸣，气短声低，稍劳即著，咳嗽痰多色白质稀，怕风易汗，纳少便溏，舌淡苔白，脉细弱，病情稳定时可选用的方剂是

   A. 苏子降气汤 B. 六君子汤

   C. 三子养亲汤 D. 蛤蚧定喘丸

   E. 二陈汤

61. 患者张某，男性，15岁。晨起突感右胸闷、胀痛，气促出冷汗。查体示神志清楚，面色苍白，口唇发绀，呼吸25次/分，右上肺叩诊呈鼓音，呼吸音消失，心率112次/分，律齐。最可能的诊断是

   A. 胸膜炎 B. 心绞痛

   C. 带状疱疹 D. 自发性气胸

   E. 肋间神经炎

（二）X型题（多选题，每题2分，共6分）

62. 患者吴某，男，75岁。诉大便干结如羊屎状，形体消瘦，两颧红赤，自觉头

晕耳鸣，心烦少眠，潮热盗汗，腰膝酸软，舌红少苔，脉细数。关于其诊断、治疗，下列叙述正确的是

  A. 方药选用黄芪汤加减   B. 其证型为阴虚便秘

  C. 方药选用增液汤加减   D. 其证型为气虚便秘

  E. 治法为滋阴通便

63. 心悸患者最常见的脉象包括

  A. 涩、滑   B. 迟、数

  C. 紧、弦   D. 细、浮

  E. 促、结、代

64. 癃闭病位主要在

  A. 膀胱   B. 肾

  C. 肺   D. 脾

  E. 肝

(三) 简答题（每题10分，共10分）

黄疸阳黄与阴黄的病因病机是什么？如何鉴别？

(四) 病例分析题（每题16分，共16分）

患者周某，女，50岁，干部。有高血压病史十余年，平时喜辛辣煎炒之品味及甜食，不爱运动。自诉4个月前初因咳嗽，发烧半个月，经治疗后咳嗽、发烧基本痊愈，但却逐渐出现烦渴多饮，日饮水量达4000mL左右，口干舌燥，尿频量多，舌边尖红，苔薄黄干，脉洪数。

1. 简述中西医诊断。
2. 简述中医类证鉴别与西医鉴别要点。
3. 为明确诊断需进一步完善哪些检查？
4. 中医治法和方药各是什么？
5. 西医治疗方案是什么？

模拟试卷十三

一、共用题，共60分，所有考生均需回答。

(一) A2 型题（每题1分，共6分）

1. 患者，男，69岁。慢性心力衰竭病史多年，现症见咳喘不能平卧，胸闷心悸，眩晕，脘腹痞满，小便不利，双下肢凹陷性水肿，畏寒肢冷，舌淡胖，苔白滑，脉沉细，治疗应首选的方剂是

   A. 血府逐瘀汤　　　　　　　　B. 涤痰汤
   C. 枳实薤白桂枝汤　　　　　　D. 真武汤
   E. 瓜蒌薤白半夏汤

2. 患者，女性，38岁。产后抑郁多年，长期自觉咽中有物梗塞，但无咽痛及吞咽困难，心情愉快时症状可减轻或消失，心情抑郁或注意力集中于咽部时则梗塞感觉加重，苔白腻，脉弦滑。本证候的证机概要是

   A. 肝郁气滞，脾胃失和　　　　B. 气郁痰凝，阻滞胸咽
   C. 肝郁化火，上扰心神　　　　D. 肝郁化火，横逆犯胃
   E. 肝郁不舒，气机上逆

3. 患者，男，32岁。反复上腹痛6年，饥饿时加重，进食后减轻，近3周来进食后上腹部胀痛加重，继而出现恶心呕吐，大量呕吐后减轻。查体示形体消瘦，上腹部膨隆，可见胃型及蠕动波，有振水音。应首先考虑的是

   A. 多发性溃疡病　　　　　　　B. 复合性溃疡病
   C. 胃溃疡恶变　　　　　　　　D. 十二指肠溃疡伴幽门梗阻
   E. 胃窦部溃疡伴急性穿孔

4. 患者贺某，女，35岁。自述3天前夜间睡眠受风，晨起后颈项疼痛，活动受限

颈项疼痛。查体示颈部活动受限，头向左侧偏斜，左侧颈项压痛明显，舌质淡红，苔薄白，脉弦，治疗时应取

  A. 外劳宫、阿是穴、肩井、风池、后溪

  B. 外劳宫、列缺、悬钟、合谷、少商

  C. 大椎、曲池、合谷、风池、阿是穴

  D. 曲池、尺泽、肩井、肩髎、少商

  E. 大椎、曲池、肩井、合谷、列缺

5. 患者严某，男性，35岁。不慎跌倒摔伤右肩。以左手托右肘部来诊。头向右倾，查体见右肩下沉，右上肢功能障碍，胸骨柄至右肩峰连线中点隆起，并有压痛。诊断考虑锁骨骨折，若拍片提示骨折轻度移位，治疗多采用复位后

  A. 三角巾悬吊固定   B. 小夹板固定

  C. 牵引固定   D. "8"字绷带固定

6. 患者张某，26岁。月经量少，每逢行经时下腹冷痛，热敷好转，色暗，有血块，手足冷，甚则伴有恶心，呕吐，舌暗，苔白，脉沉紧。治疗应首选的方剂是

  A. 血府逐瘀汤   B. 少腹逐瘀汤

  C. 温经汤   D. 乌药汤

  E. 膈下逐瘀汤

（二）A3题型（每题1分，共16分）

（7~9题共用题干）

患者刘某，男，72岁。主因说话欠清，右肢体活动不利2日就诊。既往高血压、动脉硬化、冠心病病史15年。查体示血压140/90mmHg，神清，不完全运动性失语，右中枢性面、舌瘫，右上、下肢肌力3级，肌张力减低，腱反射（+），右侧Babinski征（+）。

7. 如果上述症状持续1小时恢复正常，应诊断为

  A. 癫痫   B. 脑栓塞

  C. 脑动脉硬化   D. 蛛网膜下腔出血

  E. 短暂性脑缺血发作

8. 如果住院后45小时症状、体征仍不缓解，应诊断为

  A. 脑供血不足   B. 出血性脑梗死

  C. 脑血栓形成   D. 脑血管痉挛

  E. 脑出血

9. 如分析为脑血管疾病，最有可能损害的血管是

  A. 大脑前动脉   B. 大脑中动脉

C. 大脑后动脉　　　　　　　　　D. 椎动脉

E. 基底动脉

(10~12题共用题干)

患者将某，男性，50岁。症见眩晕，动则加剧，劳则即发，面色㿠白，唇甲不华，心悸少寐，神疲懒言，饮食减少，舌质淡，脉细弱。

10. 此患者应诊断为

  A. 肝阳上亢眩晕　　　　　　　B. 气血亏虚眩晕

  C. 肾阳虚眩晕　　　　　　　　D. 肾阴虚眩晕

  E. 痰浊中阻眩晕

11. 其治法是

  A. 健脾益气，益肾温中　　　　B. 温补脾肾，通络宁心

  C. 健脾益肾，活血化瘀　　　　D. 补益脾胃，化痰通络

  E. 补养气血，健运脾胃

12. 治疗方药宜选

  A. 天麻钩藤饮加减　　　　　　B. 归脾汤加减

  C. 右归丸加减　　　　　　　　D. 左归丸加减

  E. 半夏白术天麻汤加减

(13~15题共用题干)

患者李某，女性，56岁。咳嗽1个月，X线检查发现右肺门旁有一类圆形阴影，疑诊肺癌。症见咳嗽，无痰，偶有痰中带血，伴低热，呛咳，心烦少寐，盗汗，舌质红，苔少，脉细数。

13. 为明确诊断应首选的检查是

  A. 血癌胚抗原测定　　　　　　B. 胸部CT

  C. 纤维支气管镜　　　　　　　D. 放射性核素肺扫描

  E. 经皮肺活检

14. 治疗首选的方剂是

  A. 定喘汤　　　　　　　　　　B. 沙参麦冬汤

  C. 血府逐瘀汤　　　　　　　　D. 千金苇茎汤

  E. 桑杏汤

15. 若2周后患者出现瞳孔缩小，眼睑下垂，眼球内陷，额部少汗。诊断应首先考虑的是

  A. 肺癌并发脑梗死　　　　　　B. 肺癌骨转移

C. 肺癌脑转移 D. 霍纳综合征
E. 上腔静脉综合征

(16~18题共用题干)

患者赵某，男性，70岁。慢性咳嗽、咳痰13年，多为白色黏痰，每年发作3个月左右，近半年来出现上二三层楼气短，为明确诊断而就诊。查血常规示白细胞$7.5×10^9$/L，尿常规正常。

16. 下列检查中不用作为常规检查的是
    A. 血气分析 B. 肺功能
    C. 心电图 D. 胸部X线
    E. 胸部CT

17. 该患者胸部X线片最可能的表现是
    A. 双肺纹理增多、紊乱，伴双下肺片絮状阴影
    B. 双上肺纤维索条状阴影，伴左上肺厚壁空洞
    C. 肋间隙变窄，双肺透亮度降低，心脏扩大
    D. 气管向右移位，左肺可见大片密度增高影
    E. 肋骨走向变平，双肺透亮度增加，横膈降低，心影狭长

18. 为明确疾病的严重程度及监测病情变化，最有价值的检查是
    A. 胸部X线 B. 胸部CT
    C. 肺功能 D. 血气分析
    E. 磁共振

(19~20题共用题干)

患者方某，男性，68岁。症见忽然昏倒，不省人事，面赤身热，气粗口臭，肢体强痉，口噤拳握，躁扰不宁，大小便闭，苔黄腻，脉沉滑。

19. 治疗此患者应首选的处方是
    A. 羚角钩藤汤 B. 桃仁承气汤
    C. 天麻钩藤饮 D. 真方白丸子
    E. 苏合香丸

20. 联合针灸哪项不适宜治疗此证
    A. 毫针用泻法 B. 点刺出血
    C. 采用灸法 D. 取督脉穴位
    E. 选取水沟、太冲、丰隆等穴

(21~22题共用题干)

患者王某，女性，42岁。右肩部疼痛1月，近5天疼痛加重。关节功能明显障碍，梳头和穿衣等动作受限，肩关节周围有多处压痛点。

21. 最可能的诊断是
   A. 神经根型颈椎病　　　　B. 类风湿关节炎
   C. 肩周炎　　　　　　　　D. 冈上肌损伤
   E. 肩部扭挫伤

22. 本病患者肩臂部肌肉萎缩时，以何肌肉为明显
   A. 冈上肌　　　　　　　　B. 胸大肌
   C. 背阔肌　　　　　　　　D. 三角肌
   E. 肱二头肌

（三）A4题型（每题1分，共24分）

(23~26题共用题干)

患者姜某，男性，70岁。反复发作咳喘30余年，加重3天。现症见喘咳气涌，痰多质黏色黄或夹有血色，胸部胀痛，烦闷，身热，体温37.8℃，有汗，口渴而喜冷饮，面赤，咽干，小便赤涩，大便秘，舌质红，舌苔薄黄，脉滑数。

23. 该患者的中医诊断及辨证分型是
   A. 喘证痰热郁肺证　　　　B. 咳嗽痰热郁肺证
   C. 咳嗽风热犯肺证　　　　D. 哮病热哮
   E. 喘证表寒肺热证

24. 正确的治疗原则是
   A. 解表清里，化痰平喘　　B. 祛痰降逆，宣肺平喘
   C. 清热化痰，宣肺平喘　　D. 清热肃肺，豁痰止咳
   E. 清热宣肺，化痰定喘

25. 根据该患者病情，治疗应首选的方药是
   A. 麻杏石甘汤加减　　　　B. 桑白皮汤加减
   C. 定喘汤加减　　　　　　D. 清金化痰汤加减
   E. 越婢加半夏汤加减

26. 患者好转出院后以下治疗对其在家中治疗最有意义的是
   A. 解痉平喘　　　　　　　B. 化痰
   C. 抗感染　　　　　　　　D. 镇咳
   E. 长期家庭氧疗

(27~30题共用题干)

患者，男性，44岁。因消瘦、口渴、乏力2个月就诊。空腹血糖10.2mmol/L，尿糖（-），现口渴引饮，饮食减少，精神不振，四肢乏力，体重减轻2kg，舌淡红，苔白而干，脉弱。

27. 其可能的诊断是
    A. 血脂异常　　　　　　　　B. 甲亢
    C. 甲减　　　　　　　　　　D. 糖尿病
    E. 肾性糖尿病

28. 其中医治法为
    A. 清热润肺　　　　　　　　B. 清胃泻火
    C. 益气健脾　　　　　　　　D. 滋阴固肾
    E. 滋阴温阳

29. 其首选治疗方剂是
    A. 消渴方　　　　　　　　　B. 桃红四物汤
    C. 六味地黄丸　　　　　　　D. 七味白术散
    E. 金匮肾气丸

30. 若患者口渴明显，可加的中药是
    A. 天冬、麦冬　　　　　　　B. 石斛、天花粉
    C. 牡丹皮、天花粉　　　　　D. 麦冬、五味子
    E. 生地黄、天花粉

(31~34题共用题干)

患者张某，女，47岁。主因头晕目眩3小时就诊。患者3小时前起床时突觉头晕，头胀痛，视物旋转，不能睁眼，恶心呕吐，平素性情急躁，耳鸣口苦，少寐多梦，舌红苔黄腻，脉弦数。

31. 该病例中医诊断为
    A. 眩晕　　　　　　　　　　B. 厥证
    C. 中风—中经络　　　　　　D. 痫病
    E. 不寐

32. 其治法为
    A. 滋养肝肾，益精填髓　　　B. 化痰祛湿，健脾和胃
    C. 祛瘀生新，活血通窍　　　D. 补益气血，调养心脾
    E. 平肝潜阳，清火息风

33. 其方药应选择
    A. 半夏白术天麻汤　　　　B. 通窍活血汤
    C. 左归丸　　　　　　　　D. 天麻钩藤饮
    E. 归脾汤

34. 针灸治疗应取穴
    A. 内关、合谷、肝俞、足三里、心俞
    B. 心俞、膈俞、膻中、天枢、三阴交
    C. 申脉、照海、四神聪、百会、印堂
    D. 心俞、内关、中脘、公孙、气海
    E. 百会、风池、悬钟、太冲、太溪

(35~38题共用题干)

患者黄某，男，46岁。10年前始发哮喘，每逢天冷或受寒易发，且逐年加重，此次已发作2天，西药不能控制。刻下症见喉中哮鸣如水鸡声，口唇发绀，端坐呼吸，双肺满布哮鸣音，呼吸急促，喘憋气逆，痰少咳吐不爽，色白而多泡沫，口淡不渴，形寒肢冷，面色青晦，舌苔白滑，脉浮紧。

35. 本病例中医当辨为哪种哮证
    A. 热哮证　　　　　　　　B. 冷哮证
    C. 风痰哮证　　　　　　　D. 寒包热哮证
    E. 虚哮证

36. 下列西医诊断何种诊断更确切
    A. 支气管哮喘　　　　　　B. 喘息型支气管炎
    C. 危重型哮喘　　　　　　D. 哮喘并发气胸
    E. 哮喘并发感染

37. 判断病情严重程度，应做下列何种检查
    A. 肺功能　　　　　　　　B. 血气分析
    C. 胸部X线检查　　　　　 D. 血清IgE检查
    E. 心电图

38. 下列检查结果哪项最符合该患者目前的病情变化
    A. $PaCO_2$降低　　　　　　B. PaO_2降低，$PaCO_2$升高
    C. PaO_2降低，$PaCO_2$降低　D. 肺活量正常，残气量增加
    E. FEV1减低，残气量正常

(39~42题共用题干)

患儿，出生5天。孕期8月早产，啼哭无力，皮肤干皱，肌肉瘠薄，四肢不温，

吮吸乏力，呛乳溢乳，腹胀腹泻，甚至水肿，指纹淡。

39. 此病中医诊断为胆怯，其关键病机是

    A. 脾肾两虚　　　　　　　　B. 肺肾两虚

    C. 肝肾不足　　　　　　　　D. 肺脾两虚

    E. 五脏不足

40. 对胆怯描述错误的是

    A. 只包括早产儿

    B. 出生体重低于 2500g

    C. 相当于西医低出生体重儿

    D. 成为围生期死亡的主要原因

    E. 易并发硬肿症、败血症、新生儿窒息、黄疸等

41. 中医证候是

    A. 脾肾两虚证　　　　　　　B. 心脾两虚证

    C. 肺气虚弱证　　　　　　　D. 肝脾两虚证

    E. 肾精薄弱证

42. 应首选方剂是

    A. 六味地黄丸　　　　　　　B. 补肾地黄丸

    C. 金匮肾气丸　　　　　　　D. 保元丸

    E. 大补阴丸

(43~46 题共用题干)

患者刘某，女，14 岁。暑假帮助家里收割水稻半天后，全身酸痛，当晚出现高烧、寒战、咽痛及左膝持续性剧痛，持续 3 天。查体示体温 40℃，急性热病容，扁桃体Ⅱ度肿大，并有脓点附着，右小腿上段微肿，皮温高，深压痛，膝关节屈伸活动受限。

43. 在急诊室除了做血常规检查外，还应做何项检查

    A. 心电图

    B. 左膝关节 X 线摄片

    C. 左膝关节腔穿刺抽液做涂片检查

    D. 左胫骨上段分层穿刺抽液做细菌培养和涂片检查

    E. 核素骨扫描

44. 除了急性化脓性扁桃体炎外，本例主要诊断是

    A. 急性化脓性左膝关节炎　　　B. 急性风湿性左膝关节炎

    C. 左胫骨上段急性化脓性骨髓炎　D. 左胫骨上段骨肉瘤

    E. 败血症

45. 在急诊室的处理中，何项欠妥
    A. 立即补液，纠酸，补充营养
    B. 立即联合应用大剂量有效抗生素
    C. 输血 600mL
    D. 左下肢制动
    E. 物理降温

46. 入院后，体温39.8℃，脉搏126次/分，白细胞$18×10^9$/L，中性粒细胞0.84，左胫骨上端深压痛明显，穿刺抽出血性混浊液体，涂片查见脓细胞，此时最主要的处理是
    A. 输血 600mL
    B. 继续应用大剂量有效抗生素
    C. 左胫骨上段外敷中药
    D. 左胫骨上段切开钻孔或开窗引流
    E. 左胫骨上段开窗刮除病灶，缝合切口

(四) X型题（多选题，每题2分，共14分）

47. 对于感冒的诊断标准描述正确的是
    A. 肺部听诊可闻及中、细湿啰音
    B. 感冒伴兼夹症者，可见睡卧不宁，惊惕抽搐
    C. 感冒伴兼夹症者，可见咳嗽剧烈，喉间痰鸣
    D. 以发热、恶风寒、鼻塞流涕、喷嚏、咳嗽等为主症
    E. 感冒伴兼夹症者，可见脘腹胀满，不思饮食，呕吐酸腐，大便失调

48. 下列属于淋证中医病因的是哪几项
    A. 外感湿热
    B. 饮食不节
    C. 情志失调
    D. 劳伤久病
    E. 感受疫毒

49. 脊柱关节炎包括
    A. 强直性脊柱炎
    B. 特发弥漫性骨肥厚
    C. 肠病性关节炎
    D. 致密性骨炎
    E. 银屑病关节炎

50. 食滞内停证呕吐的症状为
    A. 呕吐酸腐
    B. 脘腹胀满
    C. 嗳气厌食
    D. 舌苔厚腻，脉滑实
    E. 大便臭秽

51. 引起胸痹的常见病因包括
    A. 饮食不节
    B. 劳倦内伤

C. 年老体虚　　　　　　　　D. 寒邪内侵

E. 情志不调

52. 下列各项，属于肺炎咳喘主要表现的是

A. 发热　　　　　　　　　　B. 咳嗽

C. 痰壅　　　　　　　　　　D. 喘哮

E. 肺部闻及中细湿啰音

53. 下列各项属于小儿肺炎合并心衰的诊断标准是

A. 肝脏迅速扩大

B. 心率、呼吸突然减慢

C. 突然发生极度烦躁不安

D. 心音低钝，有奔马律，颈静脉怒张

E. 颜面、眼睑或下肢水肿，尿少或无尿

二、专科题，共40分，仅供中医内科专业考生回答

（一）A2型题（每题1分，共8分）

54. 患者，男，26岁。下痢3月余，痢下赤白清稀，甚则为白冻，腹部隐痛，喜温喜按，形寒畏冷，食少神疲，四肢不温，腰膝酸软，肛门坠胀，舌淡苔薄白，脉沉细。治疗应首选

A. 芍药汤　　　　　　　　　B. 桃花汤

C. 驻车丸　　　　　　　　　D. 白头翁汤

E. 胃苓汤

55. 患者，女，46岁。有胃癌家族史，因反复上腹部不适行胃镜检查，结果示慢性萎缩性胃炎，活动性炎，重度肠化，Hp（+）。对该病人最好的治疗手段应为

A. 定期胃镜复查　　　　　　B. 定期X线造影复查

C. 根除Hp治疗　　　　　　　D. 内镜下黏膜剥离，预防胃癌

E. 黏膜保护剂治疗

56. 李某，男性，38岁。突发右侧腰痛，绞痛难忍，疼痛牵引外阴，排尿涩痛，尿中带血，舌红，苔薄黄，脉弦。B超示右侧输尿管结石。其诊断是

A. 腰痛　　　　　　　　　　B. 血淋

C. 石淋　　　　　　　　　　D. 腹痛

E. 癃闭

57. 患者李某，男性，42岁。门诊症见喉中痰涎壅盛，鸣声如吹哨笛，喘急胸满，但坐不得卧，咳痰黏腻难出，无明显寒热倾向，面色青暗，起病多急，常倏忽来去，

舌苔厚浊,脉滑实。治疗应首选的方剂是

A. 苏子降气汤　　　　　　　B. 平喘固本汤

C. 麻杏石甘汤　　　　　　　D. 三子养亲汤

E. 射干麻黄汤

58. 患者,女,54岁。2小时前因琐事与邻居争吵后突然出现心前区隐痛,呈阵发性,每次持续数分钟,伴脘腹胀闷,嗳气则舒,苔薄白,脉细弦,其中医治法应为

A. 豁痰化瘀,调畅气血　　　B. 疏肝理气,活血通络

C. 活血化瘀,息风通络　　　D. 通阳泄浊,豁痰宣痹

E. 益气活血,通脉止痛

59. 患者,女性,47岁。自觉咽部不适,如有物梗阻,咳之不出,咽之不下,胸中窒闷,舌苔白腻,脉弦滑。治疗首选方剂是

A. 涤痰汤　　　　　　　　　B. 温胆汤

C. 半夏厚朴汤　　　　　　　D. 柴胡疏肝散

E. 二陈汤

60. 患者高某,男性,20岁。反复发作性呼吸困难、胸闷、咳嗽2年,每年春季发作,可自行缓解。此次又发作2日,症状仍持续加重。查体示双肺满布哮鸣音,心率85次/分,律齐,无杂音。该患者的诊断应首先考虑为

A. 慢性支气管炎　　　　　　B. 阻塞性肺气肿

C. 支气管哮喘　　　　　　　D. 慢性支气管炎并肺气肿

E. 心源性哮喘

61. 患者男性,38岁。半年前被诊断为扩张型心肌病后一直使用β受体阻滞剂和血管紧张素转换酶抑制剂治疗,近3天出现活动喘憋加重,体重增加,首先考虑的治疗是

A. 停止使用β受体阻滞剂　　B. 停止使用血管紧张素转换酶抑制剂

C. 限盐　　　　　　　　　　D. 使用利尿剂

E. 使用螺内酯

(二) X型题 (多选题,每题2分,共6分)

62. 呃逆的病因主要有

A. 感受外邪　　　　　　　　B. 饮食不当

C. 情志不遂　　　　　　　　D. 肝气郁结

E. 正气亏虚

63. 何为严重主动脉狭窄的三联征

A. 呼吸困难　　　　　　　　B. 心绞痛

C. 晕厥
D. 心率加快
E. 心律失常

64. 李某，女，31 岁，公司职员。平素嗜食辛辣刺激食物，1 个月前与家人发生口角，情志不舒，此后常出现上腹部胀痛，过及两胁，心烦善太息，嗳气频作，饮食欠佳，呕逆酸苦，时有胃脘部烧灼感，大便不爽，舌红苔薄白，脉弦。治疗应选用哪些穴位

A. 中脘
B. 内关
C. 公孙
D. 太冲
E. 足三里

(三) 简答题（每题 10 分，共 10 分）

腹痛的诊断依据是什么？

(四) 病例分析题（每题 16 分，共 16 分）

患者，女性，30 岁。主因"尿频、尿急、尿痛伴发热 2 天"来诊。患者于 2 天前受凉后出现尿频、尿急、尿痛，伴发热，体温最高 38.9℃，就诊于当地医院，查血常规示白细胞 14.11×10^9/L，中性粒细胞 0.865，尿常规示白细胞满视野，红细胞 10~15/HP。刻下症见尿频，尿急，小便灼热刺痛，色黄赤，少腹拘急胀痛，寒热起伏，口苦，呕恶，大便干，纳呆，眠差，舌红，苔黄腻，脉滑数。

1. 该病的中西医诊断各是什么？
2. 该病的中医类证鉴别是什么？西医鉴别诊断有哪些？
3. 你将会安排哪些进一步检查？
4. 中医治法和方药各是什么？
5. 西医治疗方案是什么？

模拟试卷十四

一、共用题，共60分，所有考生均需回答。

（一）A2型题（每题1分，共6分）

1. 患者，女性，68岁。小便淋沥不已，赤涩疼痛不甚，时轻时重，时作时止，遇劳即发，腰膝酸软，神疲乏力，病程缠绵，舌淡，脉细弱。治疗应首选的方剂是

    A. 无比山药丸　　　　　　　B. 程氏萆薢分清饮
    C. 八正散　　　　　　　　　D. 石韦散
    E. 沉香散

2. 患者，男性，55岁。既往有风湿性心脏病病史，心率132次/分，第一心音强弱不等，心律绝对不齐，服用地高辛8天后，心率变为35次/分。诊断首选考虑的是

    A. 窦性心动过速　　　　　　B. 房颤伴III度房室传导阻滞
    C. 房颤伴II度I型房室传导阻滞　D. 房扑伴III度房室传导阻滞
    E. 房内传导阻滞

3. 张某，女，60岁。双膝关节疼痛10年余。现双膝关节疼痛，肿胀不明显，上下楼梯、爬坡时明显加重，化验类风湿因子、血沉及C反应蛋白（CRP）均在正常范围内，该患者诊断首先考虑

    A. 类风湿关节炎　　　　　　B. 膝骨关节炎
    C. 强直性脊柱炎　　　　　　D. 反应性关节炎
    E. 痛风性关节炎

4. 男性患者，66岁。既往高血压病史十余年，现头重昏蒙，视物旋转，胸闷恶心，呕吐痰涎，舌苔白腻，脉濡滑，除了基础方应加用以下哪些穴位

    A. 风池、行间　　　　　　　B. 太溪、肝俞

C. 丰隆、足三里 D. 血海、足三里

E. 肝俞、太溪

5. 患儿，2岁2个月。高热3天，持续不退，口唇发绀，气促，喉见痰鸣，烦躁不安，忽见神昏谵语，双目上视，四肢抽搐，舌红，苔黄，指纹青紫，可达命关。应首选的方剂为

A. 沙参麦冬汤 B. 生脉饮

C. 麻杏甘石汤 D. 参附龙骨牡蛎汤

E. 羚角钩藤汤合牛黄清心丸

6. 患者刘某，女，32岁，已婚。初诊日期2017年9月10日。主诉：结婚6年不孕。患者16岁初潮，月经周期错后，经量少，色红，近年来形体消瘦，腰腿酸软，头晕眼花。眠差多梦，五心烦热，舌质红，脉细数。男方精液化验正常，妇检子宫偏小，后倾，附件（-）。其中医证型是

A. 肾气虚证 B. 肾阳虚证

C. 肾阴虚证 D. 肝郁证

E. 血瘀证

(二) A3题型（每题1分，共16分）

(7~9题共用题干)

患者苏某，女性，45岁。患者与他人争执暴怒后突然晕倒，不省人事，牙关紧闭，面赤唇紫，舌红，脉沉弦。

7. 该患者辨证为

A. 气厥实证 B. 气厥虚证

C. 血厥实证 D. 血厥虚证

E. 痰厥

8. 其治法是

A. 补气回阳 B. 顺气开郁

C. 补养气血 D. 活血顺气

E. 行气豁痰

9. 其首选治疗方剂是

A. 通瘀煎 B. 导痰汤

C. 四味回阳饮 D. 五磨饮子

E. 人参养荣汤

(10~12题共用题干)

患者李某,女,35岁。4天前淋雨,次日出现喘息、胸闷、寒战、高热,继之咳嗽,咳少量黏液脓性痰,伴右侧胸痛,恶寒无汗,身痛口渴。查体示体温39℃,急性病容,口角和鼻周有疱疹,心率110次/分,律齐,苔黄质红,脉浮数。查血常规示白细胞 11.1×10^9/L,中性粒细胞0.87。

10. 最可能的西医诊断是

    A. 急性肺脓肿   B. 肺炎链球菌肺炎

    C. 肺炎支原体肺炎   D. 干酪性肺炎

    E. 葡萄球菌肺炎

11. 其中医诊断为

    A. 风热犯肺型咳嗽   B. 痰热伤肺型咳嗽

    C. 热哮型哮病   D. 痰热郁肺型喘证

    E. 表寒里热型喘证

12. 其治疗应首选的方剂是

    A. 麻杏蒌石汤   B. 定喘汤

    C. 清金化痰汤   D. 麻杏石甘汤

    E. 苏子降气汤

(13~14题共用题干)

患者,男性,48岁。近来常感头痛昏蒙,胸脘痞闷,呕恶痰涎。查体示血压150/90mmHg,病理征阴性,无意识障碍及肢体活动障碍,舌苔白腻,脉弦滑。嗜食肥甘厚味,其父母皆因脑卒中死亡。

13. 患者最可能的诊断是

    A. 高血压病   B. 心绞痛

    C. 癫痫   D. 糖尿病

    E. 酒精中毒

14. 其中医治疗首选方剂是

    A. 温胆汤   B. 苓桂术甘汤

    C. 顺气导痰汤   D. 半夏白术天麻汤

    E. 二陈汤

(15~16题共用题干)

患儿,3岁。平时易患感冒,自汗,偶有盗汗,汗出以头部、肩背部汗出明显,动则尤甚,神疲乏力,面色少华,舌淡,苔薄白,脉细弱。

15. 其中医证型是

    A. 肺卫不固证　　　　　　B. 营卫失调证

    C. 气阴两虚证　　　　　　D. 湿热迫蒸证

    E. 阳气不足证

16. 治疗应首选的方剂为

    A. 黄芪桂枝五物汤　　　　B. 桂枝汤

    C. 黄芪建中汤　　　　　　D. 玉屏风散合牡蛎散

    E. 生脉散合当归六黄汤

(17～19题共用题干)

患者李某,男性,40岁,体力劳动者。右肘关节外侧部疼痛1月余。特别是做扭毛巾、提开水瓶等动作时吃力,肱骨外上髁部压痛明显。

17. 可能的诊断为

    A. 肘部扭挫伤　　　　　　B. 肱骨外上髁炎

    C. 肱骨内上髁炎　　　　　D. 桡骨茎突狭窄性腱鞘炎

    E. 类风湿关节炎

18. 关于本病的论述,下列哪项论述错误

    A. 基本病理变化是慢性损伤性炎症

    B. 主要是伸肌总腱的损伤

    C. 病变都发生在网球运动员

    D. 本病又称为肱骨外上髁炎

    E. Mills 征阳性

19. 本病患者做抗阻力检查时,哪项动作可引起患处疼痛

    A. 腕关节掌屈　　　　　　B. 腕关节背伸

    C. 屈肘　　　　　　　　　D. 腕关节侧倾

    E. 前臂旋前

(20～22题共用题干)

患者李某,女,38岁。素体虚弱,月经量多,近半年来,自诉神疲乏力,头晕眼花,面色萎黄,爪甲色淡,食欲不振,舌质淡,脉细弱。

20. 中医辨证是

    A. 脾虚证　　　　　　　　B. 气虚证

    C. 血虚证　　　　　　　　D. 阳虚证

    E. 肾虚证

21. 根据上述辨证特点，治疗该病应首选的方剂是
    A. 温经汤 B. 归脾汤
    C. 保阴煎 D. 补中益气汤
    E. 安冲汤

22. 此患者，如以月经过多为主症，少腹坠胀，气短懒言，见气虚下陷者，可选用
    A. 归脾汤加减 B. 升阳益胃汤
    C. 补中益气汤加减 D. 升陷汤加减
    E. 十全大补汤

（三）A4 题型（每题 1 分，共 24 分）

(23~26 题共用题干)

患者顾某，女，30 岁。既往有反复发作性呼吸困难病史，昨天晚上不慎受凉后，鼻塞头痛，周身酸痛，咳嗽气促，呼吸困难，喉中有哮鸣音，口淡不渴，形寒怕冷，咯痰不多，色白。查体示面色晦暗，双肺满布哮鸣音，心率 88 次/分，律齐，无杂音，舌淡苔白滑。

23. 其中医诊断为哮病中的
    A. 脾肾两虚证 B. 肺肾两虚证
    C. 风痰哮证 D. 寒包热哮证
    E. 表寒里饮证

24. 为迅速缓解患者症状应选用的西药为
    A. 抗生素类药物 B. β_1 受体激动剂
    C. β_2 受体激动剂 D. β_1 受体阻滞剂
    E. β_2 受体阻滞剂

25. 其治疗应首选的中医方剂是
    A. 小青龙汤 B. 定喘汤
    C. 三子养亲汤 D. 射干麻黄汤
    E. 麻杏甘石汤

26. 如果应用足量解痉平喘药和糖皮质激素等治疗均无效，患者呼吸浅快，神志模糊，血气分析为：PaO_2 50mmHg，$PaCO_2$ 70mmHg。此时应采取的措施为
    A. 高浓度吸氧 B. 气管插管人工通气
    C. 纠正水电解质酸碱平衡紊乱 D. 联合应用广谱抗生素
    E. 甲泼尼龙静脉滴注

(27~30题共用题干)

患者方某,男性,68岁。症见忽然昏倒,不省人事,面赤身热,气粗口臭,肢体强痉,口噤拳握,躁扰不宁,大小便闭,苔黄腻,脉沉滑。

27. 此患者应诊断为
   A. 中风(中脏腑,痰浊瘀闭) B. 中风(中脏腑,痰热腑实)
   C. 中风(中脏腑,痰火瘀闭) D. 中风(恢复期,风痰瘀阻)
   E. 中风(中经络,风阳上扰)

28. 治疗此患者应首选的处方是
   A. 羚角钩藤汤 B. 桃仁承气汤
   C. 天麻钩藤饮 D. 真方白丸子
   E. 苏合香丸

29. 联合针灸哪项不适宜治疗此证
   A. 毫针用泻法 B. 点刺出血
   C. 采用灸法 D. 取督脉穴位
   E. 选取水沟、太冲、丰隆等穴

30. [假设信息] 患者经治疗后症状好转,今晨起后感到头晕目眩,眼前昏黑,面色淡白,心悸失眠,神疲乏力,舌淡,苔薄白,脉细弱。针灸治疗配穴最合理的一组是
   A. 气海、血海、膈俞、足三里、百会
   B. 百会、神门、内关、太冲、涌泉
   C. 中脘、内关、公孙、足三里、太冲
   D. 神阙、天枢、三阴交、脾俞
   E. 阴陵泉、百会、曲池、风池

(31~34题共用题干)

患者,男性,52岁。既往有冠心病病史7年,现症见心痛如绞,手足厥冷,冷汗频出,心悸气短,苔薄白,脉微欲绝。

31. 该患者的中医诊断辨病及辨证分型分别是
   A. 胸痹,心血瘀阻证 B. 胸痹,气滞心胸证
   C. 真心痛,正虚阳脱证 D. 真心痛,气虚血瘀证
   E. 真心痛,寒凝心脉证

32. 其治法是
   A. 活血化瘀,通脉止痛 B. 疏肝理气,活血通络
   C. 益气活血,通脉止痛 D. 温补心阳,散寒通脉

E. 回阳救逆，益气固脱

33. 其治疗首选的方剂是

   A. 柴胡疏肝散 B. 右归饮
   C. 四逆加人参汤 D. 瓜蒌薤白半夏汤
   E. 当归四逆汤

34. ［假设信息］患者入院后2小时确诊为心肌梗死，目前最积极有效的限制梗死面积的措施是

   A. 抗血小板治疗 B. 抗凝治疗
   C. 开通梗死血管 D. 静脉应用硝酸甘油
   E. 补充血容量

(35~38题共用题干)

患者张某，男性，20岁。3天前无诱因出现咳嗽，咯黄痰，咳时汗出，口渴身热，恶风肢楚，舌苔薄黄，脉浮数。

35. 此患者应诊断为咳嗽中的

   A. 风寒袭肺证 B. 风燥伤肺证
   C. 风热犯肺证 D. 痰热郁肺证
   E. 痰湿蕴肺证

36. 其治法为

   A. 疏风散寒，宣肺止咳 B. 健脾燥湿，化痰止咳
   C. 疏风清热，润燥止咳 D. 清肺化痰，肃肺降气
   E. 疏风清热，宣肺止咳

37. 其治疗应首选的方剂是

   A. 桑菊饮 B. 银翘散
   C. 麻杏石甘汤 D. 越婢加术汤
   E. 桑杏汤

38. 若患者现咽痛明显，应该加用哪些药物

   A. 射干、山豆根 B. 黄芩、知母
   C. 沙参、芦根 D. 鲜荷叶、山楂
   E. 浙贝母、梨皮

(39~42题共用题干)

34岁年轻男子，颜面及背部多发丘疹如刺，可挤出白色碎米样粉汁。颜面、胸背部皮肤油腻，皮疹红肿疼痛，或有脓疱；口臭、便秘、溲黄；舌红，苔黄腻，脉

滑数。

39. 该患者所患疾病是
    A. 粉刺　　　　　　　　　　B. 疖
    C. 疔　　　　　　　　　　　D. 痈
    E. 湿疮

40. 患者所属证型是
    A. 肺经风热证　　　　　　　B. 肠胃湿热证
    C. 痰湿瘀滞证　　　　　　　D. 血热风燥证
    E. 热毒蕴肤证

41. 所应用的治法应为
    A. 祛风清热，养血润燥　　　B. 除湿化痰，活血散结
    C. 疏风清肺　　　　　　　　D. 清热除湿解毒
    E. 凉血润燥

42. 可选用哪个方剂治疗
    A. 黄连解毒汤合凉血四物汤加减　　B. 消风散合当归饮子加减
    C. 枇杷清肺饮加减　　　　　　　　D. 茵陈蒿汤加减
    E. 二陈汤合桃红四物汤加减

(43~46题共用题干)

女，45岁。反复发作腰痛伴右下肢放射痛，与劳累有关，咳嗽、用力排便时可加重疼痛。查体右直腿抬高试验40度阳性，加强实验阳性。X线片示L4~L5椎间隙变窄。

43. 最可能的诊断是
    A. 腰三横突综合征　　　　　B. 急性腰扭伤
    C. 梨状肌综合征　　　　　　D. 腰椎间盘突出症

44. 其右下肢麻木的区域可能为
    A. 股前侧　　　　　　　　　B. 小腿前外侧和足内侧
    C. 小腿后侧及足底侧　　　　D. 小腿前内侧

45. 对诊断有定位定性意义的检查方法是
    A. X线片　　　　　　　　　B. CT
    C. 肌电图　　　　　　　　　D. 核素骨扫描

46. 若患者病史3年，并逐年加重，已严重影响生活及工作，且出现尿便障碍。其治疗为
    A. 理疗　　　　　　　　　　B. 牵引

C. 按摩　　　　　　　　　　　D. 手术

(四) X 型题（多选题，每题 2 分，共 14 分）

47. 慢性心力衰竭的体征有以下哪些
    A. 水肿　　　　　　　　　　B. 肝颈静脉反流征阳性
    C. 腹部压痛　　　　　　　　D. 肺部湿啰音
    E. 肝脏肿大

48. 淋证的变证包括
    A. 水肿　　　　　　　　　　B. 虚劳
    C. 关格　　　　　　　　　　D. 癃闭
    E. 眩晕

49. 患者老年男性，排尿困难多年，反复发作，迁延不愈，时欲小便而不得出，排尿量少而不爽利。小腹坠胀，气短，语声低微，神疲乏力，食欲不振，舌淡，边有齿痕，脉细弱。宜选方
    A. 八正散　　　　　　　　　B. 参苓白术散
    C. 补中益气汤　　　　　　　D. 真武汤
    E. 春泽汤

50. 月经病的论治过程中要注意
    A. 辨他病与经病的关系
    B. 辨标本缓急的不同
    C. 辨月经周期各阶段的不同，经前勿任补，经后勿滥攻
    D. 临证用药以平和为宜
    E. 以上都不是

51. 下列病机中，属于苔黄病机的是
    A. 脾胃湿热　　　　　　　　B. 寒湿内蕴
    C. 肺失通调　　　　　　　　D. 肝失疏泄
    E. 气滞血瘀

52. 痛经的辨证要点是
    A. 小腹灼痛多为热　　　　　B. 痛在经后多属虚
    C. 痛甚于胀为血瘀　　　　　D. 胀甚于痛为气滞
    E. 痛在经前多属实

53. 腰椎间盘突出症分型有哪些
    A. 突出型　　　　　　　　　B. 膨隆型
    C. 脱垂游离型　　　　　　　D. 外侧型

E. Schmorl 结节及胫骨突出型

二、专科题，共 40 分，仅供中医内科专业考生回答

（一）A2 型题（每题 1 分，共 8 分）

54. 患者关某，男性，20 岁。近 1 个月来轻咳，痰中带血丝，午后手足心发热，盗汗，心悸，曾用过抗生素治疗 1 周效果欠佳，现胸片示右上肺第 3 前肋以上有云絮状阴影。以下哪项检查对明确诊断最有意义

    A. 血常规检查示轻度贫血　　　　B. 痰找抗酸杆菌阳性
    C. 血沉降率加速　　　　　　　　D. 痰细菌培养阴性
    E. 胸部 CT 见右上肺片状渗出影

55. 患者，男，52 岁。以胃脘痞塞，满闷不舒为主，按之柔软，压之不痛，望无胀形。发病缓慢，时轻时重，反复发作，病程漫长。多因饮食、情志、寒温等因素诱发，其诊断为

    A. 胸痹　　　　　　　　　　　　B. 胃痛
    C. 结胸　　　　　　　　　　　　D. 鼓胀
    E. 痞满

56. 张某，女性，48 岁。小便点滴不通，或量少而短赤灼热，小腹胀满，口苦口黏，或口渴不欲饮，或大便不畅，舌质红，苔黄腻，脉数或濡数。此属癃闭之哪一证型

    A. 膀胱湿热证　　　　　　　　　B. 肺热壅盛证
    C. 肝郁气滞证　　　　　　　　　D. 浊瘀阻塞证
    E. 脾气不升证

57. 患者女性，40 岁。心悸胸闷半年，1 个月前晕厥两次，来院时心率 50 次/分，阿托品治疗后未见改善。心电图示Ⅲ度房室传导阻滞、交界性逸搏节律，最恰当的治疗为

    A. 异丙肾上腺素静脉滴注　　　　B. 阿托品静脉注射
    C. 麻黄素　　　　　　　　　　　D. 安装临时起搏器
    E. 安装永久起搏器

58. 患者黄某，女，28 岁。反复头痛 5 年。每次发作前约 1 小时心烦，眼前有异彩和暗点持续约半小时，之后有搏动样头痛，伴恶心和呕吐、畏光，休息睡眠后多可缓解。有家族史，查体无异常体征，头颅 CT 检查未见异常。最可能的诊断是

    A. 三叉神经痛　　　　　　　　　B. 丛集性头痛
    C. 紧张型头痛　　　　　　　　　D. 偏头痛

E. 青光眼

59. 患者，女性，55岁。尿频量多，混浊如脂膏，腰膝酸软，乏力，头晕耳鸣，口干唇燥，皮肤干燥，瘙痒，舌红苔少，脉细数。本病的治法是

  A. 固精缩尿，收敛固摄   B. 补肾填精，活血化瘀

  C. 滋阴固肾   D. 滋阴清热，健脾祛风

  E. 清泻肺胃，生津止渴

60. 下列不属于尿路感染常见并发症的是

  A. 肾乳头坏死   B. 肾周围脓肿

  C. 革兰阴性杆菌败血症   D. 尿路结石与梗阻

  E. 急性肾损伤

61. 周某，男，60岁。退休职员。患者平素经常头晕，测血压100/60mmHg（13.3/7.98kPa），腰酸，体倦乏力，近年来难以入睡，有时时寐时醒，寐而不稳，多梦，心烦，急躁易怒，舌红，少苔，脉细数。针灸治疗取穴经络

  A. 足少阴肾经、手少阴心经穴为主

  B. 足阳明胃经、足太阴脾经穴

  C. 足厥阴肝经穴

  D. 手阳明大肠经、足阳明胃经

  E. 手少阳三焦经、手太阳小肠经

（二）X型题（多选题，每题2分，共6分）

62. 引起痴呆的常见病因包括

  A. 饮食失调   B. 情志所伤

  C. 年迈体虚   D. 久病耗损

  E. 外邪内侵

63. 泄泻的治法有

  A. 温肾健脾，固涩止泻   B. 健脾益气，化湿止泻

  C. 消食导滞，和中止泻   D. 清热燥湿，分利止泻

  E. 芳香化湿，疏表散寒

64. 下列哪些是心力衰竭的发病因素

  A. 冠心病   B. 高血压病

  C. 摄盐不足   D. 风湿性心脏病

  E. 心肌病

（三）简答题（每题10分，共10分）

简述上、下尿路感染的鉴别要点。

(四)病例分析题(每题16分,共16分)

患者张某,38岁,女性。3天前外出归来,即感身热,微咳,恶风。自认为是受寒,取热发汗,汗出微舒。今日咳嗽加重,痰黏而少,不易咳出,咳甚则胸痛,有时痰中带血丝,鼻燥咽干,舌尖红,脉细数。查血常规示白细胞$11×10^9$/L,中性粒细胞0.83,余正常。胸片符合支气管炎改变。

1. 简述本病中西医诊断和辨证依据。
2. 中医治法和方药各是什么?
3. 西医治疗方案是什么?

模拟试卷十五

一、共用题，共60分，所有考生均需回答。

（一）A2型题（每题1分，共6分）

1. 患者，女性，49岁。长期情绪不宁，多思善疑，头晕神疲，心悸胆怯，失眠健忘，纳差，面色不华，舌质淡，苔薄白，脉细。本病的治法是

  A. 补肾益气，养心安神　　　　B. 健脾养心，补益气血

  C. 清热化痰，宁心安神　　　　D. 甘润缓急，养心安神

  E. 活血化瘀，理气通络

2. 患者，女，78岁。慢性萎缩性胃炎病史12年，近3日胃脘隐痛，绵绵不休，喜温喜按，得食痛减，神疲乏力，四肢倦怠，手足欠温，纳差便溏，舌淡苔白，脉迟缓。治疗应选用

  A. 良附丸　　　　　　　　　　B. 理中汤

  C. 小建中汤　　　　　　　　　D. 黄芪建中汤

  E. 大建中汤

3. 李某，女，30岁，尿频尿急，尿道涩痛，发热，寒战，体温38.6℃，口苦，恶心，大便秘结，舌质红，苔黄腻，脉滑数。血常规检查示白细胞$1.8×10^{12}$/L，中性粒细胞0.89；尿常规示白细胞345/HP，红细胞23/HP，蛋白（+）。肾区叩击痛（+）。该患者可能的诊断是

  A. 急性膀胱炎　　　　　　　　B. 急性肾盂肾炎

  C. 慢性肾盂肾炎　　　　　　　D. 肾周围脓肿

  E. 尿路结石

4. 患者，女性，36岁。自诉半年来不寐多梦，甚至彻夜不眠，急躁易怒，伴头晕头

胀，口干而苦，便秘溲赤，舌红苔黄，脉弦。针灸治疗时除了基础方应加用哪些穴位

    A. 中脘、丰隆、内庭   B. 太溪、太冲、涌泉

    C. 心俞、脾俞、三阴交   D. 行间、太冲、风池

    E. 心俞、足三里、百会

5. 疖病，症见泛发全身各处，成脓、收口时间均较长，脓水稀薄，常伴面色萎黄，神疲乏力，纳少便溏；舌质淡或边有齿痕，苔薄，脉濡，方可选

    A. 五神汤合参苓白术散加减   B. 仙方活命饮合增液汤加减

    C. 清暑汤加减   D. 五味消毒饮合黄连解毒汤加减

    E. 九一丹、太乙膏盖贴

6. 患者刘某，女，32岁，已婚。主诉：结婚6年不孕。患者16岁初潮，月经周期错后，经量少，色红，近年来形体消瘦，腰腿酸软，头晕眼花，眠差多梦，五心烦热，舌质红，脉细数。其治法是

    A. 疏肝解郁，理血调经   B. 温肾助阳，化湿固精

    C. 补肾益气，填精益髓   D. 滋肾养血，调补冲任

    E. 燥湿化痰，理气调经

（二）A3题型（每题1分，共16分）

(7~9题共用题干)

患者王某，男，42岁。3天前有冷风吹面史。今晨起床后发现口角流涎来院就诊。查体示左侧额纹变浅，左侧鼻唇沟浅，露齿时口角右歪，左眼闭合不全。

7. 下列关于该病人描述不正确的是

    A. 该病人多在起病后1~2周内开始恢复

    B. 脑脊液检查发现有蛋白-细胞分离现象

    C. 应排除后颅窝病变

    D. 应采取措施保护暴露的角膜

    E. 病因尚不完全清楚

8. 可能的诊断是

    A. 重症肌无力   B. 多发性硬化

    C. 桥小脑角肿瘤   D. 三叉神经炎

    E. 面神经炎

9. 目前认为该病属于中枢神经系统的

    A. 性染色体遗传病   B. 脱髓鞘性疾病

    C. 变性病   D. 血管病

    E. 炎性病变

(10~12题共用题干)

患者，男，45岁。高血压病史10年，未规律服药，血压控制欠佳，最高180/90mmHg，持续性房颤病史1年。1天前因呼吸道感染在门诊静脉滴注抗生素，速度较快，2小时后出现呼吸困难，双肺听诊湿啰音，双下肢水肿，心电图示心房颤动伴快速心室率。

10. 患者出现呼吸困难最可能的原因为
    A. 急性肺栓塞　　　　　　　B. 急性左心衰竭
    C. 急性支气管肺炎　　　　　D. 急性心肌梗死
    E. 变异性心绞痛

11. 目前疾病的诱发因素最可能为
    A. 心律失常　　　　　　　　B. 过劳
    C. 电解质失衡　　　　　　　D. 感染
    E. 血容量增加

12. 以下处理措施中，最合适的是
    A. 吸氧、氨茶碱、地高辛　　　B. 吗啡、地塞米松、氢氯噻嗪
    C. 坐位、呋塞米、西地兰　　　D. 哌替啶、呋塞米、阿替洛尔
    E. 吗啡、多巴酚丁胺、普萘洛尔

(13~15题共用题干)

患者李某，女性，20岁。1天前淋雨后出现恶寒，发热，流大量清涕，无汗，头痛，四肢酸痛，咳嗽，痰色白质稀，舌苔薄白，脉浮紧。

13. 此病诊断是
    A. 痹证　　　　　　　　　　B. 咳嗽
    C. 感冒　　　　　　　　　　D. 头痛
    E. 鼻渊

14. 其治法是
    A. 辛凉解表　　　　　　　　B. 辛温解表
    C. 益气解表　　　　　　　　D. 清暑解表
    E. 滋阴解表

15. 其治疗应首选的方剂是
    A. 银翘散　　　　　　　　　B. 新加香薷饮
    C. 荆防败毒散　　　　　　　D. 桑白皮汤
    E. 参苏饮

(16~18题共用题干)

患者,女,58岁。上腹不适,纳差2年。体重减轻,乏力半年。查体示贫血貌,上腹部轻压痛。实验室检查示血红蛋白83g/L,红细胞平均体积(MCV)115fL,电子胃镜示胃体皱襞稀疏,黏膜血管透见。

16. 患者应先考虑的诊断是

  A. Menttier 病   B. 慢性萎缩性胃炎

  C. 胃癌   D. 慢性淋巴细胞性胃炎

  E. 慢性浅表性胃炎

17. 对诊断最有意义的辅助检查是

  A. 血癌胚抗原   B. 血胃蛋白酶原

  C. 抗线粒体抗体 M2 亚型   D. 抗胃壁细胞抗体

  E. 血胃泌素

18. 该患者发生贫血最可能的机制是

  A. 铁利用障碍   B. 慢性消化道失血

  C. 蛋白质吸收障碍   D. 维生素 C 缺乏

  E. 内因子缺乏

(19~20题共用题干)

田某,女,慢性肾功能不全病史10年,目前血红蛋白86g/L,血肌酐690μmol/L,血钙1.9mmol/L,血磷2.2mmol/L,iPTH690pg/mL,骨质疏松。

19. 该患者的诊断不包括

  A. 慢性肾脏病 CKD5 期

  B. 肾性贫血

  C. 慢性肾脏病矿物质和骨代谢紊乱

  D. 继发性甲状旁腺功能亢进症

  E. 三发性甲状旁腺功能亢进症

20. 该患者应该应用的药物不包括以下哪种

  A. 促红细胞生成素   B. 碳酸钙

  C. 活性维生素 D_3 D. 厄贝沙坦

  E. 叶酸片

(21~22题共用题干)

患者张某,男性,29岁。有肺结核史5年,近2个月来腰背部痛伴低热、盗汗,查体示 T11~T12 棘突压痛、叩击痛。

21. 对该患者最简便有效的诊断方法是

    A. 查血常规、血沉　　　　　　B. MRI

    C. 核素骨扫描　　　　　　　　D. 胸腰椎正侧位片

    E. B 超

22. 最有助于诊断的检查是

    A. Dugas 征　　　　　　　　　B. Thomas 征

    C. Trendelenburg 征　　　　　　D. 直腿抬高试验

    E. 拾物试验

（三）A4 题型（每题 1 分，共 24 分）

(23~26 题共用题干)

患者顾某，女，36 岁。6 年前始发哮喘，每逢天冷或受寒易发，平时怕冷，不欲饮水，哮喘逐年加重，面色青晦，此次发作已 2 天，口服西药仍不能控制。现症喉中痰鸣如水鸡声，呼吸急促，喘憋气逆，痰少色白，呈泡沫，咯吐不爽，舌苔白滑，脉浮紧。

23. 本病例当辨为哪种哮证

    A. 热哮证　　　　　　　　　　B. 风痰哮证

    C. 冷哮证　　　　　　　　　　D. 寒包热哮证

    E. 虚哮证

24. 本病例的适宜治法是

    A. 清热宣肺，化痰定喘　　　　B. 宣肺散寒，化痰平喘

    C. 祛风涤痰，降气平喘　　　　D. 补肺纳肾，降气化痰

    E. 解表散寒，清化痰热

25. 本病例的适宜方剂是

    A. 三子养亲汤　　　　　　　　B. 定喘汤

    C. 射干麻黄汤　　　　　　　　D. 小青龙汤

    E. 麻杏甘石汤

26. 假设患者突然发生呼吸困难，烦躁不安，大汗，静点氨茶碱不能缓解来诊。查体示血压 120/80mmHg，心率 130 次/分。双肺布满哮鸣音。紧急处理应选择

    A. 大剂量青霉素静脉滴注　　　B. 吗啡皮下注射

    C. 静推呋塞米　　　　　　　　D. 静点甲泼尼松龙

    E. 静推毛花苷 C

(27～30题共用题干)

患者，男性，45岁。时感心悸眩晕，胸闷痞满，渴不欲饮，小便短少，下肢浮肿，形寒肢冷，恶心干呕，舌淡胖，苔白滑，脉沉细。心电图示P波消失，代之以F波，频率平均为380次/分，以V1导联最为明显，QRS波间隔不规则。

27. 患者最可能的诊断为
    A. 心房扑动
    B. 心室颤动
    C. 心房颤动
    D. 阵发性室性心动过速
    E. 尖端扭转型室性心动过速

28. 该患者发病的病机是
    A. 脾肾阳虚，水饮凌心
    B. 心脉瘀阻，心失所养
    C. 痰火扰心，心神不安
    D. 心阳虚衰
    E. 心虚胆怯，心神不安

29. 其中医治法是
    A. 清热化痰，宁心安神
    B. 活血化瘀，理气通络
    C. 振奋心阳，化气行水
    D. 温补心阳，安神定悸
    E. 补血养心，益气安神

30. 中医治疗选择方药
    A. 桂枝甘草龙骨牡蛎汤加减
    B. 苓桂术甘汤加减
    C. 天王补心丹加减
    D. 归脾汤加减
    E. 黄连温胆汤加减

(31～34题共用题干)

患者，男性，38岁。症见入睡困难，多梦，甚则彻夜不眠，伴头昏胀。平素急躁易怒，舌红苔黄，脉弦而数。

31. 该患者辨证为不寐
    A. 肝火扰心证
    B. 心脾两虚证
    C. 心肾不交证
    D. 痰热扰心证
    E. 心胆气虚证

32. 其中医治法是
    A. 清化痰热，宁心安神
    B. 补益心脾，养血安神
    C. 疏肝泻火，镇心安神
    D. 滋阴降火，交通心肾
    E. 益气镇惊，安神定志

33. 其中医治疗首选的方剂是
    A. 归脾汤
    B. 黄连温胆汤

C. 六味地黄丸合交泰丸   D. 天王补心丹

E. 龙胆泻肝汤

34. 患者现耳鸣明显，应除基础针灸方外应加用哪个穴位

A. 风池   B. 神门

C. 听宫   D. 百会

E. 心俞

(35～38题共用题干)

患者，女，19岁。以目黄、身黄、小便黄2天来就诊。刻下症见身目俱黄，黄色鲜明，发热口渴，自觉心中懊憹，腹部胀闷，口干口苦，恶心呕吐，大便秘结，小便短少而黄，舌苔黄腻，脉弦数。

35. 该患者的中医证型为

A. 热重于湿   B. 湿重于热

C. 胆腑郁热   D. 疫毒炽盛

E. 湿热留恋

36. 该患者治宜

A. 清热通腑，利湿退黄   B. 利湿化浊运脾，佐以清热

C. 疏肝泄热，利胆退黄   D. 清热解毒，凉血开窍

E. 清热利湿

37. 该患者中医治疗首选方剂是

A. 茵陈蒿汤   B. 茵陈五苓散合甘露消毒丹加减

C. 大柴胡汤加减   D. 《千金》犀角散

E. 茵陈四苓散加减

38. 若该患者病情急骤，黄疸迅速加深，其色如金，皮肤瘙痒，伴见高热口渴，胁痛腹满，神昏谵语，烦躁抽搐，舌质红绛，苔黄而燥，脉弦滑。目前该患者的中医辨证为

A. 热重于湿   B. 湿重于热

C. 胆腑郁热   D. 疫毒炽盛

E. 湿热留恋

(39～42题共用题干)

王某，女，70岁。诊断为"糖尿病"20年，目前口干多饮，尿频量多，腰膝酸软，乏力，头晕耳鸣，口干唇燥，皮肤干燥，尿中泡沫增多。24小时尿蛋白定量2100mg，血肌酐正常。舌红少苔，脉细数。

39. 本病的病机要点为
    A. 燥热伤津，肾阴亏虚
    B. 肺热津伤
    C. 胃热炽盛
    D. 气阴两虚
    E. 阴阳两虚

40. 治疗应首选的方剂为
    A. 消渴方
    B. 玉女煎
    C. 生脉散合七味白术散
    D. 六味地黄丸
    E. 金匮肾气丸

41. 若患者病久出现小便频数，清长，面容憔悴，耳轮干枯，畏寒肢冷，舌淡苔白而干，脉沉细无力，此时应使用的方剂为
    A. 消渴方
    B. 玉女煎
    C. 生脉散合七味白术散
    D. 六味地黄丸
    E. 金匮肾气丸

42. 按 Mogenson 分期该患者属糖尿病肾病几期
    A. I 期
    B. II 期
    C. III 期
    D. IV 期
    E. V 期

(43~46题共用题干)

患者刘某，女，14岁。暑假帮助家里收割水稻半天后，全身酸痛，当晚出现高烧、寒战、咽痛及左膝持续性剧痛，持续3天。查体示体温40℃，急性热病容，扁桃体Ⅱ度肿大，并有脓点附着，右小腿上段微肿，皮温高，深压痛，膝关节屈伸活动受限。

43. 在急诊室除了做血常规外，还应做何项检查
    A. 心电图
    B. 左膝关节 X 线摄片
    C. 左膝关节腔穿刺抽液做涂片检查
    D. 左胫骨上段分层穿刺抽液做细菌培养和涂片检查
    E. 核素骨扫描

44. 除了急性化脓性扁桃体炎外，本例主要诊断是
    A. 急性化脓性左膝关节炎
    B. 急性风湿性左膝关节炎
    C. 左胫骨上段急性化脓性骨髓炎
    D. 左胫骨上段骨肉瘤
    E. 败血症

45. 在急诊室的处理中，何项欠妥
    A. 立即补液，纠酸，补充营养
    B. 立即联合应用大剂量有效抗生素

C. 输血600mL D. 左下肢制动

E. 物理降温

46. 入院后，体温39.8℃，脉搏126次/分，白细胞$18×10^9$/L，中性粒细胞0.84，左胫骨上端深压痛明显，穿刺抽出血性混浊液体，涂片查见脓细胞，此时最主要的处理是

A. 输血600mL

B. 继续应用大剂量有效抗生素

C. 左胫骨上段外敷中药

D. 左胫骨上段切开钻孔或开窗引流

E. 左胫骨上段开窗刮除病灶，缝合切口

（四）X型题（多选题，每题2分，共14分）

47. 柴胡疏肝散可用于下列哪些病证的治疗

A. 鼓胀（气滞湿阻） B. 胃痛（肝气犯胃）

C. 癃闭（肝郁气滞） D. 胁痛（肝气郁结）

E. 呕吐（肝气犯胃）

48. 淋证类似于西医学中的

A. 尿路感染 B. 尿路结石

C. 前列腺增生 D. 前列腺炎

E. 神经源性膀胱

49. 下列哪项是阴虚发热的临床表现

A. 午后潮热 B. 夜间发热

C. 时觉身热 D. 手足心热

E. 烦躁少寐

50. 下列一般不出现尿渗透压降低的是

A. 甲状腺功能亢进 B. 甲状腺功能减退

C. 糖尿病 D. 原发性醛固酮增多症

E. 中枢性尿崩症

51. 孙某，女，23岁，学生。因进食生冷不洁之物，突然出现肠鸣腹痛，大便泄泻如注，一日7~8次，便质清稀，水谷夹杂，脐腹寒冷喜暖，舌淡红苔白滑，脉濡缓，针灸治疗时应取穴

A. 曲池 B. 神门

C. 合谷 D. 中脘

E. 天枢

52. 下列各项有关鹅口疮的预防与调护正确的是
    A. 孕妇注意个人卫生，患阴道霉菌者注意及时治愈
    B. 注意口腔清洁，婴儿奶具要消毒
    C. 注意小儿营养，积极治疗原发病
    D. 注意观察口腔黏膜白屑变化，如发现患儿吞咽苦难或呼吸困难，应立即处理
    E. 可长期应用抗生素及肾上腺皮质激素辅助治疗

53. 急救止血法包括
    A. 加压包扎法
    B. 指压法
    C. 血管结扎法
    D. 血管钳止血法
    E. 止血带止血法

二、专科题，共 40 分，仅供中医内科专业考生回答

（一）A2 型题（每题 1 分，共 8 分）

54. 患者，男性，58 岁。因失眠 2 周就诊，现症见失眠多梦，心烦口苦，胸闷，偶有头晕目眩，舌红，苔黄腻，脉滑数，治疗应首选的方剂是
    A. 黄连温胆汤
    B. 归脾汤
    C. 龙胆泻肝汤
    D. 交泰丸
    E. 安神定志丸合酸枣仁汤

55. 患者高某，男性，20 岁。反复发作性呼吸困难、胸闷、咳嗽 2 年，每年春季发作，可自行缓解。此次又发作 2 日，症状仍持续加重。查体示双肺满布哮鸣音，心率 85 次/分，律齐，无杂音，应用足量解痉平喘药和糖皮质激素等治疗均无效，患者现呼吸浅快，神志模糊，血气分析：PaO_2 52mmHg，$PaCO_2$ 73mmHg。此时应采取的措施为
    A. 高浓度吸氧
    B. 甲泼尼龙静脉滴注
    C. 气管插管人工通气
    D. 联合应用广谱抗生素
    E. 纠正水电解质酸碱平衡紊乱

56. 患者张某，女，55 岁。门诊症见喉中哮鸣如鼾，气短息促，动则喘甚，发作频繁，甚则持续喘哮，口唇爪甲青紫，咳痰无力，痰质黏，颧红唇紫，声低，咽干口渴，烦热，舌质紫暗，脉细数。治疗应首选的方剂是
    A. 平喘固本汤
    B. 生麦地黄丸
    C. 六君子汤
    D. 金匮肾气丸
    E. 三子养亲汤

57. 患者赵某，男性，69岁。患者症见头痛昏蒙，胸脘痞闷，呕恶痰涎，舌苔白腻，脉弦滑。其治方为

  A. 温胆汤   B. 苓桂术甘汤

  C. 顺气导痰汤   D. 半夏白术天麻汤

  E. 二陈汤

58. 患者，男，23岁。3日来出现皮肤紫癜，以下肢为主，两侧对称，颜色鲜红高出皮肤表面，伴有关节疼痛及腹痛，应诊断为

  A. 血小板减少性紫癜   B. 过敏性紫癜

  C. 急性白血病   D. 急性关节炎

  E. 急腹症

59. 患儿，5岁。反复咳嗽喘息2年余，喘促乏力，动则气喘，气短心悸，咳嗽无力，形体消瘦，形寒肢冷，腰膝酸软，面白少华，夜尿多，便溏，发育迟缓，舌质淡，苔薄白，脉细弱。首选方剂为

  A. 大青龙汤   B. 麻杏石甘汤合苏葶丸

  C. 金匮肾气丸   D. 玉屏风散合人参五味子汤

  E. 小青龙汤合三子养亲汤

60. 患者易某，女性，48岁，因左肩痛3个月渐加重，不能梳头，左肩外展、后伸受限，三角肌萎缩，无手臂麻木感，最可能的原因是

  A. 颈椎病   B. 肩部肿瘤

  C. 肩周炎   D. 肩关节结核

  E. 风湿性关节炎

61. 哪项不是"逆证"的表现

  A. 疮疡表现为初起疮顶平塌，根脚散漫，不痛不热

  B. 脓成疮顶软陷、肿硬紫暗、不脓不腐

  C. 溃后皮烂肉坚无脓，时流血水，肿痛不减

  D. 收口期脓稀淋漓，新肉不生，色败恶臭

  E. 初起疮顶高突，红肿疼痛，根脚不散

（二）X型题（多选题，每题2分，共6分）

62. 以下不属于消渴病合理饮食的是

  A. 少食多餐   B. 定时定量进餐

  C. 粗纤维饮食   D. 低脂饮食

  E. 无糖饮食

63. 患者李某，女，25岁。症见鼻塞声重，恶风，无汗，喷嚏，流涕，头重如裹，

身热不扬，纳呆，舌淡，苔白腻。治疗可用下列哪些药物

  A. 香薷   B. 金银花、连翘

  C. 厚朴、扁豆花   D. 苍术

  E. 藿香、佩兰

64. 肺血栓栓塞常见的症状是

  A. 呼吸困难   B. 胸痛

  C. 咯血   D. 晕厥

  E. 休克

（三）简答题（每题10分，共10分）

如何辨别泄泻与痢疾？

（四）病例分析题（每题16分，共16分）

患者王某，女，60岁。诉头晕目眩2年，伴见视物旋转，胸闷作恶，呕吐痰涎，头重如裹，神倦乏力，心悸少寐，面色㿠白，舌淡苔白腻，脉细弱。既往否认高血压、冠心病、糖尿病病史。

1. 简述中西医诊断。
2. 简述中医类证鉴别与西医鉴别要点。
3. 为明确诊断需进一步完善哪些检查？
4. 中医治法和方药各是什么？
5. 西医治疗方案是什么？

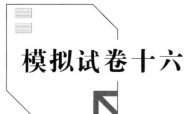

模拟试卷十六

一、共用题，共 60 分，所有考生均需回答。

（一）A2 型题（每题 1 分，共 6 分）

1. 患者张某，女性，28 岁。干咳无痰，咽干鼻燥，伴恶寒发热，头痛无汗，苔薄白而干。治疗首选的方剂是

    A. 泻白散   B. 清金化痰汤

    C. 杏苏散   D. 止嗽散

    E. 桑杏汤

2. 患者，女性，39 岁。既往有风湿性心脏瓣膜病史 10 余年。近 2 年来每年秋冬发生心力衰竭，平素规律服用地高辛每次 0.125mg，1 日 1 次，呋塞米 20mg/次，1 日 1 次。近 1 周患者出现咯吐黄痰，发热，伴心慌、气短加重 1 天入院。查体示体温 38.2℃，呼吸 26 次/分，血压 105/60mmHg。神志清楚，精神欠振，半卧位，口唇、面部、甲床发绀，颈静脉怒张，心界扩大，心率 118 次/分，心律不齐，双侧中、下肺可闻及湿性啰音，双下肢可凹性水肿。患者此次病情加重的主要诱因是

    A. 心律失常   B. 肺部感染

    C. 地高辛用过量   D. 利尿剂使用不当

    E. 过度劳累

3. 患者，男性，33 岁。左眼睑闭合不全伴口唇歪斜 3 小时。患者于入院前一天有着凉史。入院当天晨起后觉左耳后疼痛，左眼睑闭合不全，同时家属发现其口唇歪斜。当时无头痛、无头晕、无恶心、呕吐，无肢体活动不利，无肢体麻木。查体示神清，左额纹浅，左侧皱额不能，左眼睑闭合不全，Bell（+），左睑裂＞右睑裂，右侧皱额闭目正常。眼球活动正常，无眼震。左鼻唇沟浅，左鼓腮露齿差。伸舌居中。该患者

可能的诊断为

　　A. 右侧周围性面瘫　　　　　　B. 左侧周围性面瘫

　　C. 腮腺炎　　　　　　　　　　D. 脑膜炎

　　E. 重症肌无力

4. 蛇眼疔成脓后，应如何切开引流

　　A. 在指掌面一侧做纵向切口，必要时做对口引流

　　B. 沿甲旁 0.2cm 挑开引流

　　C. 手指侧面做纵向切口，切口长度不可超过上下指关节面

　　D. 依掌横纹切开，切口应够大，保持引流通畅

　　E. 拔甲后敷以红油膏纱布包扎

5. 患者，女性，28岁。月经量少，每逢行经时下腹冷痛，热敷好转，色暗，有血块，手足冷，甚则伴有恶心，呕吐，舌暗，苔白，脉沉紧。该患者无性生活史，从初潮至今每逢经期，一直有上述症状，超声检查子宫附件无明显异常。西医诊断应首先考虑的是

　　A. 子宫内膜异位症　　　　　　B. 继发性痛经

　　C. 原发性痛经　　　　　　　　D. 慢性盆腔痛

　　E. 子宫腺肌病

6. 患者男性，53岁。公交车司机，素有胃疾病，患者现胃脘刺痛，按之痛甚，食后加剧，舌质紫暗有瘀斑，脉涩。电子胃镜显示慢性浅表性胃炎。针灸治疗除基本处方外，应加用哪些穴位

　　A. 神阙、梁丘　　　　　　　　B. 梁门、中脘

　　C. 膈俞、阿是穴　　　　　　　D. 胃俞、神阙

　　E. 胃俞、三阴交

（二）A3 题型（每题1分，共16分）

(7~9题共用题干)

患者姜某，男性，70岁。患者反复发作咳喘 30 余年，加重伴发热 3 天。刻下症见喘咳气壅，痰多，咳砖红色痰，胸部胀痛，烦闷，身热，体温 38.5℃，有汗，口渴而喜冷饮，面赤，咽干，小便赤涩，大便秘，舌质红，舌苔薄黄，脉滑数。

7. 该患者的中医诊断及辨证分型是

　　A. 喘证痰热郁肺证　　　　　　B. 咳嗽痰热郁肺证

　　C. 咳嗽风热犯肺证　　　　　　D. 哮病热哮

　　E. 喘证表寒肺热证

8. 根据该患者病情，治疗应首选的方药是
   A. 麻杏石甘汤加减
   B. 桑白皮汤加减
   C. 定喘汤加减
   D. 清金化痰汤加减
   E. 越婢加半夏汤加减

9. 入院后患者痰标本检查发现较多聚集在脓细胞周围的G⁻杆菌，X线示右肺上叶实变。下列哪项治疗是不当的
   A. 首选阿米卡星
   B. 首选青霉素
   C. 可应用头孢噻肟钠
   D. 重症感染可联合使用阿米卡星和头孢噻肟钠
   E. 应据药敏试验选用抗生素

(10~12题共用题干)

患者李某，女性，46岁。头痛多年病史，症见头目昏重，神疲乏力，面色不华，操劳或用脑过度则加甚，脉细弱，舌质淡。

10. 此患者头痛病的病机为
    A. 肝阳上亢
    B. 气血亏虚
    C. 肾精不足
    D. 痰浊中阻
    E. 外邪阻窍

11. 治疗方剂应首选
    A. 半夏白术天麻汤
    B. 八珍汤
    C. 大补元煎
    D. 天麻钩藤饮
    E. 六君子汤

12. 针灸时选
    A. 督脉及足阳明、足少阳经穴为主
    B. 足少阴肾经、手足少阳经穴为主
    C. 足太阴脾经、手足少阳经穴为主
    D. 手足少阳经、足太阳经膀胱经穴为主
    E. 手足阳明经、足厥阴肝经穴为主

(13~15题共用题干)

患者，男性，72岁。因与家人生气后感到心前区闷痛，并向左肩胛区放射，经硝酸甘油含服后，闷痛迅速缓解，伴有脘腹胀闷，平素情绪急躁易激动，苔薄，脉细弦。

13. 该患者可诊断为
    A. 不稳定型心绞痛　　　　　　　B. 稳定型心绞痛
    C. 无症状性心肌缺血　　　　　　D. 心肌梗死
    E. 缺血性心肌病

14. 其中医治法是
    A. 益气养阴，活血通脉　　　　　B. 滋阴清火，养心和络
    C. 温补阳气，振奋心阳　　　　　D. 辛温散寒，宣通心阳
    E. 疏肝理气，活血通络

15. 其中医治疗首选的方剂是
    A. 血府逐瘀汤　　　　　　　　　B. 生脉散合人参养荣汤
    C. 柴胡舒肝散　　　　　　　　　D. 身痛逐瘀汤
    E. 瓜蒌薤白半夏汤

(16~17题共用题干)

患者，男，26岁。近1年每因精神紧张劳累，休息欠佳即出现大便次数增多，日3~4次，质稀溏，便前腹痛，便后痛减，肠镜检查及粪便培养均未见明显异常，服用思密达可缓解症状。近3日因情绪紧张再发上症，大便日行3~4次，偶有黏液，无脓血，伴有胸胁胀闷，嗳气食少，矢气频作，舌淡红，脉弦。

16. 该患者首先应考虑的诊断为
    A. 肠易激综合征　　　　　　　　B. 慢性细菌性痢疾
    C. 克罗恩病　　　　　　　　　　D. 溃疡性结肠炎
    E. 阿米巴痢疾

17. 目前该患者首选方剂为
    A. 藿香正气散　　　　　　　　　B. 葛根芩连汤
    C. 参苓白术散　　　　　　　　　D. 四神丸
    E. 痛泻要方

(18~19题共用题干)

孟某，女，22岁，发现尿蛋白（+）、尿红细胞20/HP 1个月就诊，无水肿，无高血压，无腰痛。

18. 该患者下一步应该查的项目不包括
    A. 尿相差　　　　　　　　　　　B. 泌尿系超声
    C. 肾功能　　　　　　　　　　　D. 24小时尿蛋白定量
    E. 心电图

19. 若该患者尿相差提示异性红细胞80%，那么诊断可能为
   A. 隐匿性肾炎	B. 肾病综合征
   C. 泌尿系结石	D. 慢性肾功能不全
   E. 急性肾功能不全

(20~22题共用题干)

患者男性，16岁。阵发性腹痛，双下肢散在出血点，膝关节肿胀，腹软，下腹压痛。血白细胞计数 $13.5 \times 10^9/L$，血小板计数 $180 \times 10^9/L$，血红蛋白100g/L；尿蛋白（+），红细胞（+）。颗粒管 0~3/HP。

20. 最可能的诊断是
   A. 肾盂肾炎	B. 风湿性关节炎
   C. 急性阑尾炎	D. 过敏性紫癜
   E. 急性肾小球肾炎

21. 不常见的原因是
   A. 细菌病毒	B. 食物，如鱼、虾等
   C. 某些药物如青霉素等	D. 花粉、尘埃及寒冷刺激等
   E. 放射性物质

22. 首选治疗措施是
   A. 抗生素	B. 雷尼替丁
   C. 外科手术	D. 糖皮质激素
   E. 维生素C

(三) A4题型（每题1分，共24分）

(23~26题共用题干)

患者，男性，68岁，夜间睡眠中憋醒，端坐呼吸，神志淡漠，急诊心电图示广泛前壁心肌梗死，查体示70/40mmHg，心率120次/分。

23. 该患者血压降低的原因最可能是
   A. 低血容量性休克	B. 心源性休克
   C. 感染性休克	D. 心律失常
   E. 急性脑血管意外

24. 下列处置不恰当或有风险的是
   A. 多巴胺泵入维持血压	B. 适当补充血容量
   C. 静脉注射吗啡镇痛	D. 改善心脏功能
   E. 主动脉内气囊反搏术

25. 急性心肌梗死最常见的心律失常是
    A. 交界性心律　　　　　　　　B. 心房颤动
    C. 室性期前收缩　　　　　　　D. 窦性停搏
    E. 阵发性室上性心动过速

26. [假设信息] 若患者胸痛持续不缓解，痛彻肩背，伴胸闷气短，心悸不宁，神疲乏力，形寒肢冷，舌质暗淡，舌苔白腻，脉沉无力，迟缓或结代，此时的中医诊断及治疗首选的中医方剂是
    A. 真心痛，当归四逆汤加减
    B. 真心痛，保元汤合血府逐瘀汤加减
    C. 胸痹，枳实薤白桂枝汤合当归四逆汤加减
    D. 胸痹，参附汤合右归饮加减
    E. 胸痹，天王补心丹合炙甘草汤加减

(27～30题共用题干)

患者，男，18岁。腹痛1天。饱餐后重体力劳动2小时后开始出现腹部阵发性绞痛，伴呕吐，呕吐后腹痛稍减轻，无排气排便。查体示腹部膨隆，肠鸣音亢进，移动性浊音（-），脐周压痛明显，无反跳痛，无肌紧张。腹部CT示小肠肠管扩张，扩张肠袢与塌陷肠袢之间有"移形带"。刻下症见腹中绞痛，疼痛拒按，嗳腐吞酸，恶心呕吐，舌苔厚腻，脉滑。

27. 该患者最可能的诊断是
    A. 急性胰腺炎　　　　　　　　B. 胃肠穿孔
    C. 机械性肠梗阻　　　　　　　D. 麻痹性肠梗阻
    E. 急性胆囊炎

28. 该患者的中医辨证分型为
    A. 寒邪内阻证　　　　　　　　B. 湿热壅滞证
    C. 饮食积滞证　　　　　　　　D. 肝郁气滞证
    E. 瘀血内停证

29. 该患者的中医治法为
    A. 温里散寒，理气止痛　　　　B. 泄热通腑，行气导滞
    C. 消食导滞，理气止痛　　　　D. 疏肝解郁，理气止痛
    E. 活血化瘀，和络止痛

30. 该患者治疗首选下列哪种方剂
    A. 正气天香散　　　　　　　　B. 大承气汤
    C. 枳实导滞丸　　　　　　　　D. 柴胡疏肝散
    E. 少腹逐瘀汤

(31~34题共用题干)

患者男性，25岁。受风受凉后出现双下肢酸痛，呈游走性，伴见恶风发热，舌红，苔薄白，脉浮。

31. 本病的主要治法是
   A. 祛风通络，散寒除湿 B. 散寒通络，活血止痛
   C. 除湿通络，祛风散寒 D. 清热通络，祛风除湿
   E. 活血化瘀，行气通络

32. 首选方剂是
   A. 薏苡仁汤 B. 防风汤
   C. 桂枝汤   D. 乌头汤
   E. 双合汤

33. 若见患者关节肿大，灼热疼痛，舌苔薄黄，邪有化热之象，治疗可选
   A. 四妙丸   B. 白虎桂枝汤
   C. 桂枝芍药知母汤 D. 宣痹汤
   E. 三痹汤

34. 患者若关节剧烈疼痛，可考虑加用马钱子止痛，但其有毒性，常用剂量是
   A. 0.2~0.4g   B. 0.1~0.3g
   C. 0.2~0.6g   D. 0.8~1.5g
   E. 1.0~3.0g

(35~38题共用题干)

患者张某，女，45岁。患肺结核10余年，近日来，咳嗽气喘，午后潮热，口干咽燥，盗汗，身体消瘦，2天来咳喘胸闷，咳吐浊唾涎沫，质黏稠，痰中带血丝，血色鲜红，X线检查示"肺结核伴肺不张"。

35. 本病诊断为
   A. 咳嗽 B. 肺胀
   C. 肺痿 D. 喘证
   E. 哮证

36. 本病辨证为
   A. 痰浊阻肺证 B. 虚热证
   C. 虚寒证   D. 痰热郁肺证
   E. 肺气郁痹证

37. 本病例治法为
   A. 燥湿化痰 B. 行气宣肺

C. 滋阴降火 D. 滋阴清热，润肺生津
E. 温肺益气

38. 本病例选方为
    A. 桑白皮汤 B. 越婢加半夏汤
    C. 麦门冬汤合清燥救肺汤 D. 小青龙汤
    E. 补肺汤

(39~42题共用题干)

患者，女性，60岁。体胖，平素食欲佳，近1个月饮水量逐渐增多，每日1500mL左右，尿量多，空腹血糖6.7mmol/L，尿糖（+）。

39. 确诊糖尿病应做的检查是
    A. 24小时尿蛋白定量 B. 血、尿C肽测定
    C. 血胰岛素释放试验 D. 葡萄糖耐量试验
    E. 糖化血红蛋白测定

40. 1型糖尿病和2型糖尿病的鉴别要点不包括
    A. 病因 B. 家族史
    C. 自身抗体 D. 酮症倾向
    E. 血糖高低

41. 糖尿病综合治疗原则不包括
    A. 早期 B. 大量
    C. 长期 D. 综合
    E. 个体化

42. 双胍类降糖药作用机制包括
    A. 抑制肠道对葡萄糖的吸收
    B. 促进胰岛素释放
    C. 延长葡萄糖和果糖在消化道的吸收速度
    D. 增强胰岛素的作用
    E. 改善血液流变学特点

(43~46题共用题干)

5岁患儿，5天前左膝关节摔伤皮肤破溃少量出血，自行用清水冲洗，第3天出现低热，膝关节肿胀疼痛屈伸稍受限，家长给予自服退热药处理，第5天突然出现寒战高热，左膝关节半屈曲位，局部红、肿、热、痛明显。

43. 最有可能的诊断是
    A. 膝关节结核   B. 膝关节病理性骨折
    C. 菌血症   D. 化脓性膝关节炎
    E. 膝关节脱位

44. 本病征最常发生于
    A. 髋关节和膝关节   B. 肩关节和肘关节
    C. 膝关节和踝关节   D. 肘关节和腕关节
    E. 踝关节和髋关节

45. 早期诊断最有价值的辅助检查是
    A. 白细胞计数   B. 血培养
    C. 关节腔穿刺，关节液检查   D. 关节镜检查
    E. X线片

46. 本病症治疗除给予足量有效抗生素外，还应
    A. 按摩理疗   B. 关节腔内注入抗生素
    C. 关节切开引流   D. 石膏固定
    E. 局部冷敷

(四) X型题（多选题，每题2分，共14分）

47. 下列哪些方可以扶正解表
    A. 桂枝加附子汤   B. 参苏饮
    C. 葱白七味饮   D. 麻黄附子细辛汤
    E. 加减葳蕤汤

48. 患者，男，32岁。有多年消化性溃疡病史，2天前出现瘢痕性幽门梗阻，下列可能出现的临床表现是
    A. 呕吐次数不多，呕吐量大
    B. 呕吐物中含有食物和胆汁
    C. 呕吐物中有酸臭味和宿食
    D. 查体有胃型和蠕动波
    E. 消瘦、脱水、低钾血症、代谢性碱中毒

49. 狼疮性肾炎的病理学特点为
    A. IgA沿毛细血管壁沉积   B. 白金耳形成
    C. 内皮增生   D. 荧光染色"满堂亮"
    E. 微小病变

50. 厥证的辨证要点不包括
   A. 辨阴阳 B. 辨虚实
   C. 辨表里 D. 辨寒热
   E. 辨气血

51. 胎漏的症状特点是
   A. 腹痛，阴道出血 B. 妊娠后，阴道不时少量出血
   C. 无腹痛，腰酸 D. 头晕，腰痛腹痛
   E. 以上均不是

52. 下列关于泄泻的描述，正确的是
   A. 一年四季均可发生
   B. 夏秋季节发病率高
   C. 以大便次数增多，粪质稀薄为特征
   D. 5 岁以下小儿发病率高
   E. 久泻迁延不愈者，易转为痹证

53. 骨折特征有哪些？
   A. 畸形 B. 骨擦音
   C. 异常活动 D. 血液循环差
   E. 神经损伤

二、专科题，共40分，仅供中医内科专业考生回答

（一）A2型题（每题1分，共8分）

54. 患者，女，54岁。2小时前因琐事与邻居争吵后突然出现心前区隐痛，呈阵发性，每次持续数分钟，伴脘腹胀闷，嗳气则舒，苔薄白，脉细弦，其中医治法应为
   A. 豁痰化瘀，调畅气血 B. 疏肝理气，活血通络
   C. 活血化瘀，息风通络 D. 通阳泄浊，豁痰宣痹
   E. 益气活血，通脉止痛

55. 患者郭某，男，55岁。低热、干咳5个月，活动后气促1个月。查体示双下肺Velcro音，胸片双下肺弥漫性网状结节影，肺功能显示限制性通气功能障碍。最可能的诊断是
   A. 真菌性支气管炎 B. 特发性肺纤维化
   C. 血源性播散型肺结核 D. 转移性肺癌
   E. 肺泡蛋白沉积症

56. 某患者以肥胖就诊，血压160/95mmHg，空腹血糖6.9mmol/L。下列各项化验结果中提示应行垂体MRI检查的是

　　A. OGTT有两点异常

　　B. 尿24小时游离皮质醇升高

　　C. 血中皮质醇昼夜节律紊乱

　　D. 皮质醇水平升高，不被小、大剂量地塞米松抑制

　　E. 皮质醇水平升高，不被小剂量地塞米松抑制

57. 患者郭某，男，28岁。因咳嗽10天，咯腥臭脓血痰3天入院。10天前患者因受凉引起咳嗽，咯腥臭浊痰，未及时治疗，病情渐重，来诊时，症见咳吐脓血，其味腥臭异常，伴胸中烦满而痛，喘不能卧，身热面赤，烦渴喜饮，舌红绛，苔黄腻，脉滑数。胸片提示右上叶空洞性改变，血常规示白细胞22.5×10^9/L。患者应用青霉素G800万单位/日，治疗5天，体温未退，复查胸片病灶范围增大，内有空腔，周围有气囊。最可能的致病菌是

　　A. 表皮葡萄球菌　　　　　　B. 金黄色葡萄球菌

　　C. 厌氧菌　　　　　　　　　D. 肺炎克雷白杆菌

　　E. 结核杆菌

58. 患者，女性，18岁。精神抑郁，情绪不宁，胸部满闷，胁肋胀痛，痛无定处，胸闷嗳气，不思饮食，大便不调，苔薄腻，脉弦，治宜

　　A. 疏肝解郁，理气畅中　　　B. 疏肝解郁，化痰散结

　　C. 活血理气解郁　　　　　　D. 疏肝解郁化湿

　　E. 疏肝解郁，清肝泻火

59. 患者郭某，女性，43岁。两天前突然出现喘急胸闷，咳嗽，咳痰稀薄而白，恶寒，头痛，无汗，舌苔薄白，脉象浮紧，其诊断是

　　A. 肺痿虚寒型　　　　　　　B. 咳嗽病风寒袭肺证

　　C. 饮证饮犯胸肺证　　　　　D. 喘病风寒壅肺证

　　E. 哮病冷哮

60. 患者，男，26岁。下痢3月余，痢下赤白清稀，甚则为白冻，腹部隐痛，喜温喜按，形寒畏冷，食少神疲，四肢不温，腰膝酸软，肛门坠胀，舌淡苔薄白，脉沉细。治疗应首选

　　A. 芍药汤　　　　　　　　　B. 桃花汤

　　C. 驻车丸　　　　　　　　　D. 白头翁汤

　　E. 胃苓汤

61. 患者赵某，男性，33岁。因胫腓骨骨折，复位后石膏固定，肢体肿胀较明显。治疗中病人未能积极功能锻炼，2个月后去除石膏复查，见骨折已愈。经1个月关节活

动练习，膝关节活动仍很差，此现象称

  A. 损伤性骨折   B. 损伤性骨折
  C. 缺血性肌痉挛   D. 关节僵硬
  E. 缺血性骨坏死

（二）X 型题（多选题，每题 2 分，共 6 分）

62. 治疗黄疸的祛湿法应该包括
  A. 清热化湿   B. 芳香化湿
  C. 淡渗利湿   D. 通阳利湿
  E. 温中化湿

63. 急性胰腺炎常见的病因是
  A. 胆道疾病   B. 胰管阻塞
  C. 大量饮酒   D. 暴饮暴食
  E. 噻嗪类利尿剂

64. 房颤的治疗原则
  A. 病因治疗   B. 转复并维持窦性心律
  C. 控制心室率   D. 防止血栓栓塞
  E. 直流电非同步电复律

（三）简答题（每题 10 分，共 10 分）

痴呆与郁病、癫病、健忘如何鉴别诊断？

（四）病例分析题（每题 16 分，共 16 分）

陈某，男，23岁。某日突然昏仆，不省人事，伴有四肢抽搐，口吐涎沫，口中有声，两目上视，持续约5分钟自行醒来，不能回忆发作时情景。自述平时性情急躁，心烦失眠，口苦口干，便干尿赤，舌红苔黄腻，脉弦滑。

1. 简述中西医诊断
2. 简述中医类证鉴别与西医鉴别要点。
3. 为明确诊断需进一步完善哪些检查？
4. 中医治法和方药各是什么？
5. 西医治疗方案是什么？

模拟试卷十七

一、共用题，共 60 分，所有考生均需回答。

（一）A2 型题（每题 1 分，共 6 分）

1. 患者，男性，49 岁。与人争吵生气后情绪激动，突然昏倒，不省人事，牙关紧闭，四肢厥冷，呼吸气粗，舌苔薄白，脉沉弦。其治疗首选的方剂是

　　A. 羚角钩藤汤　　　　　　　　B. 通关散合五磨饮子

　　C. 独参汤　　　　　　　　　　D. 导痰汤

　　E. 生脉散

2. 患者，男性，61 岁。因突发胸骨后疼痛 2 小时伴昏厥 3 次入院，急诊心电监护示心率 38 次/分，心律规整，床旁心电图提示 P 波与 QRS 波无关，P 波数目多于 QRS 波，QRS 时限 0.14 秒，此时应采取的最佳治疗措施是

　　A. 静点阿托品　　　　　　　　B. 静点异丙基肾上腺素

　　C. 静点氨茶碱　　　　　　　　D. 胸外按压

　　E. 安置临时人工心脏起搏器

3. 郭某，男，40 岁。周身多关节疼痛，局部关节灼热红肿，痛不可触，伴有发热，口渴，烦闷，舌红，苔黄燥，脉滑数。其治法是

　　A. 除湿通络，祛风散寒　　　　B. 清热通络，祛风除湿

　　C. 温经散寒，祛风除湿　　　　D. 祛风通络，除湿止痛

　　E. 补益肝肾，祛风除湿

4. 患者刘某，男性，25 岁。打篮球时跌倒，左肘关节伸直前臂旋后位手掌着地伤后左肘关节肿胀，疼痛，活动功能障碍，肘窝前饱满，可摸到肱骨下端，尺骨鹰嘴后

突，肘后空虚，肘关节处于45度左右的半屈位，关节前后径增宽。最可能的临床诊断是

A. 肱骨髁上骨折　　　　　　　B. 尺骨鹰嘴骨折
C. 肘关节后脱位　　　　　　　D. 肱骨外髁骨折
E. 肱骨内髁骨折

5. 王某，女，45岁。因反复发作头痛5年，3天前生气后再次出现头痛就诊。刻下症见头部胀痛，两侧为重，心烦易怒，夜寐不宁，口苦面红，舌红苔黄，脉弦数。针灸治疗的配穴是

A. 行间、太冲　　　　　　　　B. 头维、阴陵泉
C. 风门、列缺　　　　　　　　D. 血海、膈俞
E. 曲池、大椎

6. 患者范某，女，18岁，学生。患者近2年来，每于经期第2~3天小腹疼痛剧烈，经色暗红，有血块，排除血块及腐肉片样物后腹痛减轻，伴面色苍白，汗出肢冷，恶心呕吐，经前乳房胀痛，心烦急躁。辨证当属

A. 气滞血瘀证　　　　　　　　B. 肾气亏虚证
C. 寒凝血瘀证　　　　　　　　D. 湿热蕴结证
E. 气血虚弱证

(二) A3题型（每题1分，共16分）

(7~9题共用题干)

患者张某，男，25岁。主因低热，右侧胸痛、胸闷1周就诊。既往无心脏病病史，X线提示右侧中等量胸腔积液。抽取胸腔积液，常规检查呈黄绿色，利凡他试验（+），蛋白定量56g/L，细胞计数$350×10^9$/L，以淋巴细胞为主，结核菌素试验（PPD试验）18mm×19mm，血象正常。

7. 根据胸腔积液性质，最有可能的诊断是

A. 低蛋白血症　　　　　　　　B. 右心衰竭
C. 结核性胸腔积液　　　　　　D. 恶性胸腔积液
E. 脓胸

8. 对上题患者，下列处理不恰当的是

A. 抽胸腔积液查结核菌
B. 试验性抗结核治疗
C. 胸膜活检
D. 试验性抗结核治疗联合抗菌治疗
E. 进一步行胸腔积液酶学生化等检查

9. 上题患者最佳治疗方案是
   A. 三联抗痨治疗+局部抽水
   B. 抗炎同时抽气减压
   C. 抗痨治疗
   D. 全身化疗+局部治疗
   E. 抗炎治疗

(10~11题共用题干)

患者，女性，71岁。有3年心前区疼痛病史，痛有定处，有时可放射至肩背部，自述有2年高血压病史，规律服用降压药，血压控制良好，吸烟20年，否认冠心病、高血压家族史。舌质紫暗，有瘀斑，苔薄，脉弦涩。

10. 以下最支持稳定型心绞痛诊断的是
    A. 每次发作持续20~30秒即可缓解
    B. 疼痛可长达数小时
    C. 疼痛时伴发热
    D. 含服硝酸甘油后不能缓解
    E. 血清心肌坏死标记物升高

11. 其中医治疗首选的方剂是
    A. 瓜蒌薤白半夏汤
    B. 枳实薤白桂枝汤
    C. 血府逐瘀汤
    D. 炙甘草汤
    E. 柴胡舒肝散

(12~14题共用题干)

患者，男，79岁。自觉食入格拒不下，甚则水饮难下，心烦口干，胃脘灼热，大便干结，形体消瘦，皮肤干枯，小便短赤，舌质光红，干裂少津，脉细数。

12. 该患者的中医辨证分型为
    A. 痰气交阻证
    B. 瘀血内停证
    C. 气虚阳微证
    D. 津亏热结证
    E. 气虚血瘀证

13. 治疗本病首选方剂为
    A. 启膈散
    B. 通幽汤
    C. 沙参麦冬汤
    D. 补气运脾汤
    E. 竹叶石膏汤

14. 除下列哪种疾病外，均可见上述病证
    A. 食道痉挛
    B. 食道癌
    C. 贲门癌
    D. 食管狭窄
    E. 功能性烧心

(15～17题共用题干)

患者张某，女，35岁。近日工作紧张，症见入睡困难，胸闷胁胀，急躁易怒，伴头晕头胀，口干口苦，纳差，小便短赤，大便秘结，舌红苔黄，脉弦滑。

15. 该患者辨证为不寐的
    A. 心胆气虚证 B. 痰热内扰证
    C. 心脾两虚证 D. 阴虚火旺证
    E. 肝郁化火证

16. 其治疗应首选的方剂是
    A. 逍遥丸 B. 龙胆泻肝汤
    C. 礞石滚痰丸 D. 滋水清肝饮
    E. 当归龙荟丸

17. 联合针灸治疗应以
    A. 肝经、胆经、大肠经穴为主 B. 大肠经、肝经、膀胱经穴为主
    C. 小肠经、胆经、肝经穴为主 D. 肝经、膀胱经、肾经穴为主
    E. 肺经、肝经、胆经穴为主

(18～20题共用题干)

患者刘某，男性，52岁。低热、乏力、胸背痛2个月，劳累后加重，查体示消瘦，面色无华，舌质淡白苔少，脉细弱，T9～T10椎体压痛，拾物试验（+）。

18. 该患者下列检查中哪项检查不需要
    A. 胸部平片 B. 胸椎正侧位片
    C. CT D. 核素骨扫描
    E. 血常规及血沉

19. 若胸椎X线片显示T9～T10椎体破坏，椎间隙狭窄，椎旁有软组织阴影，血沉增快，胸部平片示右上肺有钙化灶，其诊断首先考虑为
    A. T9～T10椎体肿瘤 B. 化脓性脊柱炎
    C. 胸椎结核 D. 椎间盘炎
    E. 胸椎骨转移瘤

20. 在全身治疗方法中，除抗痨治疗外，应用中医辨证治疗的方药应选
    A. 阳合汤 B. 清骨散
    C. 人参养荣汤 D. 四君子汤
    E. 四物汤

(21~22题共用题干)

患者,69岁。因摔伤后6小时,头颈部外伤,伤后有短暂昏迷史,现出现精神萎靡、四肢瘫痪。

21. 最可能的诊断为

    A. 脑震荡   B. 颅内出血

    C. 颈髓损伤   D. 腰椎压缩性骨折

    E. 椎间盘突出

22. 脊髓损伤病人正确的搬运方法

    A. 两人分别抱头抱脚放入硬板床上后转送

    B. 两人分别用手托住伤员头、肩、臀和下肢,动作一致将伤员搬起放于平板或担架上

    C. 一人抱起伤员,放于平板或担架上

    D. 两人分别用手托住伤员头、肩、臀和下肢,将伤员搬起放于平板或担架上

    E. 无搬运工具时可背负伤员转送

(三) A4 题型(每题1分,共24分)

(23~26题共用题干)

患者苏某,男性,25岁。咳嗽、咳大量脓痰、反复咯血15年。近3天,因受凉后出现咳痰加剧,反复咯血,血色鲜红,口干咽燥,颧红,潮热盗汗,舌质红,脉细数。查体示体温37.1℃,左下肺闻及固定而持久的湿啰音。血常规示白细胞$12×10^9$/L,中性粒细胞0.85,血红蛋白98g/L。胸部CT示左下肺支气管柱状扩张。

23. 该患者最可能诊断是

    A. 慢性支气管炎   B. 脓胸

    C. 支气管扩张并咯血   D. 气胸

    E. 肺结核

24. 该患者止血首选的药物是

    A. 立止血   B. 垂体后叶素

    C. 抗血纤溶芳酸   D. 硫酸鱼精蛋白

    E. 镇咳药

25. 若该患者经充分内科止血治疗仍反复咯血,入院后4小时内再次咯血300mL,这是宜选用的措施是

    A. 请胸外科会诊   B. 加强抗感染治疗

    C. 体位引流   D. 纤维支气管镜下止血

    E. 以上都不是

26. 中医治疗应该选择哪个方药
    A. 百合固金汤加减   B. 泻白散加减
    C. 桑杏汤加减   D. 杏苏散加减
    E. 归脾汤加减

(27~30题共用题干)

某患者以肥胖就诊,血压160/95mmHg,空腹血糖6.9mmol/L。

27. 如为10岁患儿,接诊时应特别注意
    A. 询问生长发育状况和测量身高   B. 询问胎儿期发育及出生体重
    C. 测量外生殖器大小   D. 肥胖症和糖尿病家族史
    E. 寻找皮肤紫纹

28. 如为老年患者,伴剧烈呛咳则应考虑
    A. 高血压病合并肺部感染   B. 糖尿病合并肺部感染
    C. 糖尿病、肺癌   D. 肺癌、异位内分泌综合征
    E. 高血压病、支气管扩张

29. 若为35岁女性,询问病史时最应注意的是
    A. 是否使用糖皮质激素   B. 是否使用利尿剂
    C. 月经情况及是否长期使用避孕药 D. 饮食和体力活动史
    E. 肥胖症和糖尿病家族史

30. 肥胖患者需要行外科治疗时,哪项不是适应证
    A. 男性腰围≥95cm
    B. 血脂紊乱:TG≥1.70mmol/L
    C. 年龄在16~45岁之间
    D. 连续5年以上体重持续增加,BMI≥33kg/m²
    E. 有酒精及药物依赖

(31~34题共用题干)

患者,男,55岁。下痢3月余,痢下赤白清稀,甚为白冻,自觉肛门坠胀,便后更甚,腹部隐痛,绵绵不休,喜温喜按,形寒怕冷,四肢不温,神疲食少,腰膝酸软,舌淡苔薄白,脉沉细。大便常规示潜血(+),粪便培养未见异常。

31. 该病明确诊断最重要的手段为
    A. 血沉检查   B. 粪便常规检查
    C. 免疫指标检查   D. 结肠镜检查
    E. X线钡剂造影

32. 本病腹痛的临床特点，错误的是
    A. 多位于左下腹　　　　　　　B. 有疼痛—便意—排便—缓解的规律
    C. 发生结肠扩张时出现持续性腹痛　　D. 多伴有腹部压痛
    E. 见于所有患者

33. 该病的中医治法为
    A. 温中清肠，调气化滞　　　　B. 温补脾肾，收涩固脱
    C. 养阴和营，清肠化湿　　　　D. 清肠化湿，调气和血
    E. 温中燥湿，调气和血

34. 对于痢疾的治疗，下列叙述错误的是
    A. 初痢宜清　　　　　　　　　B. 久痢宜涩
    C. 寒痢宜温　　　　　　　　　D. 虚实夹杂宜温清并用
    E. 寒痢宜涩

(35～38题共用题干)

患者女，57岁。双手远端指间关节肿痛，关节背侧形成结节，对称性，遇凉水后加重，双膝关节疼痛，晨僵不明显，阵发烘热汗出，心烦急躁，面红，舌暗，苔薄白，脉弦。化验类风湿因子（一），血沉正常。

35. 诊断应首先考虑
    A. 类风湿关节炎　　　　　　　B. 骨性关节炎
    C. 反应性关节炎　　　　　　　D. 强直性脊柱炎
    E. 痛风性关节炎

36. 其中医治法是
    A. 补益肝肾，平肝潜阳　　　　B. 疏肝解郁
    C. 滋补肝肾　　　　　　　　　D. 益气补血，健脾养心
    E. 温肾填精

37. 若该患者日久不愈，肝肾气血亏虚，则应选用
    A. 独活寄生汤　　　　　　　　B. 双合汤
    C. 蠲痹汤　　　　　　　　　　D. 薏苡仁汤
    E. 桂枝芍药知母汤

38. 痹证日久，出现累及脏腑，多见
    A. 肝痹　　　　　　　　　　　B. 脾痹
    C. 心痹　　　　　　　　　　　D. 肾痹
    E. 肺痹

(39~42题共用题干)

患者，男性，62岁。身高170cm，体重80kg。因胃纳亢进易饥，伴心慌、多汗2个月余就诊。查体见体型肥胖，情绪较急躁，皮肤略潮湿，甲状腺不大。心率130次/分，血压150/80mmHg。双手细微震颤。

39. 在初次就诊考虑可能的诊断时，下列哪项考虑是错误的
   A. 可能存在糖尿病　　　　　　B. 可能存在糖耐量异常
   C. 可以除外甲状腺功能亢进　　D. 可能存在高胰岛素血症
   E. 可能存在反复发作的低血糖

40. 为了进一步明确诊断，首先考虑下列哪项检查
   A. 糖基化血红蛋白　　　　　　B. 胰岛素及C肽水平测定
   C. 24小时尿VMA测定　　　　　D. OGTT
   E. 甲状腺功能测定

41. 此时患者HbA1c8.7%，推测患者血糖水平持续增高至少多长时间
   A. 2~3周　　　　　　　　　　B. 2~3个月
   C. 4~6周　　　　　　　　　　D. 2~3天
   E. 6个月

42. 假如患者此时伴有甲状腺功能亢进，下列哪种情况不可能出现
   A. 糖耐量下降　　　　　　　　B. 高胆固醇血症可能减轻
   C. 降糖药剂量可能增加　　　　D. 低血糖
   E. 发生心绞痛的机会增大

(43~46题共用题干)

患者，男性，50岁。因旅游途中进食海鲜后1天出现右足趾及趾跖关节剧烈疼痛，伴红肿，有发热。既往有发作史，约发作1周可自行缓解，曾服用青霉素治疗效果不佳。查体见痛苦面容，体温39.2℃，右足趾及趾跖关节红肿、压痛，局部皮温高。

43. 该患者最可能的诊断是
   A. 急性痛风性关节炎　　　　　B. 类风湿关节炎
   C. 风湿性关节炎　　　　　　　D. 化脓性关节炎
   E. 感染性关节炎

44. 本病进行一般治疗时，不正确的是
   A. 控制总热量　　　　　　　　B. 适当运动
   C. 控制体重　　　　　　　　　D. 限制饮水
   E. 慎用噻嗪类药物

45. 本病在急性期治疗不正确的是
    A. 绝对卧床休息　　　　　　　B. 放低患肢
    C. 必要时夹板固定制动　　　　D. 发病 24 小时内可用冰敷
    E. 发病 24 小时后可用热敷

46. 该患者出院时，对其进行健康教育，告知下列食品禁止食用的是
    A. 苹果　　　　　　　　　　　B. 猪肝
    C. 鸡蛋　　　　　　　　　　　D. 牛奶
    E. 马铃薯

（四）X 型题（多选题，每题 2 分，共 14 分）

47. 系统性红斑狼疮的抗体有
    A. 抗 ds-DNA 抗体　　　　　　B. 抗 Sm 抗体
    C. 抗核小体抗体　　　　　　　D. 抗角蛋白抗体
    E. 抗组蛋白抗体

48. 肝郁气滞之阳痿应选用哪些方剂
    A. 柴胡疏肝散　　　　　　　　B. 逍遥散
    C. 小柴胡汤　　　　　　　　　D. 丹栀逍遥散
    E. 一贯煎

49. 不自主运动包括
    A. 舞蹈样动作　　　　　　　　B. 震颤
    C. 手足徐动　　　　　　　　　D. 摸空症
    E. 病理反射阳性

50. 下列各项属感冒特征的是
    A. 恶寒发热　　　　　　　　　B. 鼻塞声重
    C. 咳喘痰多　　　　　　　　　D. 喷嚏流涕
    E. 头身疼痛

51. 痰饮的致病特点是
    A. 病位固定，病证繁多　　　　B. 致病广泛，变幻多端
    C. 影响水液代谢　　　　　　　D. 易于蒙蔽心神
    E. 阻滞气血运行

52. 下列各项，属于小儿反复呼吸道感染外因的是
    A. 喂养不当　　　　　　　　　B. 调护失宜
    C. 用药不当　　　　　　　　　D. 疾病所伤
    E. 肺脾肾三脏功能不足

53. 肢体损伤后血运障碍的体征包括
    A. 伤肢远端冰凉 B. 伤肢远端动脉搏动减弱
    C. 伤肢远端畸形 D. 伤肢远端麻木
    E. 伤肢远端灼热

二、专科题，共40分，仅供中医内科专业考生回答

（一）A2型题（每题1分，共8分）

54. 患者，女性，38岁。因失眠1个月来诊，睡后易被惊醒，平素谨小慎微，遇事易惊，伴心悸自汗、气短乏力，舌淡，脉弦细。其治法是
    A. 益气镇惊，安神定志 B. 滋阴降火，交通心肾
    C. 补益心脾，养血安神 D. 疏肝泻火，镇惊安神
    E. 清热化痰，化痰安中

55. 心肌梗死的"损伤型"心电图改变主要表现在
    A. R波电压降低 B. 异常Q波
    C. T波直立高耸 D. ST段抬高
    E. T波对称

56. 一休克型肺炎的病人，经应用抗生素和补液治疗后好转，体温好转，病情改善，但前日开始出现进行性呼吸急迫、焦虑。查体见体温37℃，血压116/60mmHg，脉搏90次/分，呼吸36次/分，唇发绀，两肺可闻及湿性啰音。该病人可能出现的情况是
    A. 并发心肌炎 B. 并发ARDS
    C. 并发气胸 D. 并发心力衰竭
    E. 并发二重感染

57. 患者，女性，60岁。退休两年后出现精神抑郁，情绪不宁，胸部满闷，胁肋胀痛，痛无定处，脘闷嗳气，不思饮食，大便溏结不调，舌红，苔薄腻，脉弦。此病证候诊断是
    A. 心神失养 B. 气郁化火
    C. 阴虚火旺 D. 心脾两虚
    E. 肝气郁结

58. 患者赵某，女性，65岁。喘证日久，气怯声低，咳呛，痰少质黏，口燥咽干，舌红少苔，脉细数者，其治疗应首选的方剂是
    A. 玉屏风散 B. 六君子汤
    C. 生脉散合补肺汤 D. 七味都气丸

E. 金匮肾气丸

59. 患者，女，82岁。大便艰涩，排出困难，四肢不温，腹中冷痛，腰膝酸冷，舌淡苔白，脉沉迟。应首选

A. 五仁丸　　　　　　　　　B. 黄芪汤

C. 更衣丸　　　　　　　　　D. 润肠丸

E. 济川煎

60. 患者，男，18岁。腹痛1天。饱餐后重体力劳动2小时后开始出现腹部阵发性绞痛，伴呕吐，呕吐后腹痛稍减轻，无排气排便。查体见腹部膨隆，肠鸣音亢进，移动性浊音（-），脐周压痛明显，无反跳痛，无肌紧张。腹部CT示小肠肠管扩张，扩张肠袢与塌陷肠袢之间有"移形带"。刻下症见腹中绞痛，疼痛拒按，嗳腐吞酸，恶心呕吐，舌苔厚腻，脉滑。该患者最可能的诊断是

A. 急性胰腺炎　　　　　　　B. 胃肠穿孔

C. 机械性肠梗阻　　　　　　D. 麻痹性肠梗阻

E. 急性胆囊炎

61. 患者，男性，68岁。糖尿病史10年，高血压病史15年，体质指数（BMI）23。2年前发生过下壁心肌梗死，血脂检查显示总胆固醇6.5mmol/L，LDL-C 4.0mmol/L，甘油三酯1.6mmol/L，HDL-C 1.1mmol/L。患者调脂治疗最合适的药物是

A. 树脂类　　　　　　　　　B. 天然鱼油制剂

C. 他汀类　　　　　　　　　D. 烟酸类

E. 贝特类

（二）X型题（多选题，每题2分，共6分）

62. 慢性性肾功能不全发生代谢性酸中毒的原因有哪些

A. 水钠潴留　　　　　　　　B. 酸性代谢产物潴留

C. 肾小管重吸收碳氢酸盐能力下降　　D. 肾小管分泌氢离子功能障碍

E. 钙磷代谢紊乱

63. 共济运动检查包括

A. 轮替动作　　　　　　　　B. 指鼻试验

C. 跟-膝-胫试验　　　　　　D. 对指试验

E. 闭目难立征

64. 消渴的变证有

A. 中风　　　　　　　　　　B. 肺痨

C. 胸痹　　　　　　　　　　D. 痈疽

E. 水肿

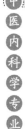

(三) 简答题（每题10分，共10分）

简述急性左心衰的主要临床表现及抢救措施。

(四) 病例分析题（每题16分，共16分）

患者男性，36岁。平时喜欢饮酒，体检血尿酸偏高。6天前喝啤酒后突然出现右侧大脚趾红肿疼痛，拒按，不能行走，伴有低热，口干口苦，脾气急躁，小便色黄，大便黏，自行服用"止痛片"右足关节肿痛略减轻，舌暗红苔黄腻，脉弦滑。

1. 该病的中西医诊断各是什么？
2. 该病的中医类证鉴别是什么？西医鉴别诊断有哪些？
3. 你将会安排哪些进一步检查？
4. 中医治法和方药各是什么？
5. 西医治疗方案是什么？

模拟试卷十八

一、共用题，共60分，所有考生均需回答。

（一）A2型题（每题1分，共6分）

1. 患者孙某，女，35岁。平素性情急躁易怒，突然胡乱叫骂，打人毁物，不食不眠，舌质红绛，苔黄腻，脉弦数。其治法是

   A. 清心泻火，涤痰醒神　　　　B. 健脾益气，养心安神

   C. 豁痰化痰，调畅气血　　　　D. 理气解郁，化痰醒神

   E. 育阴潜阳，交通心肾

2. 患者，女性，72岁。因突发胸痛伴喘憋3小时入院，查心电图示Ⅱ、Ⅲ及aVF导联ST段明显抬高，CK-MB及cTNI升高，查体示体温T36.6℃，呼吸20次/分，血压185/100mmHg，心率100次/分，神志清楚，精神不振，端坐呼吸，不能平卧，大汗，双肺可闻及大量湿性啰音，双下肢水肿（++），下列哪一种药物不宜应用

   A. 呋塞米　　　　　　　　　　B. 硝酸甘油

   C. 硝普钠　　　　　　　　　　D. 吗啡

   E. 美托洛尔

3. 高血压性脑出血最好发的部位是

   A. 脑室　　　　　　　　　　　B. 内囊及基底节（神经）附近

   C. 中脑　　　　　　　　　　　D. 脑桥

   E. 小脑

4. 患者陈某，男，20岁。3天前不慎感冒，现鼻塞、恶风，头痛咽干，口渴思饮，舌红苔黄，脉浮数，治疗应选穴

   A. 大椎、肺俞、膻中、合谷、内关

B. 肺俞、丰隆、足三里、印堂、太阳

C. 肾俞、关元、肺俞、百会、涌泉

D. 膻中、关元、气海、肺俞、足三里

E. 迎香、印堂、合谷、尺泽、曲池

5. 患儿，1岁9个月。极度消瘦，貌似老人，毛发干枯，面色白，精神萎靡，腹凹如舟，大便溏，舌质淡嫩，苔薄少，指纹淡。治疗应首选方剂是

    A. 肥儿丸   B. 六君子汤

    C. 八珍汤   D. 六味地黄丸

    E. 资生健脾丸

6. 患者陈某，女性，50岁。开放性右胫骨中下1/3双段骨折，伤后4小时，清创，超长钢板螺钉固定。拆线时伤口皮缘部分坏死，无感染。术后1个月持双拐下地患肢不负重而被动运动，术后半年照片，对位佳，近折线模糊，远折线较清晰骨痂少。最主要原因是

    A. 年龄过大   B. 内固定物选择不当

    C. 功能锻炼不够   D. 血供不足

    E. 小腿软组织条件不佳

（二）A3题型（每题1分，共16分）

（7~9题共用题干）

患者郭某，女，55岁。发热、咳脓痰8天。胸片左下肺背段有浸润阴影，用青霉素治疗后体温稍下降，但痰量增多，为脓血痰，有臭味。胸片提示大片浸润阴影中出现空腔。

7. 治疗中需加用

    A. 甲硝唑   B. 阿奇霉素

    C. 酚磺乙胺（止血敏）   D. 祛痰药

    E. 阿米卡星

8. 治疗2周后，病人临床症状明显改善，胸片空腔缩小，抗生素总疗程一般宜持续

    A. 2周   B. 3周

    C. 4周   D. 6周

    E. 8周

9. 如果做体位引流，应采取的体位是

    A. 头低仰卧位   B. 头低俯卧位

    C. 左侧卧位   D. 右侧卧位

E. 坐位

(10～11题共用题干)

患者,男性,58岁。因发作性头晕3个月,加重伴耳鸣3天就诊,平素脾气急躁,失眠多梦,口苦,腰酸。既往发现血压升高6年,最高血压180/100mmHg,服用贝那普利1片/天治疗,血压控制欠佳,有高血压家族史,其兄因急性心肌梗死死亡。有2型糖尿病病史1年。入院查体示精神欠振,血压160/96mmHg,心率100次/分,舌质红,苔薄黄,脉细数,双下肢轻度水肿。

10. 该高血压患者的危险分层为
   A. 低危 B. 中危
   C. 高危 D. 极高危
   E. 无法判断

11. 该患者的中医辨证为
   A. 肝阳上亢证 B. 气血亏虚证
   C. 肾精不足证 D. 痰湿中阻证
   E. 瘀血阻窍证

(12～14题共用题干)

患者,男性,65岁。冠心病心绞痛病史5年余,发作时胸痛如绞,喘不得卧,多因气候骤冷或骤感风寒而发病,伴形寒,手足不温,胸闷气短,心悸,面色苍白,苔薄白,脉沉细。

12. 其治法应首选的是
   A. 辛温散寒,宣通心阳 B. 疏调气机,和血舒脉
   C. 通阳泄浊,豁痰散结 D. 活血化瘀,通脉止痛
   E. 温振心阳,回阳救逆

13. 其治疗应首选的方剂是
   A. 参附汤合右归饮加减 B. 天王补心丹合炙甘草汤加减
   C. 瓜蒌薤白半夏汤合涤痰汤加减 D. 枳实薤白桂枝汤合当归四逆汤加减
   E. 生脉散合人参养荣汤加减

14. 该患者2天前因手术后快速补液突发呼吸困难,不能平卧,查体示心率132次/分,两肺底可闻及湿性啰音,咳粉红色泡沫样痰,患者最可能的诊断为
   A. 急性肺栓塞 B. 急性左心衰竭
   C. 自发性气胸 D. 感染性心包炎
   E. 术后肺部感染

(15～17题共用题干)

患者李某，男，55岁。高血压病史5年，药物控制不理想，患者长期吸烟，有慢性鼻炎15年，睡觉常憋气伴有呼吸暂停，经常夜间憋醒，白天觉头昏乏力，嗜睡，近一段时间自觉记忆力减退，精神难以集中。

15. 患者最可能的诊断是

　　A. 中枢型睡眠呼吸暂停综合征

　　B. 发作性睡病

　　C. 原发性高血压

　　D. 上气道阻力综合征

　　E. 阻塞型睡眠呼吸暂停综合征合并高血压

16. 下列哪项检查最重要

　　A. PSG　　　　　　　　　　B. 肺功能

　　C. 心电图　　　　　　　　　D. 耳鼻咽喉口腔检查

　　E. 头颅X线

17. 下列哪项治疗是错误的

　　A. 戒烟　　　　　　　　　　B. 治疗鼻炎

　　C. n-CPAP　　　　　　　　 D. 服用安眠药

　　E. 手术治疗

(18～19题共用题干)

患者，男，64岁。上腹部无规律胀痛3年余。常因饮食不当而发作，偶有反酸，嗳气。心血管检查无异常，当地行胃镜检查示胃黏膜红白相间，以白为主，黏膜皱襞变平，局部呈细颗粒状。刻下症见胃脘隐隐灼痛，似饥而不欲食，口燥咽干，五心烦热，消瘦乏力，口渴思饮，大便干结，舌红少津，脉细数。

18. 目前该患者诊断为

　　A. 慢性浅表性胃炎　　　　　B. 慢性萎缩性胃炎

　　C. 功能性消化不良　　　　　D. 胃溃疡

　　E. 急性胃黏膜损伤

19. 中医治疗首选方剂

　　A. 良附丸合香苏饮　　　　　B. 失笑散合丹参饮

　　C. 柴胡疏肝散　　　　　　　D. 清中汤

　　E. 一贯煎合芍药甘草汤

(20~22题共用题干)

王某，女，50岁。腰部冷痛重着，转侧不利，逐渐加重，静卧冷痛不减，寒冷和阴雨天加重，舌质淡，苔白腻，脉沉而迟缓。

20. 该患者腰痛所属辨证分型为
  A. 寒湿腰痛   B. 湿热腰痛
  C. 瘀血腰痛   D. 肾虚腰痛
  E. 风湿腰痛

21. 应使用的方剂为
  A. 甘姜苓术汤   B. 四妙丸
  C. 身痛逐瘀汤   D. 左归丸
  E. 右归丸

22. 针灸治疗应选穴
  A. 腰阳关、关元、肾俞、志室、委中
  B. 阴陵泉、足三里、肾俞、大椎、曲池
  C. 秩边、环跳、照海、膈俞、气海
  D. 膈俞、血海、气海、关元、委中
  E. 内关、神门、听宫、大椎、丰隆

(三) A4题型（每题1分，共24分）

(23~26题共用题干)

患者，女，64岁。近5年来右上腹间断性胀痛，进食油腻食物后发作，1天前进食不当后又发作右上腹疼痛，呈持续性，阵发性加重，向肩背部放射，发热，皮肤瘙痒，大便不畅，色灰白。查体示体温38.0℃，巩膜黄染，墨菲征（+），肝脾肋下未及。刻下症见身目俱黄，黄色鲜明，发热口渴，腹部胀闷，口干而苦，恶心呕吐，小便短少黄赤，大便2日一行，质干，舌红苔黄腻，脉弦数。

23. 该患者的中医证型属于
  A. 湿重于热   B. 热重于湿
  C. 胆腑郁热   D. 疫毒炽盛
  E. 湿热留恋

24. 该患者实验室指标可表现为
  A. 总胆红素正常   B. 结合胆红素正常
  C. 非结合胆红素增加   D. 尿胆红素阳性（++）
  E. 尿胆原增加

25. 该患者中医治疗首选方剂
  A. 茵陈蒿汤   B. 茵陈五苓散合甘露消毒丹

C. 大柴胡汤 D. 《千金》犀角散
E. 茵陈四苓散

26. 若该患者治疗后黄疸仍反复发生,症见胁下结块,隐痛、刺痛不适,胸胁胀闷,舌有紫斑。治疗应选用

A. 黄芪建中汤 B. 茵陈术附汤
C. 柴胡疏肝散 D. 归芍六君子汤
E. 逍遥散合鳖甲煎丸

(27~30题共用题干)

患者女性,60岁。平素运动量小,体型瘦消,周身酸痛,以双侧胫骨明显,腰椎压缩性骨折,腰膝酸软,步履蹒跚,反应迟钝,健忘,舌红,苔少,脉细弱。

27. 诊断应首先考虑

A. 重度骨关节炎 B. 腰椎间盘突出
C. 重度骨质疏松 D. 骨质疏松伴病理性骨折
E. 强直性脊柱炎

28. 为进一步明确诊断,不应检查以下哪项

A. 骨密度测量 B. 腰椎X线
C. 甲状旁腺功能 D. 骶髂关节CT
E. 骨代谢检测

29. 治疗首选方剂为

A. 虎潜丸 B. 补中益气汤
C. 参苓白术散 D. 圣愈汤
E. 桃红四物汤

30. "治痿独取阳明"出自哪部医书

A. 《临证指南医案·痿》 B. 《素问·痿论》
C. 《素问·至真要大论》 D. 《景岳全书·痿证》
E. 《丹溪心法》

(31~34题共用题干)

患者,女性,36岁。因嗜睡、意识模糊2小时并抽搐两次后昏迷来院急诊。5天前因受凉后出现发热,咳嗽咳痰,纳差,口干。每天饮大量含糖饮料,出现多饮多尿等症状并日渐加剧。查体示体温38.8℃,心率108次/分,呼吸20次/分,血压130/80mmHg,肥胖,唇舌干燥,无面瘫体征,无颈抵抗,双下肺可闻及湿啰音。

31. 不属于急诊首先重点检查项目的是
    A. 血清钾钠氯钙　　　　　　　　B. 血糖
    C. 血气分析　　　　　　　　　　D. 头颅 CT
    E. 血浆渗透压

32. 若患者检查结果示钾 3.6mmol/L，钠 159mmol/L，氯 110mmol/L，钙 2.5mmol/L，血糖 36.5mmol/L，尿酮（±），血浆渗透压 360mmol/L，胸片示双肺感染。目前诊断主要考虑
    A. 糖尿病酮症酸中毒昏迷　　　　B. 糖尿病乳酸酸中毒昏迷
    C. 糖尿病高渗性非酮症性昏迷　　D. 低血容量性休克
    E. 脑血管意外

33. 接上题条件，目前急诊应做的处理不包括
    A. 静脉输注 0.9%氯化钠液　　　　B. 应用抗生素
    C. 静脉应用胰岛素持续泵入　　　D. 静脉输注 10%葡萄糖液
    E. 插胃管注入温水

34. 经以上处理后，复查血钾 3.0mmol/L，钠 150mmol/L，血糖 32mmol/L，血浆渗透压 328mmol/L，血压 110/70mmHg。下列处理不正确的是
    A. 静脉输注 10%葡萄糖液　　　　B. 静脉输注 0.9%氯化钠液
    C. 适当加快补液速度　　　　　　D. 静脉补钾
    E. 可静脉输注血浆或全血

(35~38 题共用题干)

患者，男性，69 岁。发作性心前区闷痛 4 年，加重伴气短喘促，咳嗽，痰多黏腻色白，苔白腻，脉滑。

35. 其中医病机应为
    A. 痰浊闭阻　　　　　　　　　　B. 寒凝心脉
    C. 心肾阳虚　　　　　　　　　　D. 心血瘀阻
    E. 心肾阴虚

36. 其治法应首选的是
    A. 辛温散寒，宣痹通阳　　　　　B. 疏调气机，和血舒脉
    C. 通阳泄浊，豁痰散结　　　　　D. 活血化瘀，通脉止痛
    E. 温振心阳，回阳救逆

37. 其治疗应首选的方剂是
    A. 乌头赤石脂丸　　　　　　　　B. 血府逐瘀汤
    C. 冠心苏合丸　　　　　　　　　D. 瓜蒌薤白半夏汤

E. 天王补心丹

38. 该患者6小时前因突发胸痛3小时来诊,自服硝酸甘油不能缓解,高敏肌钙蛋白增高超过正常值上限10倍,心电图示胸前导联 V1~V4ST 段明显下移,诊断考虑为

A. 急性下壁心肌梗死
B. 急性非 ST 段抬高型心肌梗死
C. 不稳定型心绞痛
D. 急性心包炎
E. 急性心肌炎

(39~42题共用题干)

患者马某,男性,16岁。晨跑后突感左胸闷、胀痛,气促出冷汗。查体示神志清楚,面色苍白,唇发绀,呼吸26次/分,左上肺叩诊呈鼓音,呼吸音消失,心率110次/分,律齐。

39. 最可能的诊断是

A. 心绞痛
B. 胸膜炎
C. 带状疱疹
D. 自发性气胸
E. 肋间神经炎

40. 对上述患者,为明确诊断最佳检查应选择

A. 血常规
B. 胸片
C. 胸部 B 超
D. 胸部 CT
E. 胸部磁共振

41. 为缓解患者上述症状,最佳紧急处理为

A. 氧疗
B. 抗生素治疗
C. 给予镇静剂
D. 抽气减压
E. 给予强心剂

42. 为防止复发可采用的最佳治疗是

A. 氧疗
B. 避免运动
C. 呼吸锻炼
D. 外科手术
E. 中药汤药

(43~46题共用题干)

患者李某,男,25岁。晨起后颈项僵硬,头歪向左侧,颈项无法转侧。查体示颈部肌肉痉挛,触之呈条索状;斜方肌及肩胛提肌痉挛;颈椎主动、被动活动均受限。根据病例所描述的情况,回答以下问题。

43. 诊断首先考虑的是

A. 落枕
B. 颈椎病

C. 斜方肌综合征　　　　　　　　D. 肋锁综合征

E. 颈肋综合征

44. 本病推拿治疗的原则是

A. 舒筋活络，理筋整复，补益气血

B. 活血化瘀，舒筋活络，理筋整复

C. 行气活血，舒筋通络，祛风除湿

D. 祛风除湿，舒筋活血，温经通络

E. 舒筋活血，温经通络，解痉止痛

45. 除斜方肌和肩胛提肌外，与本病相关的肌肉还有

A. 前斜方肌　　　　　　　　　　B. 胸锁乳突肌

C. 冈上肌　　　　　　　　　　　D. 菱形肌

E. 背阔肌

46. [假设信息] 若患者出现右上肢放射痛，以拇指为甚，为缓解症状，推拿治疗的部位是

A. 右侧 C3～C4 椎间隙　　　　　B. 右侧 C4～C5 椎间隙

C. 右侧 C2～C3 椎间隙　　　　　D. 左侧 C3～C4 椎间隙

E. 左侧 C4～C5 椎间隙

(四) X 型题（多选题，每题 2 分，共 14 分）

47. 糖尿病患者胰岛素治疗的不良反应包括

A. 注射处脂肪萎缩　　　　　　　B. 局部荨麻疹样皮疹

C. 过敏性休克　　　　　　　　　D. 发生低血糖

E. 肥胖

48. 虚劳的病因主要是

A. 烦劳过度，损伤五脏　　　　　B. 禀赋素弱，因虚致病

C. 饮食不节，损伤脾胃　　　　　D. 大病久病，失于调理

E. 误治失治，损耗精气

49. 外感咳嗽的特点是

A. 起病急　　　　　　　　　　　B. 病程短

C. 兼表证　　　　　　　　　　　D. 咳嗽痰多

E. 脏腑功能失调

50. 急性心肌梗死会出现哪些并发症

A. 乳头肌功能失调　　　　　　　B. 心脏破裂

C. 栓塞　　　　　　　　　　　　D. 心室壁瘤

E. 心包炎、胸膜炎

51. 产后病亡血伤津，由于分娩用力，出汗和产伤或失血过多。使阴血暴亡，变生他病。易致

    A. 产后血晕 B. 产后大便
    C. 难产后痉证 D. 产后腹痛
    E. 产后排尿困难

52. 关于厌食的叙述描述正确的是

    A. 以较长时间厌恶进食为特征 B. 可发生于任何季节
    C. 冬季症状加重 D. 1~6岁儿童多见发病
    E. 长期不愈者可转化为疳证

53. 血瘀型经行身痛的主症有

    A. 经行肢体疼痛，屈伸不利 B. 小腹疼痛拒按，经色暗红有块
    C. 经行肢体酸痛或麻木 D. 神疲乏力，心悸气短
    E. 经行肢体酸胀疼痛，而浮肢肿

二、专科题，共40分，仅供中医内科专业考生回答

（一）A2型题（每题1分，共8分）

54. 患者，男，68岁。胸痛反复发作10年，加重1小时，现胸痛彻背，四肢厥冷，舌质淡，舌苔白腻，脉沉微欲绝，其首选方剂应是

    A. 血府逐瘀汤 B. 柴胡舒肝散
    C. 生脉散 D. 人参养荣汤
    E. 当归四逆汤

55. 青年男性，哮喘持续状态，端坐呼吸，发绀，两肺喘鸣音，PaO_2 7.98kPa（60mmHg），$PaCO_2$ 7.45kPa（56mmHg），pH7.34。病情严重的主要原因是

    A. 支气管扩张药物不起作用 B. 端坐呼吸
    C. 发绀 D. 低氧血症
    E. 二氧化碳潴留

56. 患者李某，男性，30岁，进城务工人员。患者2天前无诱因出现发热恶寒，咳嗽，咳白黏痰，未重视，随后痰量由少渐多，胸痛剧烈，呼吸不利就诊。刻下症见发热恶寒，咳嗽，苔薄黄，脉浮数。此病诊断为

    A. 风热咳嗽 B. 痰热咳嗽
    C. 肺痈成痈期 D. 肺痈初期
    E. 肺痈恢复期

57. 患者孙某，女，35岁。平素性情急躁易怒，突然胡乱叫骂，打人毁物，不食不眠，舌质红绛，苔黄腻，脉弦数。其治法是

  A. 清心泻火，涤痰醒神　　　　B. 健脾益气，养心安神

  C. 豁痰化瘀，调畅气血　　　　D. 理气解郁，化痰醒神

  E. 育阴潜阳，交通心肾

58. 患者女性，55岁。口干，进食干燥食物需用水送服，频繁饮水不能缓解，眼干，无眼泪，双手小关节疼痛，腮腺肿大，乏力，大便偏干，舌光红无苔，质干，脉细。该患者诊断首先考虑

  A. 类风湿关节炎　　　　　　　B. 系统性红斑狼疮

  C. 反应性关节炎　　　　　　　D. 干燥综合征

  E. 口干症

59. 患者女性，72岁。1周来晕厥2次，做心电图示P波与QRS波群，两者互不相关，P波频率为80次/分，QRS波群频率为45次/分，规整。诊断为

  A. Ⅲ度房室传导阻滞　　　　　B. 室性心动过速

  C. Ⅱ度房室传导阻滞　　　　　D. 室性期前收缩

  E. 房性心动过速

60. 患者男性，55岁。腰痛3月余就诊。症见腰痛如刺，痛有定处，痛处拒按，舌质暗紫有瘀斑。针灸治疗时除基础方外，应加用哪些穴位

  A. 腰阳关、关元　　　　　　　B. 肾俞、命门

  C. 膈俞、昆仑　　　　　　　　D. 肾俞、志室

  E. 气海、膻中

61. 患者男性，66岁。因上消化道出血住院，入院时血压60/30mmHg，心率140次/分，血红蛋白40g/L，经治疗后血压恢复至100/70mmHg，心率100次/分，但病人近3天来少尿，查血钾7.5mmol/L，尿素氮28.5mmol/L，以下哪项处理原则是正确的

  A. 加大输液量　　　　　　　　B. 紧急透析

  C. 继续输血　　　　　　　　　D. 加用利尿剂

  E. 西地兰静脉推注

(二) X型题（多选题，每题2分，共6分）

62. 下列哪项属于环磷酰胺的不良反应

  A. 骨髓抑制　　　　　　　　　B. 中毒性肝炎

  C. 性腺抑制　　　　　　　　　D. 出血性膀胱炎

  E. 股骨头无菌性坏死

63. 遗精与哪几个脏腑密切相关
    A. 肾
    B. 心
    C. 肝
    D. 脾
    E. 膀胱

64 肾病综合征的并发症有哪些
    A. 呼吸道感染
    B. 血栓栓塞
    C. 急性肾损伤
    D. 蛋白质及脂肪代谢紊乱
    E. 泌尿系结石

（三）简答题（每题10分，共10分）

简述淋证与癃闭的鉴别诊断。

（四）病例分析题（每题16分，共16分）

王某，男，46岁，司机。2018年9月1日初诊。5年来因饮食不规律间断出现胃脘部隐隐作痛，喜温喜按，空腹及夜间痛甚，进食后缓解，伴见烧心、反酸，神疲纳呆，四肢倦怠，手足不温，大便溏薄，每于冬春季节发病，近1周症状加重，遂来就诊。查体示体温36.2℃，心率76次/分，呼吸20次/分，血压120/70mmHg。神志清楚，剑突下轻度压痛，未见其他阳性体征。舌淡红，边有齿痕，苔白，脉细弱。

1. 该病的中西医诊断各是什么？
2. 该病的中医类证鉴别是什么？西医鉴别诊断有哪些？
3. 你将会安排哪些进一步检查？
4. 中医治法和方药各是什么？
5. 西医治疗方案是什么？

模拟试卷十九

一、共用题，共60分，所有考生均需回答。

（一）A2型题（每题1分，共6分）

1. 张某，男，55岁。周身关节酸痛，游走不定，关节屈伸不利，苔薄白，脉浮。该患者辨证属于

    A. 痛痹   B. 行痹

    C. 着痹   D. 热痹

    E. 尪痹

2. 患者，女性，58岁。因母亲离世，近日出现精神恍惚，心神不宁，悲忧善哭等症状，舌质淡，脉弦。其首选方剂是

    A. 丹栀逍遥散   B. 归脾汤

    C. 柴胡疏肝散   D. 半夏厚朴汤

    E. 甘麦大枣汤

3. 患者李某，女性，56岁。咳嗽1个月，X线检查发现右肺门旁有一类圆形阴影，疑诊肺癌。症见咳嗽，无痰，偶有痰中带血，伴低热，呛咳，心烦少寐，盗汗，舌质红，苔少，脉细数。

    A. 为明确诊断应首选的检查是

    A. 血癌胚抗原测定   B. 胸部CT

    C. 纤维支气管镜   D. 放射性核素肺扫描

    E. 经皮肺活检

4. 赵某，男，32岁。体型肥胖，因搬重物后出现腰痛，并向左下肢放射痛，疼痛伴有麻木，活动受限，左侧直腿抬高试验阳性，予针刺委中、腰痛点、环跳治疗。根

据特定穴中的特殊治疗作用应选择的穴位是

    A. 总穴　　　　　　　　　　B. 下合穴

    C. 荥穴　　　　　　　　　　D. 背俞穴

    E. 郄穴

5. 患者40岁。排便后肛门外剧烈疼痛，并出现一触痛性明显的肿物，最可能的诊断是

    A. 内痔脱出嵌顿　　　　　　B. 直肠息肉脱出

    C. 肛周脓肿　　　　　　　　D. 血栓性外痔

    E. 肛裂

6. 患者范某，女，18岁，学生。患者近2年来，每于经期第2~3天小腹疼痛剧烈，经色暗红，有血块，排除血块及腐肉片样物后腹痛减轻，伴面色苍白，汗出肢冷，恶心呕吐，经前乳房胀痛，心烦急躁。首选方剂

    A. 膈下逐瘀汤　　　　　　　B. 少腹逐瘀汤

    C. 温经汤　　　　　　　　　D. 血府逐瘀汤

    E. 调肝汤

（二）A3题型（每题1分，共16分）

(7~9题共用题干)

患者张某，男，45岁。长期肥胖，运动耐量下降3年，嗜睡，其家人诉夜间鼾声大，且既往两年多来日益变得漫不经心和健忘，体检面色红润，颈短粗，测血压为180/105mmHg，心率80次/分，呼吸20次/分，呼吸音低，心脏正常，双踝呈凹陷性水肿。血常规示血红蛋白178g/L，红细胞压积（Hct）54%，白细胞6.7×10^9/L；动脉血气分析：pH7.370，$PaO_2$62mmHg，$PaCO_2$48mmHg。

7. 患者嗜睡最可能的原因是

    A. CO_2潴留　　　　　　　　B. 低氧血症

    C. 过度呼吸至衰竭　　　　　D. 缺少休息性睡眠

    E. 脂肪酸代谢增加而至酸中毒

8. 在患者睡眠时行检查可以发现

    A. 严重失眠

    B. 新陈代谢低致使动脉血二氧化碳分压下降

    C. 不经浅睡眠而快速进入深睡眠

    D. 呼吸虽有力，但反复出现呼吸暂停

    E. 由于腹腔器官使横膈上移造成间歇性呼吸困难

9. 施行持久性气管切开，该患者哪一症状不会改善
   A. 整天嗜睡
   B. 踝部水肿
   C. 运动耐量下降
   D. 鼾声
   E. 健忘

(10~12题共用题干)

患者吴某，男，30岁。症见入寐困难，急躁易怒，胸闷胁胀，伴头晕头胀，口干口苦，纳差，小便短赤，舌红苔黄，脉弦数。

10. 该病人的证候为
    A. 阴虚火旺证
    B. 肝郁化火证
    C. 心脾两虚证
    D. 痰热内扰证
    E. 心胆气虚证

11. 其治法是
    A. 益气镇惊，安神定志
    B. 清心泻火，安神宁心
    C. 滋阴降火，养心安神
    D. 补益心脾，养血安神
    E. 清肝泻火，佐以安神

12. 本病治疗方剂宜选用
    A. 龙胆泻肝汤
    B. 滋水清肝饮
    C. 礞石滚痰丸
    D. 当归龙荟丸
    E. 泻心汤

(13~15题共用题干)

患者，男性，28岁。阵发性心悸2年，每次突然发生，持续30分钟至1小时不等，查体示心率200次/分，律齐，心电图示QRS波形正常，P波不能明确观察到。口干苦，大便秘结，小便短赤，舌红，苔黄腻，脉弦滑。

13. 该患者中医辨证为
    A. 心悸心虚胆怯证
    B. 心悸心血不足证
    C. 心悸阴虚火旺证
    D. 心悸痰火扰心证
    E. 心悸水饮凌心证

14. 最可能的西医诊断是
    A. 心房颤动
    B. 窦性心动过速
    C. 心室颤动
    D. 阵发性室上性心动过速
    E. 心房扑动

15. 该患者中医治疗的首选方剂是
    A. 安神定志丸
    B. 归脾汤
    C. 天王补心丹
    D. 苓桂术甘汤
    E. 黄连温胆汤

(16~18题共用题干)

患者顾某,男性,65岁。主因突发气促伴胸痛6小时就诊。半月前因股骨颈骨折行皮肤牵引。X线胸片示右肺纹理变细,肺野透亮度增加,肺动脉段膨隆,少量右胸腔积液。反复心电图示未见ST段抬高。

16. 最有可能的诊断是
    A. 心肌梗死
    B. 肺炎
    C. 支气管哮喘
    D. 肺血栓栓塞症
    E. 肺气肿

17. 为明确诊断,哪项检查更可靠
    A. 胸腔穿刺抽液检查
    B. 肺功能
    C. 肺动脉造影
    D. 胸部CT
    E. 超声心动图

18. 如果患者按上述检查已经明确为肺血栓栓塞症,出现血压持续<90mmHg,宜尽早采取的治疗是
    A. 溶栓
    B. 抗生素
    C. 大量补液
    D. 硝酸甘油
    E. 洋地黄

(19~20题共用题干)

患者,男,18岁。腹痛1天。饱餐后重体力劳动2小时后开始出现腹部阵发性绞痛,伴呕吐,呕吐后腹痛稍减轻,停止排气排便。查体示腹部膨隆,肠鸣音亢进,移动性浊音(−),脐周压痛明显,无反跳痛,无肌紧张。腹部CT示小肠肠管扩张,扩张肠袢与塌陷肠袢之间有"移形带"。刻下症见腹中绞痛,疼痛拒按,嗳腐吞酸,恶心呕吐,大便不通,舌苔厚腻,脉滑。

19. 该患者最可能的诊断是
    A. 急性胰腺炎
    B. 胃肠穿孔
    C. 机械性肠梗阻
    D. 麻痹性肠梗阻
    E. 急性胆囊炎

20. 该患者治疗首选下列哪种方剂

    A. 正气天香散　　　　　　B. 大承气汤

    C. 枳实导滞丸　　　　　　D. 柴胡疏肝散

    E. 少腹逐瘀汤

(21~22题共用题干)

患者高某，女性，65岁。既往高血压病10年。发现左侧肢体活动不利3小时。症见左侧肢体活动不利，口舌歪斜，失语，面红目赤，口苦咽干，尿赤便干，舌质红绛，苔薄黄，脉弦有力。查体示意识清楚，瞳孔等圆，左侧肌力2级。

21. 为明确诊断，最有鉴别价值的辅助检查为

    A. 脑血管造影　　　　　　B. 头颅CT

    C. 腰穿　　　　　　　　　D. TCD

    E. 脑电图

22. 患者入院后1小时，确诊为急性脑梗死。目前最应该考虑的处理是

    A. 抗血小板治疗和抗凝治疗

    B. 甘露醇等药物降颅压，抗脑水肿治疗

    C. 蛇毒类降纤药

    D. 尿激酶等溶栓治疗

    E. 钙离子拮抗剂等神经保护剂

(三) A4题型（每题1分，共24分）

(23~26题共用题干)

患者，男，42岁。有慢性乙肝病史，4年来经常腹胀，颜面及下肢浮肿，前胸有蜘蛛痣，腹水，肝未触及，脾大。刻下症见腹大胀满，按之如囊裹水，下肢浮肿，脘腹痞胀，得热则舒，精神困倦，怯寒懒动，小便少，舌苔白腻，脉缓。

23. 该患者最可能的诊断为

    A. 慢性乙型肝炎　　　　　B. 肝硬化失代偿期

    C. 酒精性肝炎　　　　　　D. 原发性肝癌

    E. 继发性肝癌

24. 该患者的中医证型为

    A. 气滞湿阻证　　　　　　B. 阳虚水停证

    C. 水热蕴结证　　　　　　D. 瘀结水留证

    E. 水湿困脾证

25. 治疗本病的首选方剂为
    A. 胃苓汤
    B. 中满分消丸
    C. 实脾饮
    D. 调营饮
    E. 济生肾气丸

26. 本病后期，若药食不当，或复感外邪，病情迅速恶化，除下列哪项证候外均可出现
    A. 瘀热互结，热破血溢
    B. 痰热内扰，蒙蔽心窍
    C. 痰浊壅盛，蒙蔽心窍
    D. 肝脾瘀结，络脉滞涩
    E. 气阴耗竭，正气衰败

(27～30题共用题干)

刘某，男，49岁。主因尿中泡沫增多半年、双下肢水肿1个月入院，皮肤绷急发亮，烦热口渴，小便短赤，大便秘结，舌红，苔黄腻，脉沉数。入院后查血浆白蛋白18g/24h，24小时尿蛋白定量11g。

27. 此患者辨证分型属
    A. 水湿浸渍证
    B. 湿热壅盛证
    C. 脾阳虚衰证
    D. 肾阳衰微证
    E. 湿毒浸淫证

28. 应采取何种治法
    A. 分利湿热，疏理气机
    B. 健脾温阳利水
    C. 运脾化湿，通阳利水
    D. 温肾助阳，化气利水
    E. 宣肺解毒，利湿消肿

29. 应选用的方剂是
    A. 越婢加术汤
    B. 麻黄连翘赤小豆汤合五味消毒饮
    C. 五皮饮合胃苓汤
    D. 疏凿引子
    E. 实脾饮

30. 若该患者使用激素治疗，易出现的不良反应不包括
    A. 感染
    B. 骨质疏松
    C. 高血钾
    D. 满月脸
    E. 高血糖

(31～34题共用题干)

患者女，52岁。遇冷后双手指变白疼痛5年余，遇寒及情绪刺激加重，得暖减轻，舌质淡，苔薄白，脉弦细。

31. 诊断应首先考虑
    A. 红斑肢痛症　　　　　　　　B. 雷诺现象
    C. 网状青斑　　　　　　　　　D. 皮肌炎
    E. 肢端坏疽

32. 若该患者进一步出现双手、上肢及前胸皮肤变硬，伴有吞咽不适，呼吸困难，则诊断应考虑
    A. 系统性红斑狼疮　　　　　　B. 皮肌炎
    C. 类风湿关节炎　　　　　　　D. 系统性硬化症
    E. 干燥综合征

33. 治疗首选方剂是
    A. 当归四逆汤　　　　　　　　B. 阳和汤
    C. 十全大补汤　　　　　　　　D. 四妙勇安汤
    E. 四逆散

34. 为明确患者诊断，需进一步检查
    A. 自身抗体谱　　　　　　　　B. 类风湿因子
    C. 免疫球蛋白　　　　　　　　D. 血清补体检测
    E. 下肢血管超声

(35～38题共用题干)

患者，女性，18岁。2个月来多汗、易饥饿，颈前部喉结两旁有结块，质软不通，胸闷，善太息，时有心悸，体重下降。查体示心率112次/分，血压120/55mmHg，甲状腺Ⅰ度肿大，可闻及血管杂音。心电图示窦性心动过速。

35. 该患者最可能的诊断是
    A. 甲状腺功能亢进　　　　　　B. 神经症
    C. 单纯性甲状腺肿　　　　　　D. 桥本甲状腺炎
    E. 亚急性甲状腺炎

36. 确诊的主要检查是
    A. 甲状腺彩超　　　　　　　　B. 血 T_3、T_4、TSH
    C. 颈部 CT　　　　　　　　　 D. 颈部 X 线
    E. 颈部 MRI

37. 对 Graves 病诊断最有意义的体征是
    A. 心率快，第一心音亢进　　　B. 弥漫性甲状腺肿伴血管杂音
    C. 浸润性突眼　　　　　　　　D. 胫前黏液性水肿
    E. 脉压大，心脏增大

38. 中医治疗应选择方药
    A. 四海舒郁丸　　　　　　　B. 海藻玉壶汤
    C. 栀子清肝汤　　　　　　　D. 天王补心丹
    E. 归脾汤

(39～42题共用题干)

患者，男性，30岁。乏力、怕热、手抖3个月，夜间突然出现双下肢软瘫。急诊查体示神清，血压140/80mmHg，心率110次/分，律齐，甲状腺轻度肿大，无血管杂音。

39. 该患者最可能的诊断是
    A. 脑血管病　　　　　　　　B. 重症肌无力
    C. 周期性麻痹　　　　　　　D. 癫痫发作
    E. 代谢性脑病

40. 导致患者双下肢软瘫的直接原因最可能是
    A. 脑梗死　　　　　　　　　B. 运动神经元病
    C. 重症肌无力　　　　　　　D. 呼吸性碱中毒
    E. 血钾异常

41. 为明确诊断，首先应进行的检查是
    A. 头颅CT、血糖测定　　　　B. 肌电图及电解质测定
    C. 胸部CT　　　　　　　　　D. 血气分析
    E. 电解质及甲状腺功能测定

42. 急诊应给予的处理为
    A. 螺内酯　　　　　　　　　B. 纠正电解质紊乱
    C. 静滴氯化钾及胰岛素　　　D. 糖皮质激素
    E. 脱水降颅压

(43～46题共用题干)

田某，女，劳累后出现尿频尿急尿痛，肉眼血尿，时夹有血块，发热，寒颤，体温38.6℃，双肾区叩击痛，血常规示白细胞12×10^9/L，中性粒细胞0.90，尿常规示白细胞镜下满视野。舌红苔黄，脉滑数。

43. 该病的基本病机为
    A. 湿热蕴于下焦，肾与膀胱气化不利
    B. 心火下移于小肠
    C. 胃热炽盛

D. 火热迫血妄行

E. 肾虚膀胱气化不利

44. 该患者属于淋证哪种类型

A. 热淋　　　　　　　　　B. 石淋

C. 血淋　　　　　　　　　D. 气淋

E. 劳淋

45. 应选用哪种治法

A. 清热利湿通淋　　　　　B. 清热利湿，排石通淋

C. 清热通淋，凉血止血　　D. 疏肝理气，利尿通淋

E. 清热利湿，分清泌浊

46. 应选用什么方剂

A. 八正散　　　　　　　　B. 石韦散

C. 小蓟饮子　　　　　　　D. 沉香散

E. 无比山药丸

（四）X型题（多选题，每题2分，共14分）

47. 下列可诱发黏液性水肿昏迷的是

A. 使用镇静剂　　　　　　B. 替代治疗中断

C. 寒冷　　　　　　　　　D. 饱餐

E. 手术

48. 下列关于脏躁的主症描述，正确的是

A. 精神恍惚　　　　　　　B. 多疑易惊

C. 悲忧善哭，喜怒无常　　D. 时时欠伸

E. 咽中如有物，吞之不下，吐之不出

49. 虚劳的基本治疗法则是

A. 损者益之　　　　　　　B. 劳者温之

C. 虚者补之　　　　　　　D. 精不足者，补之以味

E. 形不足者，温之以气

50. 刘某，男，68岁。持续性头晕，步态不稳3个月。其生命体征正常。颈动脉造影显示80%左颈内动脉狭窄。下列哪些治疗方法可减少复发

A. 尼群地平　　　　　　　B. 噻氯匹啶

C. 脑复康　　　　　　　　D. 颈动脉内膜切除手术

E. 阿司匹林

51. 痞满的临床特点是
    A. 心下痞满，满闷不舒　　　B. 触之无形
    C. 按之柔软　　　　　　　　D. 腹部胀大
    E. 外无胀大之形

52. 下列各项属于病毒性心肌炎特征的是
    A. 神疲乏力　　　　　　　　B. 面色苍白
    C. 心悸气短　　　　　　　　D. 肢冷多汗
    E. 恶寒发热

53. 手法具有的效能包括
    A. 理伤整复，续筋接骨　　　B. 舒筋活络，解除痉挛
    C. 宣通散结，剥离粘连　　　D. 行气活血，消肿止痛
    E. 以上都不是

二、专科题，共40分，仅供中医内科专业考生回答

（一）A2型题（每题1分，共8分）

54. 患者，男，17岁。近1年因学业压力较大致入睡困难，伴有精神紧张，焦虑，烦躁不安，头晕耳鸣，腰膝酸软，潮热盗汗，舌质红，苔少，脉细数，辨证为
    A. 肝火扰心证　　　　　　　B. 痰热扰心证
    C. 心脾两虚证　　　　　　　D. 心肾不交证
    E. 心胆气虚证

55. 患者男性，63岁。住院期间突然晕倒在地，心电监护示心室颤动，此时除胸外按压外，应立即采取的措施是
    A. 立即进行人工呼吸
    B. 立即进行非同步直流电除颤
    C. 胸外按压和人工通气，并予以肾上腺素静脉注射
    D. 改善通气及矫正血液生化指标的异常
    E. 静脉推注利多卡因

56. 老年男性。咳嗽、咳痰20余年，气喘10年，3天前感冒后痰多伴气喘。查体示呼吸急促，口唇发绀，双肺少许湿啰音及哮鸣音，血白细胞11×10^9/L，中性粒细胞0.84，淋巴细胞0.16，X线胸片示双肺纹理粗乱，散在小点片状阴影。最可能的诊断为
    A. 支气管哮喘发作　　　　　B. 支气管扩张继发感染
    C. 肺结核继发感染　　　　　D. 阻塞性肺炎
    E. 慢性喘息型支气管炎继发感染

57. 易某,男性,24岁。前几日与人争执后出现性情急躁,头痛失眠,两目怒视,面红目赤,神志清楚,心烦不寐,舌质红绛,苔黄腻,脉弦。其治疗应首选的方剂是

    A. 朱砂安神丸   B. 生铁落饮

    C. 癫狂梦醒汤   D. 温胆汤合朱砂安神丸

    E. 礞石滚痰丸

58. 患者武某,女,17岁。半年前无诱因出现头颈不时向左侧转动,时觉胸闷、眩晕,至1月前开始经常反复发作,右手臂经常抽掣,继则四肢抽搐,头向后仰,意识不清,口吐白沫,喉有痰声,二便失禁,每次约5分钟始缓解,舌体微向左偏,舌苔白腻,脉弦滑,其辨证分型是

    A. 痰火扰神证   B. 瘀阻脑络证

    C. 风痰闭阻证   D. 心脾两虚证

    E. 心肾亏虚证

59. 患者,女性,49岁。刻下症见咽中不适,如有物梗阻,咯之不出,咽之不下,胸中窒闷,兼胁痛,苔白腻,脉弦滑。方药宜选

    A. 柴胡疏肝散   B. 半夏厚朴汤

    C. 甘麦大枣汤   D. 丹栀逍遥散合左金丸

    E. 平胃散

60. 患者,男,58岁。黄疸迁延日久,久治不愈,症见身目俱黄,黄色晦暗,面色黧黑,脘闷腹胀,查体见腹部积块明显,质地较硬,固定不移,右肋部刺痛,形体消瘦,纳谷减少,舌紫暗,有瘀点瘀斑,脉细涩。目前该患者的最佳方剂为

    A. 六磨汤加减   B. 柴胡疏肝散合失笑散加减

    C. 膈下逐瘀汤合六君子汤加减   D. 逍遥散和鳖甲煎丸加减

    E. 茵陈术附汤加减

61. 梁某,男,20岁。在春季旅游中突感胸闷,呼吸困难,全身大汗。查体示唇稍发绀,呼吸急促,双肺满布干性啰音,心率92次/分,律齐。过去曾有类似发作,休息后自行缓解。下列诊断哪项可能性最大

    A. 支气管哮喘   B. 过敏性休克

    C. 喘息性支气管炎   D. 左心衰竭引起的喘息样呼吸困难

    E. 变态反应性肺浸润

(二) X型题(多选题,每题2分,共6分)

62. 患者,男性,19岁。腹泻2周后出现心悸,心电图示频发室性期前收缩,下述哪项符合室早心电图改变

    A. 提前出现宽大畸形的QRS波   B. T波方向与QRS主波方向相反

C. QRS 波群前出现倒置 P 波　　　　D. 代偿间歇完全

E. 室性融合波

63. 实证的胃痛证候类型有

A. 寒邪客胃　　　　　　　　　　B. 饮食停滞

C. 肝气犯胃　　　　　　　　　　D. 肝胃郁热

E. 瘀阻胃络

64. 以下各项中哪些是小细胞低色素性贫血

A. 巨幼细胞贫血　　　　　　　　B. 再生障碍性贫血

C. 缺铁性贫血　　　　　　　　　D. 铁粒幼细胞性贫血

E. 珠蛋白生成障碍性贫血

（三）简答题（每题10分，共10分）

简述胸痹与悬饮的鉴别诊断。

（四）病例分析题（每题16分，共16分）

患者，男性，61岁。3天前无明显诱因突发心前区闷痛，持续3~5分钟自行缓解，4小时前胸骨后压榨样疼痛，向左肩背放射，持续1小时，自服硝酸甘油后不能缓解，症见胸痛彻背，胸闷气短，心悸不宁，神疲乏力，形寒肢冷，舌质暗淡，舌苔白腻，脉沉无力。既往有20年高血压病史，否认高脂血症、糖尿病病史，查体示血压110/80mmHg，心脏不大，心率96次/分，律齐，心音稍低钝，各瓣膜区未闻及杂音、附加音，无心包摩擦音，双下肺可闻及细湿啰音，腹软，无压痛，肝、脾未触及，双下肢无水肿。

1. 该病的中西医诊断各是什么？
2. 该病的中医类证鉴别是什么？西医鉴别诊断有哪些？
3. 你将会安排哪些进一步检查？
4. 中医治法和方药各是什么？
5. 西医治疗方案是什么？

模拟试卷二十

一、共用题，共60分，所有考生均需回答。

（一）A2型题（每题1分，共6分）

1. 患者，男性，58岁。因失眠2周就诊。现症见失眠多梦，心烦口苦，胸闷，偶有头晕目眩，舌红，苔黄腻，脉滑数，治疗应首选的方剂是

    A. 黄连温胆汤　　　　　　　　B. 归脾汤

    C. 龙胆泻肝汤　　　　　　　　D. 交泰丸

    E. 安神定志丸合酸枣仁汤

2. 患者张某，男性，75岁。既往哮喘病史50余年。刻下症见短气息促，动则尤甚，吸气不利，咳痰质黏起沫，腰酸腿软，伴有五心烦热，颧红，口干，舌红少苔，脉细数。诊断为哮病，其辨证分型是

    A. 肝肾阴虚证　　　　　　　　B. 脾肾阳虚证

    C. 肺脾气虚证　　　　　　　　D. 肺肾两虚证

    E. 肺肾气虚证

3. 患者，男，28岁。2小时前突发全腹剧烈疼痛。查体见全腹肌紧张，压痛及反跳痛。既往有胃溃疡病史。下列哪项支持消化性溃疡合并穿孔的诊断

    A. 腹痛伴呕吐　　　　　　　　B. 腹痛伴肝浊音界缩小或消失

    C. 腹痛伴发热　　　　　　　　D. 腹痛伴黄疸

    E. 腹痛伴无排气排便

4. 患者女性，65岁。突发小腿肌肉痉挛2周，夜间为重，发作频繁，伴有腰酸腿软，乏力，怕冷，舌淡胖，苔白，脉沉细。若行针灸治疗，可考虑选穴

    A. 太溪　　　　　　　　　　　B. 太冲

C. 足三里 D. 三阴交

E. 阴陵泉

5. 患者严某，男性，24岁。骑车时摔倒，头部着地1小时。现主诉头痛、恶心，并有意识障碍。头颅CT检查提示右侧颞骨内板下双凸形高密度影，边界锐利，血肿范围未超过颅缝。最可能的诊断是

A. 脑挫裂伤 B. 硬膜下血肿

C. 硬膜外血肿 D. 蛛网膜下腔出血

E. 颞叶血肿

6. 患儿，6个月。病起1天，发热，泄泻9次，大便稀薄如水，泻下急迫，恶心呕吐，阵阵啼哭，小便短黄。治疗应首选

A. 平胃散 B. 保和丸

C. 藿香正气散 D. 葛根芩连汤

E. 藿香正气散

（二）A3题型（每题1分，共16分）

（7~9题共用题干）

患者吴某，男性，75岁。既往慢性支气管炎病史多年。症见喘咳，咳痰清稀，面浮肢肿，脘痞，纳差，尿少，怕冷，口唇青紫，舌暗，苔白滑，脉沉细。

7. 其中医诊断与辨证分型为

A. 肾虚之喘证 B. 脾肾阳虚之喘证

C. 肺肾两虚之肺胀 D. 阳虚水泛之肺胀

E. 肾气衰微之水肿

8. 其中医治法为

A. 补肾纳气，化痰降气 B. 温肾助阳，化气行水

C. 补肺纳肾，降气平喘 D. 温补脾肾，利气平喘

E. 温肾健脾，化饮利水

9. 其首选方剂是真武汤合用

A. 麻杏石甘汤 B. 五苓散

C. 葶苈大枣泻肺汤 D. 三子养亲汤

E. 猪苓汤

（10~12题共用题干）

患者，女性，59岁。平素多湿多痰，恼怒之后突然昏厥，喉有痰声，呕吐涎沫，呼吸气粗，苔白腻，脉沉滑。

10. 治疗首选方剂为
    A. 四逆汤　　　　　　　　B. 五磨饮子
    C. 四味回阳饮　　　　　　D. 通瘀煎
    E. 导痰汤

11. 治疗方法宜
    A. 活血理气　　　　　　　B. 补养气血
    C. 行气开郁　　　　　　　D. 清热降火
    E. 行气豁痰

12. 若痰湿化热，症见口干便秘，苔黄腻，脉滑数者，可用
    A. 三仁汤　　　　　　　　B. 礞石滚痰丸
    C. 小承气汤　　　　　　　D. 大承气汤
    E. 丹栀逍遥散

(13~15题共用题干)

患者，男性，36岁。1年前发现糖尿病，近来多食易饥，体重下降，疲乏无力，口渴思饮，1天前约饮水4L，多尿，控制饮食每日八两左右，时感饥饿，大便干燥，苔黄燥，脉洪大。

13. 此病证型为
    A. 气阴两伤，肺热炽盛　　B. 气阴两伤，胃热炽盛
    C. 气阴两伤，肺胃炽热　　D. 气阴两伤，肾阴亏虚
    E. 气阴两伤，肾阴阳两亏

14. 治当以何法
    A. 清热润肺，生津止渴　　B. 清胃泻火，养阴增液
    C. 滋阴固肾　　　　　　　D. 清泻肺胃，养阴增液
    E. 温阳滋肾固涩

15. 以何方为主方
    A. 消渴方加减　　　　　　B. 白虎加人参汤
    C. 玉女煎加减　　　　　　D. 六味地黄丸
    E. 金匮肾气丸

(16~18题共用题干)

患者季某，女，60岁。近半年来活动后气急咳嗽无痰，有时发热，用抗生素、祛痰止咳药无效，现呼多吸少，动则喘息更甚，气不得续，咽干口燥，喘时面红足冷，腰膝痠软，舌红，脉细。查体示双肺下部可闻均匀一致细湿啰音，胸片示两肺中下肺

野弥散网状结节状阴影,右胸腔少量积液。血乳酸脱氢酶增高。

16. 该患者可能的西医诊断是
    A. 大叶性肺炎			B. 亚急性、慢性血行播散型肺结核
    C. 肺泡细胞癌			D. 特发性肺纤维化
    E. 肺结节病

17. 为确定诊断下列哪项检查意义最大
    A. 胸部 CT 检查			B. 胸部磁共振检查
    C. 放射性核素肺扫描		D. 经纤维支气管镜肺活检
    E. 免疫学检查

18. 患者如应用中药治疗最佳治疗方药是
    A. 补肺汤				B. 七味都气丸
    C. 六君子汤				D. 六磨汤
    E. 以上均不是

(19~20 题共用题干)

患者朱某,男性,35 岁。患者症见咳嗽,咯大量黄黏痰,胸胁胀满而痛,面赤身热,口干欲饮,舌苔黄厚腻,舌质红,脉数。

19. 此患者应诊断为咳嗽中的
    A. 肝火犯肺证			B. 肺阴亏耗证
    C. 痰热郁肺证			D. 痰湿蕴肺证
    E. 风热犯肺证

20. 其治疗应首选的方剂是
    A. 二陈汤				B. 麻杏石甘汤
    C. 清金化痰汤			D. 竹叶石膏汤
    E. 黛蛤散

(21~22 题共用题干)

男,45 岁,体力劳动者。右肘关节外侧部疼痛 1 月余。特别是做扭毛巾、提开水瓶等动作时吃力,肱骨外上髁部压痛明显。

21. 可能的诊断为
    A. 肘部扭挫伤			B. 肱骨外上髁炎
    C. 肱骨内上髁炎			D. 桡骨茎突狭窄性腱鞘炎
    E. 类风湿关节炎

22. 本病患者做抗阻力检查时，什么动作可引起患处的疼痛
    A. 腕关节掌屈
    B. 腕关节背伸
    C. 屈肘
    D. 腕关节侧倾
    E. 前臂旋前

(三) A4 题型（每题 1 分，共 24 分）

(23~26 题共用题干)

患者，男性，45 岁。反复发作性抽搐 1 年，发作时突然昏仆，牙关紧闭，四肢抽搐，口吐涎沫，患者平时易急，烦躁，失眠，口干口苦，舌红，苔黄，脉滑数。头颅 CT 未见异常。脑电图示双额、枕区棘慢波。

23. 其诊断是
    A. 厥证
    B. 痉病
    C. 痫病
    D. 中风病
    E. 昏迷

24. 其中医证候是
    A. 心肾亏虚证
    B. 心脾两虚证
    C. 痰瘀互阻证
    D. 痰火扰神证
    E. 风痹闭阻证

25. 治疗首选的方剂是
    A. 定痫丸合通窍活血汤
    B. 顺气导痰汤合二陈汤
    C. 黄连温胆汤合三子养亲汤
    D. 龙胆泻肝汤合涤痰汤
    E. 黄连解毒汤合定志丸

26. [假设信息] 若患者久治不愈，频发不止，出现心悸，健忘，失眠，头晕目眩，两眼干涩，腰膝酸软，舌红，脉沉细。治疗宜选用
    A. 右归饮合琥珀养心丹
    B. 参苓白术散合越鞠丸
    C. 金匮肾气丸合养心汤
    D. 六君子汤合归脾汤
    E. 左归饮合天王补心丹

(27~30 题共用题干)

患者，女性，68 岁。既往有高血压病史 10 年，反复发作心悸气喘，劳累后加重，2 天前因腹泻伴心悸入院，症见心悸、胸闷，气短，面色苍白，形寒肢冷，舌淡苔白，脉沉细无力。

27. 其中医病机应为
    A. 心虚胆怯
    B. 心血不足

C. 寒凝心脉　　　　　　　　D. 心阳不振

E. 水饮凌心

28. 其中医治疗首选方剂是

A. 归脾汤　　　　　　　　B. 安神定志丸

C. 苓桂术甘汤　　　　　　D. 真武汤

E. 桂枝甘草龙骨牡蛎汤合参附汤

29. 患者心电图检查结果示提前出现的宽大畸形 QRS 波，其前无相关 P 波；ST-T 波段与 QRS 主波方向相反。根据心电图表现可诊断为

A. 房性期前收缩　　　　　B. 室性期前收缩

C. 窦性心律不齐　　　　　D. 心房颤动

E. 心房扑动

30. 针对该患者，考虑其心律失常最可能的直接原因为

A. 风湿性心脏病　　　　　B. 冠状动脉粥样硬化性心脏病

C. 心肌病　　　　　　　　D. 高血压

E. 酸碱失衡、电解质紊乱

(31～34 题共用题干)

患者，女，38 岁。以"腹胀、便秘 1 月余"就诊。患者近 1 个月来情志不舒后出现大便秘结，胁肋胀痛，嗳气频作，腹中胀痛而大便不得出，或矢气频转而粪便难出，舌苔薄腻，脉弦。

31. 该患者的中医辨证为

A. 热秘　　　　　　　　　B. 气秘

C. 冷秘　　　　　　　　　D. 血虚秘

E. 阴虚秘

32. 该病的治疗方法是

A. 泻热导滞，润肠通便　　B. 顺气导滞

C. 温里散寒，通便止痛　　D. 养血润燥

E. 滋阴通便

33. 该病的首选方剂是

A. 麻子仁丸　　　　　　　B. 六磨汤

C. 温脾汤　　　　　　　　D. 润肠丸

E. 增液汤

34. 若患者便秘腹痛，舌红苔黄，气郁化火者，可酌加以下药物

A. 厚朴、柴胡、莱菔子　　B. 柴胡、白芍、合欢皮

· 234 ·

C. 半夏、陈皮、代赭石　　　　　D. 黄芩、栀子、龙胆草

E. 桃仁、红花、赤芍

(35~38题共用题干)

张某，女，25岁。小便涩痛1天。尿频尿急，小腹拘急而痛，大便干涩，尿中镜下大量白细胞，舌红苔黄，脉滑数。

35. 其诊断为

A. 癃闭　　　　　　　　　　　B. 热淋

C. 血淋　　　　　　　　　　　D. 气淋

E. 石淋

36. 其治法是

A. 清热利湿，排石通淋　　　　B. 清热利湿，凉血止血

C. 疏肝理气，利尿通淋　　　　D. 清热利湿，分清泌浊

E. 清热利湿通淋

37. 应选用方剂

A. 八正散　　　　　　　　　　B. 石韦散

C. 小蓟饮子　　　　　　　　　D. 沉香散

E. 程氏萆薢分清饮

38. 若出现热毒弥漫三焦，应选用

A. 黄连解毒汤　　　　　　　　B. 普济消毒饮

C. 四妙丸　　　　　　　　　　D. 小蓟饮子

E. 导赤散

(39~42题共用题干)

患者，女性，19岁。1个月来常感口干，故大量饮用甜饮料，每日2000~4000mL，尿量每日3000~4000mL，体重下降约3kg。1天前受凉后出现咽痛、发热、嗜睡。查体示皮肤弹性差，血压90/60mmHg，血糖23mmol/L，血CO_2CP 11mmol/L。

39. 为快速明确诊断应行下列何种检查

A. 脑脊液检查　　　　　　　　B. 尿糖、尿酮体

C. 血培养　　　　　　　　　　D. OGTT试验

E. 禁水加压实验

40. 患者首要的抢救措施为

A. 小剂量速效胰岛素持续静脉滴注　B. 纠正电解质紊乱

C. 补充碳酸氢钠　　　　　　　D. 补液

E. 使用脱水药治疗脑水肿

41. 该患者经治疗后神志一度清醒，为纠正酸中毒输注 1.25% 碳酸氢钠 250mL 后，患者又进入昏迷状态，此时应

　　A. 减少胰岛素剂量　　　　　　B. 加强抗感染治疗

　　C. 50% 葡萄糖溶液 20mL 静脉注射　　D. 甘露醇脱水治疗

　　E. 使用正性肌力药

42. 患者入院后急查血钾为 4.0mmol/L，暂时无尿，此时应

　　A. 立即开始补钾治疗

　　B. 暂不补钾，待血钾降至正常以下时补钾

　　C. 暂不补钾，待尿量大于每小时 40mL 时开始补钾治疗

　　D. 暂不补钾，待尿量大于每小时 40mL 血钾降至正常以下时开始补钾治疗

　　E. 整个治疗过程无需补钾治疗

(43~46 题共用题干)

患者，女性，45 岁。呕吐、腹泻、发烧 3 天，昏迷半天至急诊就诊。因肝炎、Addison 病史平时服用保肝及糖皮质激素等类药物。查体示呼吸 22 次/分，心率 70 次/分，血压 70/50mmHg，皮肤色泽暗黑。

43. 该患者昏迷最可能的原因是

　　A. 中毒性脑病　　　　　　　　B. 低血糖昏迷

　　C. 肝性脑病　　　　　　　　　D. 垂体危象

　　E. 肾上腺皮质功能不全危象

44. 重要的化验检查是

　　A. 电解质及血糖　　　　　　　B. 肝功能

　　C. 血常规　　　　　　　　　　D. 便常规

　　E. 心电图

45. 为抢救患者最需要的治疗是

　　A. 补充 50% 葡萄糖水

　　B. 血透

　　C. 糖皮质激素减量并加大抗生素用量

　　D. 给予血浆扩容

　　E. 补充盐水及糖皮质激素

46. 抢救患者成功后告诉患者在今后的生活中应注意

　　A. 低糖饮食　　　　　　　　　B. 感染时应用广谱抗生素

C. 感染时大量饮水 D. 感染时糖皮质激素加量

E. 低钠饮食

(四) X 型题（多选题，每题 2 分，共 14 分）

47. 治疗外感咳嗽，以下哪些不宜使用
    A. 滋润 B. 宣散
    C. 收涩 D. 苦寒
    E. 镇咳

48. 闭目难立征阳性可能为
    A. 大脑病变 B. 中脑病变
    C. 小脑病变 D. 延髓病变
    E. 脑桥病变

49. 治疗消渴的常用方剂七味白术散中包括
    A. 人参、白术、茯苓、甘草 B. 藿香
    C. 沙参． D. 葛根
    E. 木香

50. 不寐虚证的常见证型包括
    A. 心肾不交证 B. 肾精亏耗证
    C. 心脾两虚证 D. 心肾阳虚证
    E. 心胆气虚证

51. 产后"三禁"包括
    A. 禁活血祛瘀 B. 禁大汗
    C. 禁峻下 D. 禁理气行气
    E. 禁通利小便

52. 下列各项属于小儿水肿水毒内闭证的主要症状为
    A. 尿少尿闭 B. 恶心呕吐
    C. 头晕头痛 D. 嗜睡昏迷
    E. 烦躁抽搐

53. 发生筋膜间隔区综合征的主要病因病机有
    A. 神经受损 B. 大血管受阻
    C. 肢体内部组织肿胀 D. 肢体外部受压
    E. 肌肉肌腱受损

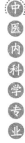

二、专科题，共40分，仅供中医内科专业考生回答

（一）A2型题（每题1分，共8分）

54. 患者，女，40岁。胃脘胀闷，痛连两胁，攻撑走窜，遇烦恼则痛作或痛甚，喜太息，胸闷嗳气，大便不爽，舌苔多薄白，脉弦。其治疗首选方为

   A. 良附丸加减 B. 保和丸加减
   C. 柴胡疏肝散加减 D. 丹栀逍遥散或化肝煎加减
   E. 失笑散合丹参饮加减

55. 患者王某，男性，70岁。突然头痛、恶心、呕吐3小时。查体示血压190/115mmHg，口角右偏，左侧鼻唇沟变浅，伸舌左偏，左侧偏瘫。病变可能定位于

   A. 右侧基底节区 B. 左侧基底节区
   C. 桥脑 D. 延脑
   E. 小脑

56. 患者，男，52岁。以"右上腹隐痛反复发作3年，加重伴高热1天，皮肤黄染2小时"来诊。刻下症见右上腹绞痛，向右肩背部放射，伴寒战高热，时测体温39.0℃。查体示体温39.0℃，心率108次/分，呼吸28次/分，血压150/95mmHg。皮肤、巩膜黄染，上腹部肌紧张，压痛、反跳痛（+）。为明确诊断，该患者首选的检查是

   A. 腹部B超 B. 核磁共振胰胆管成像
   C. 静脉法胆管造影 D. 经皮肝穿胆管造影
   E. 内镜逆行胆胰管造影

57. 患者，男性，70岁。软弱无力，进食减少，口渴、多尿2周，近2天嗜睡。急诊查体示血压70/50mmHg，神志朦胧，皮肤干燥，呼吸34次/分，心率108次/分，尿糖（++++），尿酮（±）。既往无糖尿病史。最可能的诊断是

   A. 糖尿病肾病 B. 糖尿病神经病变
   C. 糖尿病酮症酸中毒 D. 糖尿病乳酸酸中毒
   E. 高渗性非酮症糖尿病昏迷

58. 患者，女性，29岁。长期精神抑郁，多思善虑，心悸胆怯，少寐健忘，面色不华，头晕神疲，食欲不振，舌质淡，脉细弱。此时辨证属

   A. 肝气郁结证 B. 心脾两虚证
   C. 阴虚火旺证 D. 气郁化火证
   E. 心神失养证

59. 患者宋某，女性，45岁。肺痨病史1年，近2周出现咳嗽喘息，少气，咳痰色

白有沫，或夹血丝，血色暗淡，潮热，盗汗，面浮肢肿，心慌，唇紫，肢冷，形寒，五更泄泻，口舌生糜，大肉尽脱，苔黄而剥，舌质光淡隐紫，少津，脉微细而数。其首选方剂是

    A. 百合固金汤   B. 月华丸

    C. 补天大造丸   D. 参苓白术散

    E. 保真汤

60. 赵某，男性，30岁。感冒后出现眼睑浮肿，继则双下肢浮肿，咽部红肿疼痛，肢节酸楚，小便不利，舌红，苔薄黄，脉浮数。尿常规示蛋白（+），潜血（++）。诊断为急性肾小球肾炎。其中医治法是

    A. 健脾化湿，通阳利水   B. 疏风清热，宣肺行水

    C. 疏风散寒，利水消肿   D. 疏风解毒，利水消肿

    E. 益气健脾，清热利湿

61. 张某，男，55岁。周身关节酸痛，游走不定，关节屈伸不利，苔薄白，脉浮。该患者辨证属于

    A. 痛痹   B. 行痹

    C. 着痹   D. 热痹

    E. 尪痹

（二）X型题（多选题，每题2分，共6分）

62. 腹痛的基本病机为

    A. 脏腑气机不利   B. 经脉气血阻滞

    C. 脏腑经络失养   D. 不通则痛

    E. 脾胃失和

63. 原发性支气管肺癌引起的症状和体征有哪些

    A. 胸痛   B. 声音嘶哑

    C. 气短或喘鸣   D. 发热

    E. 压迫食管，咽下困难

64. 下列哪些超声征象提示甲状腺癌的可能性大

    A. 实性低回声结节   B. 结节内血供丰富

    C. 结节直径小于1cm   D. 结节边缘不规则

    E. 颈部淋巴结超声异常

（三）简答题（每题10分，共10分）

如何鉴别实喘和虚喘？虚喘分哪两种证候，证治有何不同？

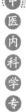

（四）病例分析题（每题 16 分，共 16 分）

患者，男性，65 岁。心悸反复发作 3 年，近半年来发作较前频繁，每月均有发作，3 天前因心悸发作持续不缓解前来就诊，伴气短，头晕目眩，面色无华，倦怠乏力，饮食减少，眠差，舌淡红，脉细弱。既往有 8 年原发性高血压病史，查体示血压 150/80mmHg，心界不大，心率 125 次/分，心律绝对不齐，未闻及杂音。

1. 该病的中西医诊断各是什么？
2. 该病的中医类证鉴别是什么？西医鉴别诊断有哪些？
3. 你将会安排哪些进一步检查？
4. 中医治法和方药各是什么？
5. 西医治疗方案是什么？

参考答案

模拟试卷一参考答案

1	2	3	4	5	6	7	8	9	10
E	C	D	E	C	D	E	B	A	E
11	12	13	14	15	16	17	18	19	20
D	A	E	C	A	C	B	E	A	A
21	22	23	24	25	26	27	28	29	30
A	C	C	B	E	A	A	A	E	E
31	32	33	34	35	36	37	38	39	40
A	C	A	E	D	A	C	D	A	D
41	42	43	44	45	46	47	48	49	50
B	B	C	E	D	A	BDE	ACDE	CE	ABE
51	52	53	54	55	56	57	58	59	60
ACDE	ABDE	AE	A	B	E	D	C	D	A
61	62	63	64						
B	ABC	BCDE	AE						

简答题

肺胀与哮病、喘证均以咳而上气、喘满为主症，有其类似之处。区别言之，肺胀是多种慢性肺系疾病日久积渐而成，除咳喘外，尚有心悸、唇甲发绀、胸腹胀满、肢体浮肿等症状；哮病是呈反复发作性的一个病种，以喉中哮鸣有声为特征；喘证是多种急慢性疾病的一个症状，以呼吸急促困难为主要表现。从三者的相互关系来看，肺胀可以隶属于喘证的范畴，哮与喘病久不愈又可发展为肺胀。此外，肺胀因外感诱发，病情加剧时还可表现为痰饮病中的支饮证。

病例分析题

1. **中医诊断**：胸痹心痛。证型：气滞血瘀证。

   西医诊断：不稳定型心绞痛。

2. **中医类证鉴别**：①胸痹与悬饮鉴别：二者均有胸痛，但胸痹为胸闷痛并可向左肩或左臂内侧等部位放射，常因受寒、饱餐、情绪激动、劳累而突然发作，历时短暂，休息或用药后得以缓解，而悬饮为胸胁胀痛，持续不解，多伴有咳唾、转侧、呼吸时疼痛加重，肋间饱满，并有咳嗽、咳痰等肺系证候。②胸痹与胃脘痛鉴别：心在脘上，脘在心下，故有胃脘当心而痛之称，以其部位相近，胸痹之不典型者，其疼痛可在胃脘部，易混淆。但胸痛以闷痛为主，为时极短，虽与饮食相关，但休息、服药常可缓解，胃脘痛与饮食相关，以胀痛为主，局部有压痛，持续时间较长，常伴有泛酸、嘈杂、嗳气、呃逆等胃部症状。③胸痹与真心痛鉴别：真心痛乃胸痹的进一步发展，症见心痛剧烈，甚则持续不解，伴有汗出、肢冷、面白、唇紫、手足青至节、脉微或结代等的危重急症。

西医鉴别诊断：当与非 ST 段抬高型急性心肌梗死相鉴别：心电图 ST-T 改变持续时间和血清心肌标志物检测与不稳定型心绞痛可鉴别。

3. 为明确诊断需做的进一步检查：心电图检查可见 ST 段压低，T 波倒置改变，心肌标志物检查一般无异常增高，必要时可行冠脉 CTA 检查和冠状动脉造影检查。

4. 治法：行气活血，化瘀止痛。

方药：血府逐瘀汤。柴胡 9g，桃仁 10g，枳壳 12g，当归 12g，生地黄 15g，川芎 9g，赤芍 10g，桔梗 6g，红花 5g，牛膝 10g，甘草 6g，延胡索 10g，郁金 12g。

5. 西医治疗方案：治疗上用双联抗血小板聚集、抗凝、稳定动脉粥样硬化斑块、改善冠脉供血、减慢心率减低耗氧量、改善循环等方法。

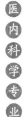

模拟试卷二参考答案

1	2	3	4	5	6	7	8	9	10
E	C	A	A	A	B	D	B	B	D
11	12	13	14	15	16	17	18	19	20
A	C	B	E	D	C	E	A	D	A
21	22	23	24	25	26	27	28	29	30
B	C	A	C	B	C	E	C	B	C
31	32	33	34	35	36	37	38	39	40
E	D	B	D	C	D	C	D	D	C
41	42	43	44	45	46	47	48	49	50
C	A	C	B	E	A	ABCD	CD	ABC	ABDE
51	52	53	54	55	56	57	58	59	60
ABCE	BCD	ABCD	B	C	D	E	C	D	B
61	62	63	64						
C	ABE	ABDE	ACD						

简答题

中经络者，病位较浅，病情较轻，一般无神志改变，仅表现为口舌歪斜，半身不遂，语言不利；而中脏腑者，病位较深，病情较重，主要表现为神志不清，歪僻不遂。两者鉴别的关键点在有无神志的改变。

病例分析题

1. 中医诊断：哮病。证型：寒哮。

西医诊断：支气管哮喘急性发作期。

2. 中医类证鉴别：应与喘证相鉴别。哮病与喘证都有呼吸急促的表现，但哮必兼喘，而喘不兼哮；哮指声响言，喉中有哮鸣音，是一种反复发作的独立性疾病；喘指气息言，为呼吸气促困难，是多种急慢性疾病的一个症状。

西医鉴别诊断：①与急性左心衰竭引起的喘息样呼吸困难鉴别：多见于老年人。

原因有：高血压、冠状动脉硬化、二尖瓣狭窄或慢性肾炎等，发作以夜间阵发性多见。症状为胸闷，呼吸急促而困难，有咳嗽及哮鸣音，严重者有发绀，面色灰暗，冷汗，精神紧张而恐惧，与哮喘急性发作相似。患者除有哮鸣音外，常咯大量稀薄水样或泡沫状痰或可能为粉红色泡沫痰，并有典型的肺底湿啰音，心脏向左扩大，心瓣膜杂音，心音可不规律甚至有奔马律。胸部X线示心影可能扩大，二尖瓣狭窄的患者，左心耳经常扩大。肺部有肺水肿征象，血管阴影模糊。由于肺水肿，叶间隔变阔，叶间隔线可下移至基底肺叶，对鉴别有帮助。此患者无高血压、冠心病等心血管病史。应结合查体、实验室检查进一步鉴别。②与慢性阻塞性肺疾病急性加重鉴别：多见于中老年人，有慢性咳嗽史，喘息常年存在，有加重期。患者多有长期吸烟或接触有害气体的病史，有肺气肿体征，两肺或可闻及湿啰音。但临床上严格将慢性阻塞性肺疾病与哮喘区分有时十分困难，用支气管舒张剂、口服或吸入激素做治疗性诊断可能有所帮助，有时两者可同时存在。此患者反复发作呼吸困难，平素无症状，符合哮喘诊断。必要时查肺功能及支气管舒张或激发试验鉴别。

3. 为明确诊断需做的进一步检查：血常规、血气分析、BNP、胸片，必要时查肺功能。

4. 治法：温肺散寒，辛温解表。

方药：小青龙汤加减。麻黄6g，细辛3g，法半夏10g，五味子6g，桂枝6g，干姜3g，白芍12g，甘草6g。

5. 西医治疗方案：抗感染、抗炎、平喘、化痰。

布地奈德雾化吸入/甲强龙注射液静点。

盐酸氨溴索注射液化痰。

复方异丙托溴铵雾化/多索茶碱注射液静点。

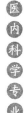

模拟试卷三参考答案

1	2	3	4	5	6	7	8	9	10
B	B	A	B	B	C	C	C	E	B
11	12	13	14	15	16	17	18	19	20
B	E	D	B	C	B	E	B	A	A
21	22	23	24	25	26	27	28	29	30
C	D	A	A	D	A	C	A	C	E
31	32	33	34	35	36	37	38	39	40
B	D	D	C	C	A	D	B	B	A
41	42	43	44	45	46	47	48	49	50
A	A	D	B	B	B	ABE	ABCD	ABCD	ABDE
51	52	53	54	55	56	57	58	59	60
ABCDE	ABCD	CD	D	A	B	D	D	C	B
61	62	63	64						
E	ACE	ABE	ABDE						

简答题

惊悸多与情绪因素有关，可由骤遇惊恐，忧思恼怒，悲哀过极或过度紧张而诱发，多为阵发性，病来虽速，病情较轻，实证居多，可自行缓解，不发时如常人。怔忡多由久病体虚、心脏受损所致，无精神等因素亦可发生，常持续心悸，心中惕惕，不能自控，活动后加重，多属虚证，或虚中夹实。病来虽渐，病情较重，不发时亦可兼见脏腑虚损症状，惊悸日久不愈，亦可形成怔忡。

病例分析题

1. **中医诊断**：泄泻。证型：肝气乘脾证。

   西医诊断：腹泻原因待查；腹泻型肠易激综合征？

2. **中医类证鉴别**：本病当与"痢疾"相鉴别。两者均表现为大便次数增多、粪质稀薄。泄泻以大便次数增加、粪质稀溏，甚则如水样，或完谷不化为主症，大便不带脓血，也无里急后重感；而痢疾以腹痛、里急后重、便下赤白脓血为特征。

西医鉴别诊断：腹泻可见于多种疾病中。需要鉴别溃疡性结肠炎、克罗恩病、痢疾。溃疡性结肠炎也可有腹痛腹泻，大便多为稀便，严重时可有黏液脓血便，可有消瘦、发热、贫血乏力等全身症状，及反复口腔溃疡、关节炎等肠外表现，结肠镜检查呈弥漫连续样改变，该患者既往结肠镜检查未见明显异常，暂不考虑溃疡性结肠炎克罗恩病患者也可出现腹痛腹泻，部分患者可有腹部包块、瘘管、肛门周围改变等表现，结肠镜显示结肠有非连续、非弥漫性改变，该患者既往结肠镜检查未见明显异常，暂不考虑克罗恩病。痢疾患者多数起病较快，腹痛剧烈，腹泻次数多为稀水样便，可有黏液脓血便，便常规中可见多量白细胞，可有发热、脱水明显等表现，该患者起病缓慢，无发热、脱水等表现，暂不考虑该病。肠易激综合征也可出现腹痛腹泻，本病患者间断性腹泻，既往结肠镜检查无明显病理性变化，该患者腹泻时间＞6个月，近3个月每月腹泻＞3天，伴有排便性质的改变，便前腹痛，便后痛减，符合肠易激综合征，可复查结肠镜检查以明确诊断。

3. **为明确诊断需做的进一步检查**：对于初诊的腹泻型肠易激综合征患者，应在详细采集病史和体格检查的基础上有针对性地选择辅助检查，如血常规、粪便常规+潜血、粪便细菌培养、血生化、甲状腺功能、腹部B超、复查电子结肠镜等以明确诊断。

4. **治法**：抑肝扶脾。

方药：痛泻要方加减。陈皮、炒白术、炒白芍、防风等。

5. **西医治疗方案**：遵循积极寻找并去除促发因素和对症治疗的原则，强调综合治疗和个体化治疗，如使用胃肠解痉药、止泻药物、肠道菌群调节剂等。

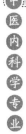

模拟试卷四参考答案

1	2	3	4	5	6	7	8	9	10
B	E	D	E	B	C	B	D	C	D
11	12	13	14	15	16	17	18	19	20
A	A	A	E	B	B	D	D	A	C
21	22	23	24	25	26	27	28	29	30
C	D	A	D	B	B	E	D	A	A
31	32	33	34	35	36	37	38	39	40
E	E	C	A	A	S	A	A	B	C
41	42	43	44	45	46	47	48	49	50
A	A	D	E	D	E	ACDE	ABDE	ABDE	ABCDE
51	52	53	54	55	56	57	58	59	60
AE	ABE	ABCD	D	E	A	E	D	A	D
61	62	63	64						
A	DE	AC	AE						

简答题

泄泻的基本病机为脾虚湿盛，故其治疗的基本原则为健脾化湿。急性泄泻多以湿盛为主，重在化湿，佐以分利，再根据寒湿和湿热的不同，分别采用温化寒湿与清化湿热之法。夹有表邪者，佐以疏解；夹有暑邪者，佐以清暑；兼有伤食者，佐以消导。久泻以脾虚为主，当以健运脾气为要。因肝气乘脾者，宜抑肝扶脾；因肾阳虚衰者，宜温肾健脾；中气下陷者，宜升提。久泻不止者，宜固涩。暴泻不可骤用补涩，以免闭门留寇；久泻不可分利太过，以防劫其阴液。若病情处于虚实寒热相互转化时，当随证而施治。《医宗必读》提出治泻九法：即淡渗、升提、清凉、疏利、甘缓、酸收、燥脾、温肾、固涩，值得在临床治疗中借鉴。

病例分析题

1. 中医诊断： 中风。**证型：** 中经络—阴虚风动。

西医诊断：急性脑血管病。

2. **中医类证鉴别：**①中风与口僻：口僻主要症状是口眼歪斜，但常伴耳后疼痛，口角流涎，言语不清，而无半身不遂或神志障碍的表现，多因正气不足、风邪入脉络、气血痹阻所致，不同年龄均可罹患。②中风与厥证：厥证也有突然昏仆、不省人事表现，一般而言，厥证神昏时间短暂，发作时常伴有四肢逆冷，移时多可自行苏醒，醒后无半身不遂、口眼歪斜、言语不利等表现。③中风与痿证：痿证可以有肢体瘫痪，活动无力等类似中风的表现；中风后半身不遂日久不能恢复者，亦可见肌肉瘦削，筋脉弛缓，两者应予以区别。但痿证一般起病缓慢，以双下肢瘫痪或四肢瘫痪，或肌肉萎缩，筋惕肉瞤为多见；而中风的肢体瘫痪多起病急骤，且以偏瘫不遂为主。痿证起病时无神昏，中风则常有不同程度的神昏。

西医鉴别诊断：①脑血栓形成以中老年多见，有基础动脉粥样硬化病史，在安静状态下即可发病，意识大多清醒，遗留肢体偏瘫，无脑膜刺激征，头颅 CT 检查可见低密度影；②脑栓塞多见于青壮年或中老年，既往有风湿性心脏病或心房颤动病史，意识状态清醒或昏迷，遗留肢体偏瘫，无脑膜刺激征，头颅 CT 检查可见低密度影；③脑出血以中老年患者多见，既往有高血压、动脉粥样硬化病史，多在活动中发病，多意识昏迷，遗留肢体偏瘫，可有脑膜刺激征，头颅 CT 检查可见高密度影；④蛛网膜下腔出血以中青年多见，既往有动脉瘤、血管畸形病史，多在活动中发病，意识大多清醒，无肢体偏瘫，常出现脑膜刺激征，头颅 CT 检查可见高密度影。

3. **为明确诊断需进一步完善的检查：**头颅 CT 或 MRI。

4. **治法：**滋阴潜阳，息风通络。

方药：镇肝息风汤加减。龙骨 20g，牡蛎 20g，代赭石 15g，天麻 10g，钩藤 15g，菊花 10g，白芍 10g，玄参 10g，龟板 15g，牛膝 15g，川楝子 10g，茵陈 10g，麦芽 10g。每日 1 剂

5. **西医治疗方案：**急性期有颅内压升高者予甘露醇脱水，控制高血压防止脑水肿、脑疝形成。预防感染，注意水电解质及酸碱平衡，保持大便通畅。

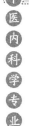

模拟试卷五参考答案

1	2	3	4	5	6	7	8	9	10
A	A	A	A	B	D	A	B	A	D
11	12	13	14	15	16	17	18	19	20
B	C	A	B	B	D	B	B	A	A
21	22	23	24	25	26	27	28	29	30
A	C	A	B	E	E	D	A	E	D
31	32	33	34	35	36	37	38	39	40
B	A	E	B	B	A	D	C	E	B
41	42	43	44	45	46	47	48	49	50
D	E	D	A	D	C	BCDE	ABCE	ABCDE	ABCD
51	52	53	54	55	56	57	58	59	60
AC	ABC	ABD	D	C	A	B	B	C	C
61	62	63	64						
D	ABCD	BC	ABCDE						

简答题

热淋：起病多急骤，或伴有发热，小便赤涩，尿时灼痛。

石淋：以小便排出砂石为主症，或排尿时突然中断，尿道窘迫疼痛，或腰腹绞痛难忍。

气淋：小腹胀满较明显，小便艰涩疼痛，尿后余沥不尽。

血淋：尿血而痛。

膏淋：淋证而见小便混浊如米泔水或滑腻如脂膏。

劳淋：久淋，小便淋沥不已，遇劳即发。

病例分析题

1. 中医诊断：痹证。**证型**：寒湿痹阻。

西医诊断：类风湿关节炎。

2. **中医类证鉴别**：痹证和痿证相鉴别，鉴别要点首先在于痛与不痛，痹证以关节疼痛为主，而痿证则为肢体力弱，无疼痛症状。

西医鉴别诊断：骨关节炎、银屑病关节炎、反应性关节炎等。

3. **为明确诊断需做的进一步检查**：血沉、C反应蛋白、类风湿抗体（AKA、APF、抗CCP）、血常规、肝肾功能、双手平片、肺CT。

4. **治法**：祛风散寒，通络止痛。

方药：蠲痹汤。羌活、独活、桂枝、秦艽、海风藤、桑枝、当归、川芎、木香、乳香、甘草。

5. **西医治疗方案**

抗炎止痛：非甾体抗炎药，如双氯芬酸钠缓释片等。

治疗类风湿关节炎控制病情药物：血常规、肝肾功能正常可选免疫抑制剂，如雷公藤多苷片等。

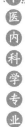

模拟试卷六参考答案

1	2	3	4	5	6	7	8	9	10
C	A	D	A	C	E	A	D	D	B
11	12	13	14	15	16	17	18	19	20
E	D	D	E	D	D	C	E	E	A
21	22	23	24	25	26	27	28	29	30
A	A	C	A	B	E	E	E	A	D
31	32	33	34	35	36	37	38	39	40
B	C	A	E	D	C	D	C	D	C
41	42	43	44	45	46	47	48	49	50
E	D	D	C	D	B	ABCD	ACDE	BD	ABCE
51	52	53	54	55	56	57	58	59	60
ADE	ACE	ABCDE	B	B	B	D	B	D	C
61	62	63	64						
D	ABC	ACDE	ABCDE						

简答题

临床表现：心胸疼痛，如刺如绞，痛有定处，入夜为甚，甚则心痛彻背，背痛彻心，或痛引肩背，伴有胸闷，日久不愈，可因暴怒、劳累而加重，舌质紫暗，有瘀斑，苔薄，脉弦涩。

病机：血行瘀滞，胸阳痹阻，心脉不畅。

治法：活血化瘀，通脉止痛。

方药：血府逐瘀汤加减。川芎、桃仁、红花、赤芍、柴胡、桔梗、枳壳、牛膝、当归、生地黄、降香、郁金。

病例分析题

1. **中医诊断**：消渴。证型：中消—胃热炽盛。

西医诊断：2型糖尿病。

分析：长期过食肥甘厚味酒醇，损伤脾胃，致运化失职，积热内蕴，化燥伤津，消谷耗液，故多食易饥，口渴欲饮，大便干结难解；形失所养，则体重下降；脾虚转输不利，水谷精微下注，故尿多；舌质红，苔黄，脉滑数有力为内热炽盛之象。

2. **中医类证鉴别**：①消渴与口渴症鉴别：口渴症是指常口渴饮水的一个临床症状，可出现于多种疾病过程中，尤以外感热病为多见。但这类口渴各随其患病证的不同而出现相应的临床症状，不伴多食、多尿、尿甜、瘦削等消渴的特点。②消渴与瘿病鉴别：瘿病中气郁化火、阴虚火旺的类型，以情绪激动、多食易饥、消瘦为主要表现，类似消渴病的中消，瘿病的单眼球突出、颈前瘿肿有形则与消渴有别，且无消渴病的多饮、多尿、尿甜等症。

西医鉴别诊断：2型糖尿病与1型糖尿病鉴别：1型糖尿病多为青少年发病，体型偏瘦，主因免疫因素导致胰岛β细胞凋亡，发病即需要胰岛素治疗，自身抗体阳性，酮症酸中毒多见；2型糖尿病多为中老年发病，有家族史，体型偏胖，主因胰岛素抵抗导致血糖控制不佳，前期口服降糖药可控制，后期胰岛功能衰竭也需胰岛素治疗，自身抗体阴性，慢性并发症多见。本患者中年发病，不良生活方式史，尚需与1型糖尿病LADA相鉴别，可进一步测定BMI、血糖、自身抗体等检查后确诊2型糖尿病。

3. **为明确诊断需做的进一步检查**：BMI、随机血糖、空腹及餐后血糖、血尿常规、肝肾功能、口服葡萄糖耐量试验（OGTT）、糖化血红蛋白、胰岛素及C肽释放试验、自身免疫抗体测定、下肢血管超声等。

4. **治法**：清胃泻火，养阴增液。

方药：玉女煎加味。生地黄15g，生石膏30g，知母12g，麦冬12g，牛膝10g，川连3g，栀子9g，大黄5g，玄参12g。

5. **西医治疗方案**：糖尿病教育、饮食治疗、运动疗法，若空腹血糖高可予二甲双胍500mg每日2次口服，若餐后血糖高可予阿卡波糖25mg，每日3次，进餐时嚼服。

模拟试卷七参考答案

1	2	3	4	5	6	7	8	9	10
B	A	D	D	D	B	C	A	D	B
11	12	13	14	15	16	17	18	19	20
A	B	C	B	E	A	D	C	B	C
21	22	23	24	25	26	27	28	29	30
D	A	A	C	B	C	E	A	E	D
31	32	33	34	35	36	37	38	39	40
D	A	B	D	E	A	C	E	A	B
41	42	43	44	45	46	47	48	49	50
B	A	C	A	A	A	ACE	ABCE	ABCD	ABCD
51	52	53	54	55	56	57	58	59	60
CD	BD	ACD	C	A	D	C	E	D	A
61	62	63	64						
E	ABCD	CDE	ABCDE						

简答题

中风具有突然昏仆、不省人事、半身不遂、偏身麻木、口眼歪斜、言语謇涩等特点，而厥证虽也有突然昏仆、不省人事之表现，但一般而言，厥证神昏时间短暂，发作时常伴有四肢逆冷，移时多可自行苏醒，醒后无半身不遂、口眼歪斜、言语不利等表现。

病例分析题

1. **中医诊断**：胸痹心痛。证型：气滞心胸证。

   西医诊断：稳定型心绞痛。

2. **中医类证鉴别**：①胸痹与悬饮鉴别：二者均有胸痛，但胸痹为胸闷痛，并可向左肩或左臂内侧等部位放射，常因受寒、饱餐、情绪激动、劳累而突然发作，历时短暂，休息或用药后得以缓解，而悬饮为胸胁胀痛，持续不解，多伴有咳唾、转侧、呼吸时疼痛加重,肋间饱满,并有咳嗽、咳痰等肺系证候。②胸痹与胃脘痛鉴别:心在脘上,脘在心下,故有胃脘当心而痛之称,以其部位相近,胸痹之不典型者,其疼痛可在胃脘部,易混淆。但胸痛以闷痛为主,为时极短,虽与饮食相关,但休息、服药后常可缓解,胃脘痛与饮食相关,以胀痛为主,局部有压痛,持续时间较长,常伴有泛酸、嘈杂、嗳气、呃逆等胃部症状。③胸痹与真心痛鉴别:真心痛乃胸痹的进一步发展,症见心痛剧烈,甚则持续不解,伴有汗出、肢冷、面白、唇紫、手足青至节、脉微或结代等的危重急症。

西医鉴别诊断:应与急性冠状动脉综合征相鉴别,不稳定型心绞痛常在休息或较轻微活动下即可诱发,心肌梗死的性质更剧烈,持续时间更长,可伴有心律失常、心力衰竭等,服用硝酸甘油不能缓解,实验室检查示心肌坏死标记物增高,此外还应与X综合征、肋间神经痛、肋软骨炎、心脏神经症、反流性食管炎等疾病相鉴别。

3. 为明确诊断需做的进一步检查:心电图检查可见ST段压低,T波倒置改变,心肌标志物检查一般无异常增高,必要时可行冠脉CTA检查和冠状动脉造影检查。

4. 治法:疏肝理气,活血通络。

方药:柴胡疏肝散加减。柴胡9g,枳壳6g,香附6g,陈皮9g,川芎6g,赤芍6g,甘草3g。

5. 西医治疗方案:治疗上用双联抗血小板聚集、抗凝、稳定动脉粥样硬化斑块、改善冠脉供血、减慢心率减低耗氧量、改善循环等方法进行治疗。

模拟试卷八参考答案

1	2	3	4	5	6	7	8	9	10
B	D	B	B	D	D	A	C	A	C
11	12	13	14	15	16	17	18	19	20
B	A	C	D	C	A	A	E	A	D
21	22	23	24	25	26	27	28	29	30
C	B	B	C	C	C	C	E	E	C
31	32	33	34	35	36	37	38	39	40
A	A	E	D	C	B	D	B	C	A
41	42	43	44	45	46	47	48	49	50
A	D	A	B	D	D	ABC	ABCD	ABCD	ABCE
51	52	53	54	55	56	57	58	59	60
ABC	DE	ACD	B	E	D	C	D	D	A
61	62	63	64						
C	ABCDE	ABDE	AC						

简答题

外感咳嗽起病急，病程短，症状表现为新咳，多兼有寒热身痛等表现，病性属于实性，治法以疏邪宣肺为主，忌收敛；内伤咳嗽起病慢，病程长，症状表现为久咳，反复咳嗽，多兼有脏腑，病性属于虚实夹杂，治法以调理脏腑为主，忌辛散。

病例分析题

1. **中医诊断**：水肿。证型：水湿浸渍证。

西医诊断：急性肾小球肾炎。

2. **中医类证鉴别**：①水肿与鼓胀：二病均可见肢体水肿，腹部膨隆。鼓胀的主症是单腹胀大，面色苍黄，腹壁青筋暴露，四肢多不肿，反见消瘦，后期或可伴见轻度肢体浮肿。而水肿则头面或下肢先肿，继及全身，腹壁无青筋暴露。鼓胀是由于肝、脾、肾功能失调，导致气滞、血瘀、水湿聚于腹中。水肿乃肺、脾、肾三脏气化失调，而导致水液泛滥肌肤。②肾病水肿与心病水肿：肾病水肿多先从眼睑、颜面开始，继则延及四肢、周身，可伴见腰酸、腰痛、乏力、纳差等；心病水肿多从下肢开始，而遍及周身，可伴见心悸，胸闷气促，面青唇紫，脉结代等。

西医鉴别诊断：

（1）以急性肾炎综合征起病的肾小球疾病：①其他病原体感染后急性肾炎：许多细菌、病毒及寄生虫感染均可引起急性肾炎。病毒感染后急性肾炎多数临床表现较轻，常不伴血清补体降低，少有水肿和高血压，肾功能一般正常，临床过程有自限性。②系膜毛细血管性肾小球肾炎：临床上除表现急性肾炎综合征外，常伴肾病综合征表现，病变常持续。50%～70%患者有持续性低补体血症，8周内不能恢复。③系膜增生性肾小球肾炎（IgA肾病及非IgA系膜增生性肾小球肾炎）：部分患者有前驱感染，可呈现急性肾炎综合征，患者血清C3一般正常，病情无自愈倾向。IgA肾病患者疾病潜伏期短，可在感染后数小时至数日内出现肉眼血尿，血尿可反复发作，部分患者血清IgA升高。

（2）急进性肾小球肾炎：起病与急性肾炎相似，但除急性肾炎综合征外，多早期出现少尿、无尿，以肾功能急剧恶化为特征。重症急性肾炎呈现急性肾衰竭者与该病相鉴别困难时，应及时做肾活检以明确诊断。

（3）全身系统性疾病肾脏受累：系统性红斑狼疮肾炎、过敏性紫癜肾炎、细菌性心内膜炎肾损害、原发性冷球蛋白血症肾损害、血管炎肾损害等可呈现急性肾炎综合征表现。根据其他系统受累的典型临床表现和实验室检查，可资鉴别。

3. 为明确诊断需做的进一步检查： 24小时尿蛋白定量、新鲜尿沉渣相差显微镜检查、血生化、血常规、血清C3及总补体、血清抗链球菌溶血素"O"等。

4. 治法： 健脾化湿，通阳利水。

方药： 五皮饮合胃苓汤加减。桑白皮、陈皮、大腹皮、茯苓、生姜、白术、苍术、厚朴、猪苓、泽泻、肉桂等。

5. 西医治疗方案： 一般治疗：卧床休息、低盐饮食、计24小时出入量、测体重。药物治疗：控制感染、利尿消肿等对症治疗。

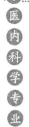

模拟试卷九参考答案

1	2	3	4	5	6	7	8	9	10
B	E	A	C	B	D	A	E	D	D
11	12	13	14	15	16	17	18	19	20
B	E	A	B	C	C	D	E	E	A
21	22	23	24	25	26	27	28	29	30
C	A	B	A	D	E	A	D	C	B
31	32	33	34	35	36	37	38	39	40
A	A	C	C	A	C	E	C	C	A
41	42	43	44	45	46	47	48	49	50
E	B	A	C	D	C	ABE	ABC	ACD	ABC
51	52	53	54	55	56	57	58	59	60
ABCD	ABCDE	ADE	D	E	C	B	A	B	A
61	62	63	64						
B	ABCDE	ABCDE	AD						

简答题

痫病与中风的鉴别：典型发作的痫病与中风病均有突然仆倒，昏不知人等，但痫病有反复发作史，发时口吐涎沫，两目上视，四肢抽搐，或作怪叫声，可自行苏醒，无半身不遂、口舌歪斜等症，而中风病则仆地无声，昏迷持续时间较长，醒后常有半身不遂等后遗症。痫病与厥证的鉴别：厥证除见突然仆倒，昏不知人症状外，还有面色苍白，四肢厥冷，或见口噤，握拳，手指拘急，而无口吐涎沫，两目上视，四肢抽搐和病作怪叫之见症，临床不难区别。痫病与痉证的鉴别：两者都具有四肢抽搐等症状，但痫病仅见于发作之时，兼有口吐涎沫，病作怪叫，醒后如常人。而痉证多见持续发作，伴有角弓反张，身体强直，经治疗恢复后，或仍有原发疾病的存在。

病例分析题

1. **中医诊断**：头痛。**证型**：肝阳上亢证。

西医诊断：原发性高血压病。

2. **中医类证鉴别**：①头痛与眩晕鉴别：头痛与眩晕可单独出现，也可同时出现，二者对比，头痛之病因有外感与内伤两方面，眩晕则以内伤为主。在临床表现方面，头痛以疼痛为主，实证较多，而眩晕则以昏眩为主，虚证较多。②一般头痛与真头痛鉴别：真头痛为头痛的一种特殊重症，其特点为起病急骤，多表现为突发的剧烈头痛，持续不解，阵发加重，手足逆冷至肘膝，甚至呕吐如喷，肢厥，抽搐，病情凶险，应与一般头痛鉴别。

西医鉴别诊断：需与继发性高血压如肾实质性高血压、肾血管性高血压、原发性醛固酮增多症、嗜铬细胞瘤、皮质醇增多症、主动脉缩窄等鉴别。

3. **为明确诊断需做的进一步检查**：血生化、24小时动态血压监测、超声心动图、颈脉动脉超声、尿白蛋白定量以及眼底检查等。

4. **中医治法**：平肝潜阳。

方药：天麻钩藤饮加减。天麻12g，钩藤15g，牛膝15g，杜仲15g，桑寄生12g，夜交藤12g，茯神10g，益母草15g，山栀子10g，黄芩10g。

5. **西医治疗方案**：在控制危险因素、治疗性生活方式干预的基础上酌情给予相应的降压药物，降压药物选择应遵循小剂量、优先选择长效制剂、联合用药、个体化的基本原则。

模拟试卷十参考答案

1	2	3	4	5	6	7	8	9	10
C	D	C	A	C	C	D	C	C	D
11	12	13	14	15	16	17	18	19	20
D	E	E	C	D	B	B	B	E	A
21	22	23	24	25	26	27	28	29	30
A	A	C	D	A	A	B	B	A	A
31	32	33	34	35	36	37	38	39	40
D	B	A	E	A	B	D	B	D	E
41	42	43	44	45	46	47	48	49	50
D	E	A	D	A	D	ACDE	BCDE	ACDE	BC
51	52	53	54	55	56	57	58	59	60
ABCE	ABCE	ABCD	E	C	B	D	A	B	A
61	62	63	64						
A	AE	ABCD	BDE						

简答题

肝阳上亢证：主症：眩晕，耳鸣，头目胀痛，口苦，失眠多梦，遇烦劳郁怒而加重，颜面潮红，急躁易怒，舌红苔黄，脉弦或数。治法：平肝潜阳，清火息风。代表方：天麻钩藤饮。

气血亏虚证：主症：眩晕动则加剧，劳累即发，面色㿠白，神疲乏力，倦怠懒言，唇甲不华，心悸少寐，纳少腹胀，舌淡苔薄白，脉细弱。治法：补益气血，调养心脾。代表方：归脾汤加减。

肾精不足症：主症：眩晕日久不愈，精神萎靡，腰膝酸软，少寐多梦，两目干涩，视力减退；或遗精滑泄，耳鸣齿摇；或腮红咽干，五心烦热，舌红少苔，脉细数；或面色㿠白，形寒肢冷，舌淡嫩，脉弱尺甚。治法：滋养肝肾，益精填髓。代表方：左归丸加减。

痰湿中阻证：主症：眩晕，头重昏蒙，或伴视物旋转，胸闷恶心，呕吐痰涎，食少多寐，舌苔白腻，脉濡滑。治法：化痰祛湿，健脾和胃。代表方：半夏白术天麻汤加减。

瘀血阻窍证：主症：眩晕，头痛，兼见健忘，失眠，心悸，耳鸣耳聋，面唇紫暗，舌暗有瘀斑，脉涩或细涩。治法：祛瘀生新，活血通窍。代表方：通窍活血汤加减。

病例分析题

1. **中医诊断**：肺胀。证型：肺肾两虚。

西医诊断：慢性阻塞性肺疾病急性加重（AECOPD）。

2. **中医类证鉴别**：肺胀与哮病、喘病均以咳逆上气，喘满为主症，有其类似之处，其区别如下。①哮病：哮病是一种发作性的痰鸣气喘疾患，常突然发病，迅速缓解，且以夜间发作多见；肺胀是包括哮病在内的多种慢性肺系疾病后期转归而成，每次因外感诱发为逐渐加重，经治疗后逐渐缓解，发作时痰瘀阻痹的症状较明显，两病有显著的不同。②喘病：喘病是以呼吸困难为主要表现，可见于多种急慢性疾病的过程中，常为某些疾病的重要主症和治疗的重点。但肺胀由多种慢性肺系疾病迁延不愈发展而来，喘咳上气，仅是肺胀的一个症状。

西医鉴别诊断：①与支气管哮喘的鉴别：慢阻肺多于中年后起病，哮喘则多在儿童或青少年期起病。慢阻肺症状进展缓慢，逐渐加重，哮喘则症状波动大。慢阻肺多有长期吸烟史和（或）有害气体、有毒颗粒接触史，哮喘则常伴特异性体质、过敏性鼻炎和（或）湿疹等，部分患者有哮喘家族史。慢阻肺气流受限基本为不可逆性，哮喘则多为可逆性。此患者不符合哮喘特点。然而，部分病程长的哮喘患者若已发生气道重塑，则气流受限不能完全逆转；而少数慢阻肺伴有气道高反应性的患者，其气流受限可呈部分可逆。此时应根据临床及实验室检查全面分析，必要时做支气管激发试验、支气管扩张试验和（或）最大呼气流量（PEF）昼夜变异率来进行鉴别。在少部分患者中，这两种疾病可重叠存在。②与支气管扩张鉴别：支气管扩张有反复发作咳嗽、咳痰特点，常反复咯血。合并感染时有多量脓性痰。查体常有肺部固定性湿性啰音。部分胸部X片显示肺纹理粗乱或呈卷发状，高分辨CT可见支气管扩张改变。此患者不符合。③与肺癌鉴别：肺癌有慢性咳嗽、咳痰的表现，近期痰中可带血，并反复发生，胸部X线片及CT可发现占位病变或阻塞性肺不张或肺炎。痰细胞学检查、纤维支气管镜检查以至肺活检可有助于明确诊断。此患者不符合，必要时行肺部CT检查。

3. **为明确诊断需做的进一步检查**：血常规、血气分析、BNP、胸片或者胸部CT，必要时查肺功能。

4. **治法**：补肺纳肾，降气平喘。

方药：补肺汤合参蛤散。人参10g，黄芪15g，茯苓20g，甘草6g，蛤蚧一对，五味子8g，熟地黄15g，桑白皮15g，桃仁10g。

5. **西医治疗方案**：抗感染、抗炎、平喘、化痰。

布地奈德雾化吸入/甲强龙注射液静点。

盐酸氨溴索注射液化痰。

复方异丙托溴铵雾化/多索茶碱注射液静点。

模拟试卷十一参考答案

1	2	3	4	5	6	7	8	9	10
D	E	A	A	E	D	E	D	C	A
11	12	13	14	15	16	17	18	19	20
B	C	A	C	E	A	B	C	C	E
21	22	23	24	25	26	27	28	29	30
C	C	B	A	A	E	C	B	A	B
31	32	33	34	35	36	37	38	39	40
B	C	B	D	D	A	D	E	C	D
41	42	43	44	45	46	47	48	49	50
A	C	B	A	B	C	ABCD	ABCDE	BE	ABDE
51	52	53	54	55	56	57	58	59	60
AB	AB	ABCDE	B	B	B	B	E	E	D
61	62	63	64						
A	ABCD	ABCD	ACE						

简答题

阳水：病因多为风邪、疮毒、水湿。发病较急，每成于数日之间，肿多由面目开始，自上而下，继及全身，肿处皮肤绷急光亮，按之凹陷即起，兼有寒热等表证，属表、属实，一般病程较短，《金匮要略》之风水、皮水多属此类。

阴水：病因多为饮食劳倦，先天或后天因素所致的脏腑亏损。发病缓慢，肿多由足踝开始，自下而上，继及全身，肿处皮肤松弛，按之凹陷不易恢复，甚则按之如泥，属里、属虚或虚实夹杂，病程较长，《金匮要略》之正水、石水多数此类。

病例分析题

1. **中医诊断**：痞满。证型：痰湿中阻证。

   西医诊断：慢性萎缩性胃炎，幽门螺旋杆菌感染。

2. **中医类证鉴别**：中医本病当与"鼓胀"相鉴别。两者均有自觉腹部胀满的感觉，但鼓胀以腹部胀大如鼓，皮色苍黄，脉络暴露为主证；痞满则是以自觉满闷不舒，外无胀形为特征；鼓胀发于大腹，痞满则在胃脘；鼓胀按之腹皮绷急，痞满却按之柔软，故二者不难鉴别。

西医鉴别诊断：本病可与消化性溃疡相鉴别。部分慢性胃炎患者的症状与消化性溃疡相似，慢性胃炎病程较长，常伴腹胀、烧心反酸。消化性溃疡的特点为慢性、周期性、节律性疼痛，常与进餐有关。胃溃疡多出现于餐后1~2小时，十二指肠溃疡多出现于餐前及夜间。两者在多种症状上有重叠现象，故临床难以区分，通常上消化道钡餐造影和胃镜检查可提供鉴别证据。

根据胃镜检查并同时取组织做组织病理学活检是诊断慢性胃炎最可靠的手段。根据症状、体征及辅助检查结果回报，可明确诊断为慢性萎缩性胃炎。

3. **为明确诊断需做的进一步检查**：血清胃泌素G17、胃蛋白酶原Ⅰ和胃蛋白酶原Ⅱ测定、PCA、IFA、血清维生素B_{12}等。

4. **治法**：除湿化痰，理气和中。

方药：二陈并平胃汤加减。厚朴、藿香、半夏、苍术、陈皮、甘草、生姜、大枣等。

5. **西医治疗方案**：根除Hp治疗。采用铋剂+PPI+2种抗生素治疗。

Hp根除治疗方案：铋剂四联（PPI+铋剂+2种抗生素）。作为主要的经验性治疗根除Hp方案。

方案	抗生素1	抗生素2
1	阿莫西林1000mg，1日2次	克拉霉素500mg，1日2次
2	阿莫西林1000mg，1日2次	左氧氟沙星500mg，1日1次，或200mg，1日2次
3	阿莫西林1000mg，1日2次	呋喃唑酮100mg，1日2次
4	四环素500mg，1日3次或4次	甲硝唑400mg，1日3次或4次
5	四环素500mg，1日3次或4次	呋喃唑酮100mg，1日2次
6	阿莫西林1000mg，1日2次	甲硝唑400mg，1日3次或4次
7	阿莫西林1000mg，1日2次	四环素500mg，1日3次或4次

注：标准剂量（质子泵抑制剂+铋剂）（1日2次，餐前半小时口服）+2种抗生素（餐后口服）。标准剂量PPI为艾司奥美拉唑20mg，雷贝拉唑10mg（或20mg），奥美拉唑20mg，兰索拉唑30mg，泮托拉唑40mg；标准剂量铋剂为枸橼酸铋钾220mg。

模拟试卷十二参考答案

1	2	3	4	5	6	7	8	9	10
C	D	B	E	D	D	D	A	D	A
11	12	13	14	15	16	17	18	19	20
E	B	A	C	A	D	B	A	C	E
21	22	23	24	25	26	27	28	29	30
C	A	A	C	C	A	D	C	C	A
31	32	33	34	35	36	37	38	39	40
D	E	A	D	C	D	A	B	A	B
41	42	43	44	45	46	47	48	49	50
B	E	A	B	D	D	CDE	ABCD	ABCD	ABE
51	52	53	54	55	56	57	58	59	60
ABCD	ABC	ABCDE	C	D	B	E	C	A	B
61	62	63	64						
D	BCE	BE	AB						

简答题

病因病机上，阳黄多因湿热熏蒸，胆汁外溢肌肤而发黄；阴黄多因寒湿阻遏，脾阳不振，胆汁外溢所致。在治疗上，阳黄以清热通腑、利湿退黄为主，治以茵陈蒿汤。阴黄以温中化湿、健脾和胃为主，治以茵陈术附汤。阳黄的症状表现为身目具黄，黄色鲜明，发热口渴，或见心中懊憹，腹部胀满，口干而苦，恶心欲吐，小便短少黄赤，大便秘结，舌苔黄腻，脉象弦数。阴黄的症状表现为身目俱黄，黄色晦暗，或如烟熏，纳少脘闷，或见腹胀，大便不实，神疲畏寒，口淡不渴，舌质淡苔腻，脉濡缓或沉迟。

病例分析题

1. **中医诊断**：消渴（上消）。证型：肺热津伤证。

西医诊断：2型糖尿病。

分析：因嗜食辛辣甜食，体内燥热偏盛，复感热邪后燥热愈盛，肺受燥热所伤，津液不能敷布而直趋下行，故尿频量多；肺不布津，加之燥热伤津，故烦渴多饮，口干舌燥；舌边尖红，苔薄黄干，脉洪数为上焦燥热内盛之象。

2. 中医类证鉴别： ①消渴与口渴症鉴别：口渴症是指常口渴饮水的一个临床症状，可出现于多种疾病过程中，尤以外感热病为多见。但这类口渴各随其患病证的不同而出现相应的临床症状，不伴多食、多尿、尿甜、瘦削等消渴的特点。②消渴与瘿病鉴别：瘿病中气郁化火、阴虚火旺的类型，表现为情绪激动、多食易饥、消瘦等，类似消渴病的中消，单眼球突出，颈前瘿肿有形则与消渴有别，且无消渴病的多饮、多尿、尿甜等症。

西医鉴别诊断： 2型糖尿病与1型糖尿病鉴别：1型糖尿病多为青少年发病，体型偏瘦，主因免疫因素导致胰岛β细胞凋亡，发病即需要胰岛素治疗，自身抗体阳性，酮症酸中毒多见；2型糖尿病多为中老年发病，有家族史，体型偏胖，主因胰岛素抵抗导致血糖控制不佳，前期口服降糖药可控制，后期胰岛功能衰竭也需胰岛素治疗，自身抗体阴性，慢性并发症多见。本患者中年发病，有不良生活方式史，尚需与1型糖尿病LADA相鉴别，可进一步测定BMI、血糖、自身抗体等检查后确诊2型糖尿病。

3. 为明确诊断需做的进一步检查：BMI、随机血糖、空腹及餐后血糖、血尿常规、肝肾功能、口服葡萄糖耐量试验（OGTT）、糖化血红蛋白、胰岛素及C肽释放试验、自身免疫抗体测定、下肢血管超声等。

4. 治法： 清热润肺，生津止渴。

方药： 消渴方加减。天花粉15g，黄连3g，生地黄15g，葛根15g，麦冬15g，乌梅10g，天冬15g，知母12g，甘草5g。水煎服，每日1剂。

5. 西医治疗方案： 糖尿病教育、饮食治疗、运动疗法。若空腹血糖高可予二甲双胍500mg每日2次口服，若餐后血糖高可予阿卡波糖25mg每日3次进餐时嚼服。

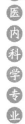

模拟试卷十三参考答案

1	2	3	4	5	6	7	8	9	10
D	B	D	A	D	B	E	C	B	B
11	12	13	14	15	16	17	18	19	20
E	B	C	B	D	E	E	C	A	C
21	22	23	24	25	26	27	28	29	30
C	D	A	C	B	E	D	C	D	E
31	32	33	34	35	36	37	38	39	40
A	E	D	E	B	C	B	B	A	A
41	42	43	44	45	46	47	48	49	50
A	D	D	C	C	D	BCDE	ABCD	ACE	ABCDE
51	52	53	54	55	56	57	58	59	60
ABCDE	ABCE	ACDE	B	C	C	D	B	C	C
61	62	63	64						
D	BCE	ABC	ABCDE						

简答题

1. **临床特征**：凡以胃脘以下，耻骨毛际以上部位疼痛为主要表现的，均属于腹痛范畴。其疼痛性质各异，包括冷痛、灼痛、隐痛、胀痛、刺痛等。又因病因和涉及脏腑不同，临床表现有别。若涉及肠腑，可伴有腹泻或便秘；膀胱湿热可见腹痛牵引前阴，小便淋沥，尿道灼痛；蛔虫作痛多伴有嘈杂吐涎，时作时止；瘀血腹痛多有外伤或手术史；少阳表里同病腹痛可见痛连腰背，伴恶寒发热，恶心呕吐。

2. **病史**：腹痛发病可无特殊病史，急性发作；也可为慢性腹痛急性发作。其痛发或加剧，常与饮食、情志、受凉等因素有关。

3. **辅助检查**：血常规、血及尿淀粉酶检查、电子胃镜、肠镜、消化道钡餐、B超、腹部X线检查（腹部平片、腹部透视等）、腹部CT等有助诊断

病例分析题

1. **中医诊断**：淋证。证型：热淋。

西医诊断：尿路感染。

2. **中医类证鉴别：**①癃闭：二者均有小便量少，排尿困难之症状，但淋证尿频而尿痛，且每日排尿总量多于正常；癃闭则无尿痛，每日排尿量低于正常，严重时甚至无尿。②尿血：血淋和尿血都有小便出血，尿色红赤，甚至尿出纯血的症状。其鉴别要点是有无尿痛。尿血多无疼痛之感，虽亦间有轻微的胀痛或热痛，但终不若血淋的小便滴沥而疼痛难忍。故一般以痛者为血淋，不痛者为尿血。

西医鉴别诊断：①尿道综合征：常见于妇女，患者有尿频、尿急、尿痛及排尿不适等尿路刺激症状，但多次检查均无真性细菌尿。②肾结核：本病膀胱刺激症状更为明显，一般抗生素治疗无效，尿沉渣试验可找到抗酸杆菌，尿培养结核分枝杆菌阳性，而普通细菌培养为阴性。静脉肾盂造影可发现肾实质虫蚀样缺损等表现。部分患者伴有肾外结核，抗结核治疗有效。③慢性肾小球肾炎：多为双侧肾脏受累，且肾小球功能受损较肾小管功能受损突出，并常有较明确蛋白尿、血尿和水肿病史。尿路感染常有尿路刺激征，细菌学检查阳性，影像学检查可见双肾不对称性缩小。

3. **为明确诊断需做的进一步检查：**尿常规、尿液细菌培养及涂片细菌检查、血常规、血生化等。

4. **治法：**清热利湿通淋。

方药：八正散加减。车前子、通草、萹蓄、瞿麦、滑石、熟大黄等。

5. **西医治疗方案：**一般治疗：休息，多饮水，勤排尿。

药物治疗：抗感染治疗等。

模拟试卷十四参考答案

1	2	3	4	5	6	7	8	9	10
A	B	B	C	E	C	C	D	A	B
11	12	13	14	15	16	17	18	19	20
E	D	A	D	A	D	B	C	B	C
21	22	23	24	25	26	27	28	29	30
E	C	E	C	A	B	C	A	C	A
31	32	33	34	35	36	37	38	39	40
C	E	C	C	C	E	A	A	A	B
41	42	43	44	45	46	47	48	49	50
D	D	D	B	C	D	ABDE	ABCDE	CE	ABCD
51	52	53	54	55	56	57	58	59	60
ABDE	ABCDE	ABCDE	B	E	E	A	E	D	C	E
61	62	63	64						
A	BCD	ABCDE	ABDE						

简答题

根据临床表现，上尿路感染常有发热、寒战，甚至出现毒血症症状，伴明显腰痛、输尿管点和（或）肋脊点压痛、肾区叩击痛等。下尿路感染常以膀胱刺激征为突出表现，一般少有发热、腰痛等。

根据实验室检查鉴别，出现以下情况提示上尿路感染：

（1）膀胱冲洗后尿培养阳性。

（2）尿沉渣镜检有白细胞管型，并排除间质性肾炎、狼疮性肾炎等疾病。

（3）尿 NAG 升高、尿 β_2-微球蛋白高。

（4）尿渗透压降低。

病例分析题

1. 中医诊断：外感咳嗽。**证型**：风燥伤肺证。

西医诊断：急性支气管炎。

分析：风燥之邪外侵，卫气不和，肺失清宣，故身热，恶风，微咳。但经发汗，津液外泄，则肺津耗伤，气机不利，故见咳嗽加重，甚则胸痛，痰黏而少，不易咳出；咳伤肺络，血液外溢故可见痰中带有血丝；鼻燥咽干，舌尖红，脉细数，均为风温燥邪伤津之象。

2. **治法**：疏风清热，滋燥止咳。

   方药：桑杏汤加减。

   桑叶、杏仁、沙参、浙贝、淡豆豉、栀子、梨皮等

3. **西医治疗方案**：抗感染、止咳化痰。

模拟试卷十五参考答案

1	2	3	4	5	6	7	8	9	10
B	D	B	D	A	D	B	E	C	B
11	12	13	14	15	16	17	18	19	20
E	C	C	B	C	B	D	E	E	D
21	22	23	24	25	26	27	28	29	30
D	E	C	B	C	D	A	A	C	B
31	32	33	34	35	36	37	38	39	40
A	C	E	C	A	A	A	D	A	D
41	42	43	44	45	46	47	48	49	50
E	D	D	C	C	D	ABD	ABD	ABDE	ABCD
51	52	53	54	55	56	57	58	59	60
CDE	ABCD	ABCDE	A	C	A	D	B	C	C
61	62	63	64						
E	ACDE	ABCDE	ABCDE						

简答题

两者均为大便次数增多、粪质稀薄的病证。泄泻以大便次数增加，粪质稀溏，甚则如水样，或完谷不化为主症，大便不见脓血，也无里急后重，或腹痛与肠鸣腹胀同时出现，便后痛减；而痢疾以腹痛、里急后重、便下赤白脓血为主症，腹痛与里急后重同时出现，便后痛不减。

病例分析题

1. **中医诊断**：眩晕。证型：气血亏虚，痰浊上蒙证。

   西医诊断：眩晕待查。

2. **中医类证鉴别**：①眩晕与中风鉴别：中风以猝然昏仆，不省人事，口舌㖞斜，半身不遂，失语，或不经昏仆，仅以㖞僻不遂为特征。中风昏仆与眩晕之甚者相似，眩晕之甚者亦可见仆倒，但无半身不遂及不省人事、口舌㖞斜诸症。也有部分中风病人，以眩晕、头痛为其先兆表现。②眩晕与厥证鉴别：厥证以突然昏仆，不省人事，四肢厥冷为特征，发作后可在短时间内苏醒。严重者可一厥不复而死亡。眩晕严重者也有昏仆或晕眩仆倒的表现，但眩晕病人无昏迷、不省人事的表现。

西医鉴别诊断：眩晕的病因诊断：①脑血管性眩晕，包括常见的后循缺血、颈性眩晕，还有迷路卒中、延髓背外侧综合征；②内耳性眩晕，包括常见的良性位置性眩晕即内耳耳石症、梅尼埃病；③此外还有后颅窝疾病，功能性眩晕等。对于接诊眩晕病人时需要定位诊断，判断是否有听力障碍，有听力障碍者考虑耳性，无听力障碍者考虑前庭神经性、脑干性、大脑性、小脑性，有或无听力障碍者考虑前庭神经性、颈性。其次再进行定性诊断，包括血管性、外伤性、占位性、炎性、中毒性、代谢性、先天遗传性以及躯体疾病等。必要时完善专科检查包括神经内科、神经外科、耳鼻喉科和影像科检查等。

3. **为明确诊断需做的进一步检查**：颈椎 X 线片或 MRI、头颅 CT、经颅多普勒、颈部血管超声有助于诊断椎基底动脉供血不足、颈椎病、脑动脉硬化；检查电测听、脑干诱发电位有助于诊断梅尼埃综合征；检查血常规及血液系统相关检查有助于诊断贫血。

4. **治则**：补虚泻实，攻补兼施，以补为主。

治法：益气补血，健脾和胃，燥湿祛痰。

方药：归脾汤合半夏白术天麻汤加减。党参 15g，炒白术 15g，生黄芪 20g，当归 12g，熟地黄 10g，远志 15g，酸枣仁 15g，法半夏 10g，陈皮 12g，天麻 15g，茯苓 15g。

5. **西医治疗方案**：待入院完善检查明确诊断后对因及对症治疗。

模拟试卷十六参考答案

1	2	3	4	5	6	7	8	9	10
C	B	B	B	C	C	A	B	B	B
11	12	13	14	15	16	17	18	19	20
B	A	B	E	C	A	E	E	A	D
21	22	23	24	25	26	27	28	29	30
E	D	B	C	C	A	C	C	C	C
31	32	33	34	35	36	37	38	39	40
A	B	C	A	B	D	C	C	D	E
41	42	43	44	45	46	47	48	49	50
B	A	D	A	C	C	ABCDE	ACDE	BD	ACD
51	52	53	54	55	56	57	58	59	60
BC	ABCE	ABC	B	B	E	B	A	D	B
61	62	63	64						
D	ACE	ABCDE	ABCD						

简答题

1. 痴呆的神志异常需与郁病中的脏躁一证相鉴别。脏躁多发于青中年女性，多在精神因素的刺激下呈间歇性发作，不发作时可如常人，且无智能、人格、情感方面的变化。而痴呆可发于任何年龄，尤多见于中老年人，男女发病无明显差别，且病程迁延，其心神失常症状不能自行缓解，并伴有明显的记忆力、计算力甚至人格情感的变化。

2. 癫病是以沉默寡言、情感淡漠、语无伦次、静而多抑为特征的疾病，俗称"文痴"，它可因气、血、痰邪或三者互结为患，以成年人多见。而痴呆则属智能活动障碍，是以神情呆滞、愚笨迟钝为主要临床表现的神志疾病，老少皆可见之。另一方面，痴呆的部分症状可自制，治疗后有不同程度的恢复。重症痴呆患者与癫病在临床证候上有许多相似之处，临床难以区分。

3. 健忘是指记忆力差，遇事善忘的一种病证。而痴呆则以神情呆滞，或神志恍惚，告知不晓为主要表现，其不知前事或间事不知等表现，与健忘之"善忘前事"有根本区别。痴呆根本不晓前事，而健忘则晓其事却易忘，且健忘不伴有神志障碍。健忘可以是痴呆的早期临床表现，由于外伤、药物所致健忘，一般经治疗后患者可以康复。

病例分析题

1. **中医诊断**：痫病。证型：痰火扰神证。

   西医诊断：癫痫。

2. **中医类证鉴别**：①痫病与中风病鉴别：典型发作的痫病与中风病均有突然仆倒，昏不知人等表现，但痫病有反复发作史，发作时口吐涎沫，两目上视，四肢抽搐，或作怪叫声，可自然苏醒，无半身不遂、口舌歪斜等，而中风病则仆地无声，昏迷持续时间长，醒后常有半身不遂等后遗症。②痫病与厥证鉴别：厥证除见突然仆倒、昏不知人外，还有面色苍白，四肢厥冷，或见口噤，握拳，手指拘急，而无口吐涎沫，两目上视，四肢抽搐和病作怪叫之见症，易于临床鉴别。③痫病与痉证鉴别：两者都有四肢抽搐等症状，但痫病仅见于发作之时，兼有口吐涎沫，病作怪叫，醒后如常人。而痉证多见持续发作，伴有角弓反张，身体强直，经治疗恢复后，或仍有原发疾病的存在。

   西医鉴别诊断：①癫痫与晕厥鉴别：晕厥通常由精神紧张、精神受刺激、长时间过度疲劳、突然体位改变、疼痛刺激等因素诱发，诱因包括一次性大量排尿、体位性低血压和心率异常等。常表现为持续数分钟的意识丧失，发作前后通常伴有冷汗、面色苍白、恶心、头重脚轻和乏力等症状。发作时脑电图多正常，或可有非特异性慢波。②癫痫与短暂性脑缺血发作：短暂性脑缺血发作表现为突然发作的局限性神经功能缺失，持续时间为数秒钟、数分钟及数小时，最长不超过24小时，能够完全恢复，不留后遗症，常反复发作。在儿童和青少年患者，需要注意烟雾病导致的短暂性脑缺血发作与癫痫发作的鉴别。③癫痫与癔病性发作：癔病是一种常见的精神障碍，其临床表现多种多样，患者主诉较多，全身抽搐样发作而意识正常的情况在假性发作中较为常见，抽搐表现为躯干的屈伸运动、头部来回摆动或用力闭眼等，发作时脑电图多正常。

3. **为明确诊断需做的进一步检查**：脑电图是诊断痫病的主要实验室检查方法，对痫病发作类型确定具有重要作用。对继发性痫病的检查，应根据病史、体格检查及脑电图的改变，给予相应的检查方法以明确。疑似有占位病变时可做头颅CT、MRI或血管造影检查。

4. **治法**：清肝泻火，化痰宁神。

   方药：当归龙荟丸。当归12g，龙胆草6g，芦荟12g，青黛10g，大黄5g，黄连15g，黄芩12g，黄柏6g，栀子12g，木香12g。

5. **西医治疗方案**：癫痫的治疗可分为控制发作、病因治疗、外科治疗、一般卫生及预防五个方面。其中最重要的是控制发作，目前以药物控制为主，临床上可根据癫痫发作类型选用抗癫痫药物。

模拟试卷十七参考答案

1	2	3	4	5	6	7	8	9	10
B	E	B	C	A	A	C	D	A	A
11	12	13	14	15	16	17	18	19	20
C	D	C	E	E	B	A	D	D	C
21	22	23	24	25	26	27	28	29	30
C	B	C	B	A	A	E	D	C	E
31	32	33	34	35	36	37	38	39	40
D	E	B	B	B	A	A	C	B	D
41	42	43	44	45	46	47	48	49	50
B	D	A	D	B	B	ABCE	AB	ABCD	ABDE
51	52	53	54	55	56	57	58	59	60
BCDE	ABCD	ABD	A	D	B	E	C	E	C
61	62	63	64						
C	BCD	ABCDE	ABDE						

简答题

1. **临床表现**：突发严重呼吸困难，呼吸频率常达每分钟30～40次，强迫坐位、面色灰白、发绀、大汗、烦躁，同时频繁咳嗽，咳粉红色泡沫状痰。极重者可因脑缺氧而致神志模糊，发病伊始可有一过性血压升高，病情如未缓解，血压可持续下降直至休克。听诊时两肺满布湿性啰音和哮鸣音，心尖部第一心音减弱，心率快，同时有舒张早期第三心音奔马律，肺动脉瓣第二心音亢进。胸部X线片显示早期间质水肿时，上肺静脉充盈、肺门血管影模糊、小叶间隔增厚；肺水肿时表现为蝶形肺门；严重时为弥漫满肺的大片阴影。

2. **治疗**：①患者取坐位；②吸氧：鼻导管或面罩给氧；③镇静：吗啡等；④快速利尿；⑤血管扩张剂降低心脏前后负荷：如硝普钠、硝酸甘油或酚妥拉明；⑥洋地黄类药物：增加心肌收缩力，减慢心房颤动患者的心室率；⑦氨茶碱：解除支气管痉挛等作用；⑧其他：无创或有创呼吸机辅助通气、血液滤过等；⑨待症状解除后，针对诱因和基本病因治疗。

病例分析题

1. **中医诊断**：痹证/热痹。证型：湿热内蕴证。

   西医诊断：痛风性关节炎。

2. **中医类证鉴别**：痹证和痿证相鉴别，鉴别要点首先在于痛与不痛，痹证以关节疼痛为主，而痿证则为肢体力弱，无疼痛症状。

   西医鉴别诊断：类风湿关节炎、银屑病关节炎、反应性关节炎等

3. **为明确诊断需做的进一步检查**：血沉、C反应蛋白、血常规、尿常规、肝肾功能、血尿酸、腹部B超、泌尿系B超、双足平片。

4. **治法**：清热利湿，通痹止痛。

   方药：四妙丸加减。苍术、黄柏、川牛膝、生薏苡仁。

5. **西医治疗方案**：抗炎止痛：非甾体抗炎药，如双氯芬酸钠缓释片等。

模拟试卷十八参考答案

1	2	3	4	5	6	7	8	9	10
A	E	B	E	C	D	A	E	B	D
11	12	13	14	15	16	17	18	19	20
A	A	D	B	E	A	D	B	E	A
21	22	23	24	25	26	27	28	29	30
A	A	B	D	A	E	C	D	A	B
31	32	33	34	35	36	37	38	39	40
D	C	D	D	A	C	D	B	D	B
41	42	43	44	45	46	47	48	49	50
D	D	A	B	B	A	ABDE	ABCDE	ABC	ABCDE
51	52	53	54	55	56	57	58	59	60
ABE	ABCE	AB	E	E	D	A	D	A	C
61	62	63	64						
B	ABCD	ABCD	ABCD						

简答题

1. 二者都有小便量少、排尿困难之症状，但淋证尿频而尿痛，且每日排尿总量多为正常，癃闭则无尿痛，每日排尿量少于正常，严重时甚至无尿。

2. 癃闭复感湿热，常可并发淋证，而淋证日久不愈，亦可发展为癃闭。

病例分析题

1. **中医诊断**：胃痛。证型：脾胃虚寒证。

   西医诊断：上腹痛原因待查，十二指肠球部溃疡？

2. **中医类证鉴别**：本病当与"痞满"相鉴别。两者病位同在胃脘部，且常常相兼出现。然而胃痛以疼痛为主，痞满以满闷不舒为主，可累及胸膈；胃痛多病势较急，压之可痛，而痞满多起病较缓，压之无痛感，故两者可资鉴别。

   西医鉴别诊断：患者表现为慢性、周期性、节律性疼痛，且疼痛多在空腹及夜间发生，进餐后可缓解；查体可见剑突下轻度压痛，故初步诊断为"十二指肠球部溃疡"。本病当与"慢性胃炎"相鉴别。慢性胃炎亦表现为上腹部不适或疼痛，其症状可类似于消化性溃疡，但发作的周期性与节律性一般不典型。两者需进一步行电子胃镜检查以明确诊断。

3. **为明确诊断需做的进一步检查**：血常规、大便常规+潜血、血生化、心梗三项、血淀粉酶、感染性筛查、心电图、腹部彩超、C^{13}呼气试验、电子胃镜等。

4. **治法**：健脾温中，和胃止痛。

   方药：黄芪建中汤加减。黄芪、桂枝、炒白芍、炙甘草等。

5. **西医治疗方案**：抑制胃酸分泌，保护胃黏膜；若 Hp 为阳性，应该行 Hp 根除治疗。

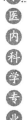

模拟试卷十九参考答案

1	2	3	4	5	6	7	8	9	10
B	E	C	A	D	A	D	D	C	B
11	12	13	14	15	16	17	18	19	20
E	A	D	D	E	D	C	A	C	C
21	22	23	24	25	26	27	28	29	30
B	D	B	E	C	D	B	A	D	C
31	32	33	34	35	36	37	38	39	40
B	C	A	A	A	B	B	A	C	E
41	42	43	44	45	46	47	48	49	50
E	B	A	C	C	C	ABCE	ABCD	ABDE	BDE
51	52	53	54	55	56	57	58	59	60
ABCE	ABCD	ABCD	D	B	E	D	C	B	C
61	62	63	64						
A	ABDE	ABCDE	CDE						

简答题

悬饮、胸痹均有胸痛，但胸痹为当胸而痛，并可向左肩或左臂内侧等部位放射，常因受寒、饱餐、情绪激动、劳累而突然发作，历时短暂，休息或用药后得以缓解。悬饮为胸胁胀痛，持续不解，多伴有咳唾、转侧、呼吸时疼痛加重，肋间饱满，并有咳嗽、咳痰等肺系证候。

病例分析题

1. **中医诊断**：真心痛。证型：寒凝心脉证。
   西医诊断：急性心肌梗死。

2. **中医类证鉴别**：真心痛与胸痹鉴别：两者均有胸痛的表现，但真心痛乃胸痹的进一步发展，症见心痛剧烈，甚则持续不解，伴有汗出、肢冷、面白、唇紫、手足青至节、脉微或结代等的危重急症。

   西医鉴别诊断：应与心绞痛、主动脉夹层、急性肺动脉栓塞，及急性胰腺炎、急性胆囊炎、消化性溃疡穿孔等急腹症，急性心包炎相鉴别。

3. **为明确诊断需做的进一步检查**：心电图、超声心动图、血清心肌坏死标记物，冠状动脉造影检查。

4. **治法**：温补心阳，散寒通脉。

方药：当归四逆汤加减。当归 12g，芍药 9g，桂枝 9g，细辛 3g，甘草 6g，通草 6g，大枣 8 枚。

5. **西医治疗方案**：尽快开通梗死血管，药物治疗主要为双联抗血小板聚集、抗凝、调脂、稳定斑块、接触疼痛、改善冠脉供血、减慢心率减低耗氧量、改善循环等。

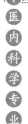

模拟试卷二十参考答案

1	2	3	4	5	6	7	8	9	10
A	D	B	A	C	D	D	E	B	E
11	12	13	14	15	16	17	18	19	20
E	B	C	D	B	D	D	B	C	C
21	22	23	24	25	26	27	28	29	30
B	E	C	D	D	E	D	E	B	E
31	32	33	34	35	36	37	38	39	40
B	B	B	D	B	E	A	A	B	D
41	42	43	44	45	46	47	48	49	50
D	C	E	A	E	D	ACDE	CE	ABDE	ACE
51	52	53	54	55	56	57	58	59	60
BCE	ABCD	BCD	C	A	A	E	B	C	B
61	62	63	64						
B	ABCD	ABCDE	ABDE						

简答题

1. 实喘呼吸深长有余，以呼出为快，气粗声高，伴有痰鸣咳嗽，脉数有力。虚喘呼吸短促难续，深吸为快，气怯声低，少有痰鸣咳嗽，脉象微弱或浮大中空，病势徐缓，时轻时重，遇劳则甚。

2. 虚喘分为肺虚和肾虚两种证候。肺虚喘证症见喘促短气，气怯声低，喉中有鼾声，咳声低弱，痰吐稀薄，自汗畏风或咳呛痰少质黏，烦热口干，咽喉不利，面潮红，舌质淡红或舌红苔剥，脉软弱或细数。治以补肺益气养阴，用生脉散合补肺汤加减。肾虚喘证症见喘促日久，动则喘甚，呼多吸少，气不得续，形瘦神惫，跗肿，汗出肢冷，面青唇紫，舌苔淡白或黑润，脉微细或沉弱。或喘咳，面红烦躁，口咽干燥，足冷如冰，舌红少津，脉细数。治以补肾纳气，用金匮肾气丸、参蛤散加减。

病例分析题

1. **中医诊断**：心悸。**证型**：心血不足证。

西医诊断：阵发性心房颤动。

2. **中医类证鉴别**：①心悸包括惊悸与怔忡，惊悸与怔忡鉴别：大凡惊悸发病，多与情绪因素有关，可由骤遇惊恐，忧思恼怒，悲哀过度或过度紧张而诱发，多为阵发性，病来虽速，病情较轻，实证居多，可自行缓解，不发时如常人，怔忡多由久病体虚，心脏受损所致，无精神等因素亦可发生，常持续心悸，心中惕惕，不能自控，活动后加重，多属虚证，或虚中夹实，病来虽渐，病情较重，不发时亦可兼见脏腑虚损症状，惊悸日久不愈，亦可形成怔忡。②心悸与奔豚鉴别：奔豚发作时，亦觉心胸躁动不安，但心悸为心中剧烈跳动，发自于心，奔豚乃上下冲逆，发自少腹。

西医鉴别诊断：应与心房扑动相鉴别，心房颤动心电图表现主要包括P波消失，代之以小而不规则的f波，频率为350~600次/分，心室率极不规则；而心房扑动心电图表现主要是P波消失，代之以规律的锯齿状F波，频率常为250~300次/分，心室率规则或不规则。

3. **为明确诊断需做的进一步检查**：心电图或动态心电图。

4. **治法**：补血养心，益气安神。

方药：归脾汤加减。黄芪15g，人参3g，白术6g，炙甘草6g，熟地黄10g，当归12g，龙眼肉6g，茯神9g，远志9g，酸枣仁12g，木香6g。

5. **西医治疗方案**：药物转复、电转复及导管消融，以及抗凝治疗。